オールセラミック修復成功するためのストラテジー

基礎と臨床応用

編著
岡村光信
坪田有史
伴　清治
宮崎真至

医歯薬出版株式会社
http://www.ishiyaku.co.jp/

This book was originally published in Japanese
under the title of :

ORUSERAMIKKU SHUFUKU SEIKOSURUTAME-NO SUTORATEJI
(Strategy for Success of All-ceramic Restoration)

Editors :
OKAMURA, Mitsunobu et al.
OKAMURA, Mitsunobu
  Okamura Clinical Prosthodontic Research Institute

© 2014 1st ed.

ISHIYAKU PUBLISHERS, INC.
  7-10, Honkomagome 1 chome, Bunkyo-ku,
  Tokyo 113-8612, Japan

序　文

　今日まで，補綴修復のスタイルは接着歯学を応用したコンポジットレジンへ，さらにオールセラミック修復にみられるメタルフリー修復へと大きくシフトしてきた．これらはとりわけ1980年代後半から始まる接着技術の進歩と新材料，そして1990年代後半から始まる歯科CAD/CAM技術の発展によるものである．また，人々の審美的要求も，この流れに拍車をかけることとなった．

　私自身のオールセラミッククラウンとの出会いは，1989年に米国インディアナ大学補綴科大学院に留学したときであった．大学院での臨床実習が始まる前のトレーニング実習として，ポーセレンジャケットクラウン，Dicorクラウン，ルネサンスクラウンなどの製作が課題として与えられ，ゴールドスタンダードである鋳造による金合金のクラウンとの比較も経験させられた．このようなトレーニングの後，臨床ではポーセレンジャケットクラウンの箔の圧接を応用した陶材焼付冠のカラーレスクラウンや，耐火模型上で製作を行うラミネートベニアクラウン，さらにIn-Ceramクラウンの手作業による製作など，患者への装着と技工にあけくれたものであった．当時すでに大学院生の間では卒業論文のテーマとして，Dicorクラウンの強度，Proceraクラウンのマージン精度，あるいはProceraクラウンのグルーブやボックスの再現性などの研究を行う者もいた．

　現在は歯牙接着研究の日本のトップランナーのお一人となられ，本書の編著者でもある宮崎真至先生が1993年4月にインディアナ大学のDental materialの教室に留学された．それが私との出会いであった．その後まもなく，私は大学院の修了とともにインディアナ大学をあとにした．

　帰国後，地元福岡市で再開業し，開業のかたわらインプラント上部構造製作法による精度実験や，Proceraのラミネートベニアコーピングに陶材を築盛して変色歯に用いるためのマスキングやアルミナコーピングの接着の実験など，母校九州歯科大学歯科理工学教室で研究を始めた．ノーベルバイオケアの社長で補綴専門医でもあるNilson先生には，Procera研究のOden先生を紹介していただき，標本の製作援助なども受けた．また，学会場では日本のジルコニアセラミック研究の第一人者であり，本書の編著者でもある伴　清治先生と出会い，指導教授であった小園凱夫先生のお許しを得て伴先生にジルコニア研究の指導を仰いだ．

　2007年にCEREC 3を購入したことで，私の医院ではオールセラミック修復中心へと大きくシフトしていった．CAD/CAMで製作可能なことや不可能なこと，オペレーターの熟練度の必要性，鋳造物マージンとの比較など，いろいろなことを学んだと思

う．メタルフリー修復においては接着歯学の理解は大変重要で，接着について書籍を読んで勉強を続けるなか，ファイバーポストの研究で多くの業績をあげられた本書編著者の坪田有史先生にお知り合いになることができた．以上が私と編著者の先生方との出会いと，オールセラミック修復に関わった私の歴史である．

　本書を執筆するきっかけとなったのは，私が20年近く主宰する補綴研修会でオールセラミック修復を語るときに，適当な教本がないことであった．次々に出てくる新しい情報は整理されることなく，どの材料をどの場面で使用するのが効果的なのか，混乱する状態であった．また，新しいジルコニアセラミック材料の出現も続いており，セラミック材料の世界は日進月歩である．これからオールセラミック修復を始めようとする先生方に，審美だけを強調した写真集ではなく（それもオールセラミックスのマーケット拡大に必要ではあるが），オールセラミック修復長期的成功への一つの指針として本書が貢献できれば幸いである．

　一開業医であり，何のアカデミックなバックグラウンドももたなかった私を，インディアナ大学に推薦してくださった恩師藤本順平先生は，若き時代の私達にいつも檄をとばされた．"歯学は科学でなければいけない，勉強するということは文献を読むということです"．振り返ってみるとこの言葉を胸に，実験を始めるにあたっても，また臨床を始めるにあたっても，文献を集め読んできた．そして，大学院時代の恩師でチェアマンであったGoodacre先生の言葉には，感銘し共感を覚えている．"先人達が残した補綴のプリンシプル（原理，原則）は決して忘れてはならない．しかし，先人達がそうであったように，チャレンジも必要である"と．

　新材料，新技術が必ずしも臨床の救世主となるわけではなく，歯科医師の技術を上げるものでもない．先人達が研究や臨床の失敗・成功から積み上げてきた補綴修復のプリンシプルを軽視することなく，自分の責任がとれる範囲で新材料，新技術にチャレンジしていきたいと思う毎日である．

平成26年10月

編著者を代表して
岡村光信

編著者一覧 (五十音順)

岡村光信 岡村歯科医院

坪田有史 坪田デンタルクリニック

伴　清治 愛知学院大学歯学部歯科理工学講座

宮崎真至 日本大学歯学部保存学教室修復学講座

オールセラミック修復
成功するためのストラテジー
基礎と臨床応用

CONTENTS

Introduction　現時点におけるオールセラミック素材の選択
　…………………………………………………………………… 岡村光信　**8**

第1章　歴史的変遷 ………………………………… 岡村光信　**11**
　1　オールセラミック修復の歴史的変遷　………………………… **12**
　2　現在の製作法　………………………………………………… **28**

第2章　素材の種類とその特性 ……………………… 伴　清治　**39**
　1　セラミックスの特質　………………………………………… **40**
　2　オールセラミック修復コア用材料　………………………… **49**
　3　コア用セラミックスの特性　………………………………… **62**

第3章　失敗しないための臨床応用のポイント …………… 67

 1 オールセラミック修復を成功させるための臨床的ポイント

  ………………………………………………………… 坪田有史　68

 2 症例にみる注意点 ………………………………… 岡村光信　85

 3 研磨 ……………………………………………………… 伴　清治　101

 4 成功と失敗にみる臨床経過と対応策 ……………… 岡村光信　110

第4章　成功させるための接着 ……………………………… 121

 1 接着のメカニズム　………… 宮崎真至・辻本暁正・坪田圭司　122

 2 セラミックスの種類と前処理　宮崎真至・辻本暁正・坪田圭司　128

 3 レジンセメントの種類と選択　宮崎真至・辻本暁正・坪田圭司　130

 4 臨床におけるポイント ………………… 宮崎真至・辻本暁正　137

第5章　インプラント補綴（上部構造）への応用 … 岡村光信　141

 1 咬合面材料への適応か？ …………………………………… 142

 2 症例にみるオールセラミックスの応用法 ………………… 145

索引 …………………………………………………………………… 155

Introduction

現時点におけるオールセラミック素材の選択

単 冠

- ガラスセラミックス…
    切縁側1/3をカットバックし陶材前装
    フルカントゥアにステイニング
    リューサイト強化型（IPS Empress CAD など），リチウム2ケイ酸含有（IPS e.max CAD など）
- ジルコニア…
    陶材前装
    フルカントゥアにステイニング
    フルカントゥア（カタナジルコニアML）

- ガラスセラミックス…
    陶材前装
    フルカントゥアにステイニング
- ジルコニア…
    陶材前装
    フルカントゥアにステイニング
    フルカントゥア（カタナジルコニアML）

- ガラスセラミックス…
    フルカントゥアにステイニング
    リチウム2ケイ酸含有（IPS e.max CAD）
- ジルコニア…
    フルカントゥアにステイニング
    フルカントゥア（カタナジルコニアML）

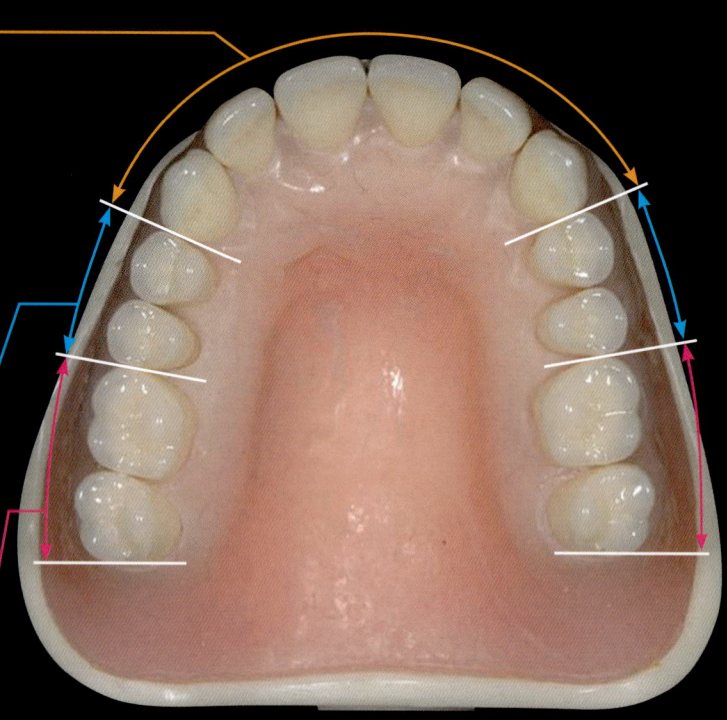

- ガラスセラミックス…
    フルカントゥアにステイニング
    リチウム2ケイ酸含有（IPS e.max CAD）
- ジルコニア…
    フルカントゥアにステイニング
    フルカントゥア（カタナジルコニアML）

- ガラスセラミックス
    リューサイト強化型（IPS Empress CAD など），リチウム2ケイ酸含有（IPS e.max CAD など）

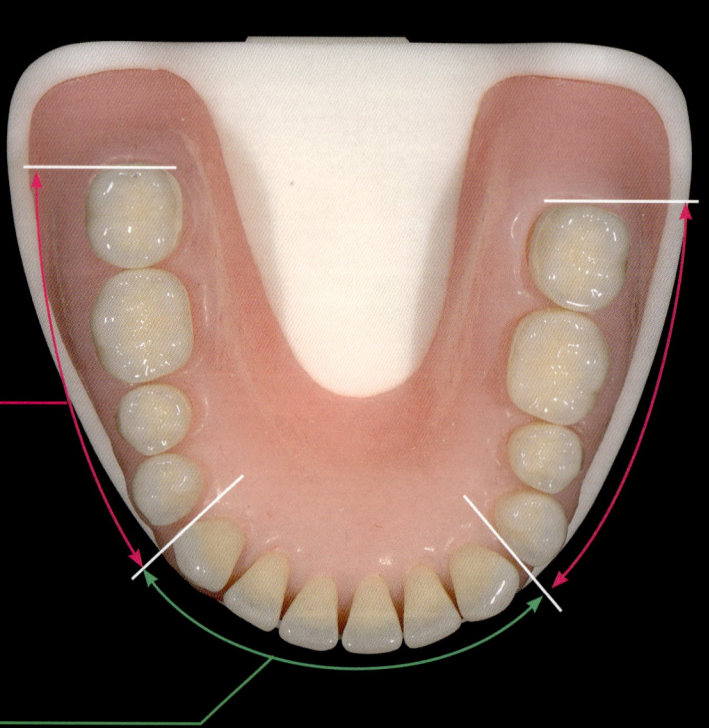

ブリッジ

前歯（②1｜① など）
・ガラスセラミックス…
　陶材前装
　フルカントゥアにステイニング
・ジルコニア…
　陶材前装
　フルカントゥアにステイニング

前歯を含む小臼歯1歯欠損（⑤4③ など）
・ガラスセラミックス
　リチウム2ケイ酸含有（IPS e.max CAD）
・ジルコニア…
　陶材前装
　フルカントゥアにステイニング
　フルカントゥア（カタナジルコニア ML）

大臼歯1歯欠損のカンチレバー（7⑥5 など）
・ジルコニア

大臼歯1歯欠損（⑤6⑦ など），小臼歯・大臼歯2歯欠損（④5 6⑦ など），小臼歯2歯欠損（③4 5 6 など），犬歯1歯欠損（②3④ など）
・ジルコニア…
　陶材前装
　フルカントゥアにステイニング
　フルカントゥア（カタナジルコニア ML）

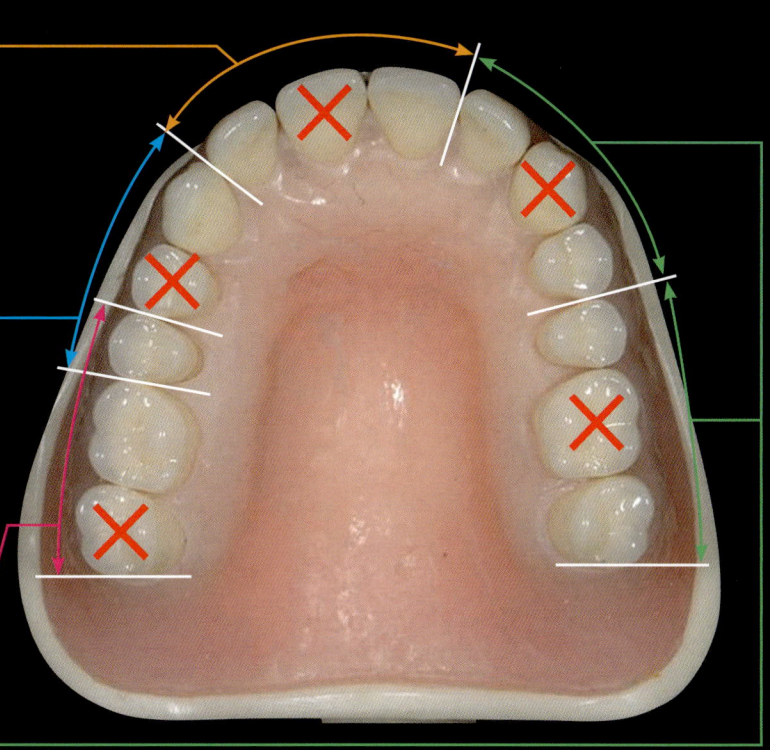

大臼歯1歯欠損のカンチレバー（7⑥5 など）
・ジルコニア

大臼歯1歯欠損（⑤6⑦ など），小臼歯・大臼歯2歯欠損（④5 6⑦ など），小臼歯2歯欠損（③4 5 6 など），犬歯1歯欠損（④3②など）
・ジルコニア…
　陶材前装
　フルカントゥアにステイニング
　フルカントゥア（カタナジルコニア ML）

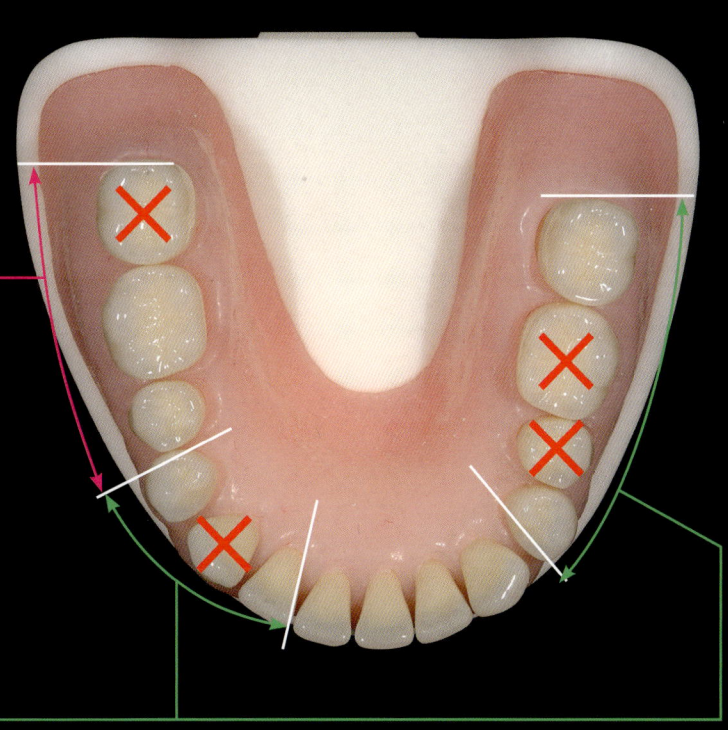

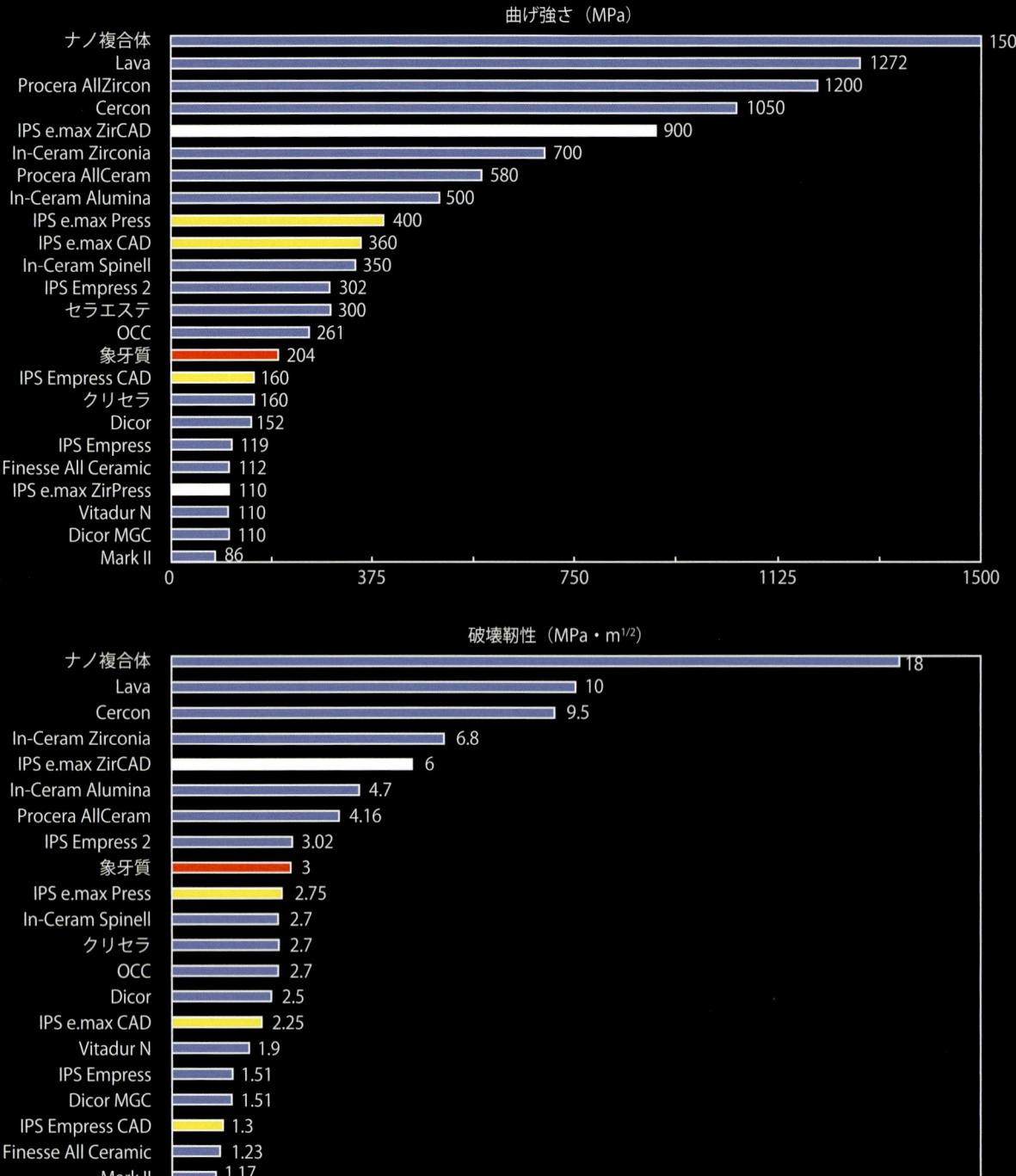

図 セラミックスは金属のような延性破壊ではなく脆性破壊を示すため，亀裂の進展を抑制するには高強度化すなわち高靭性化が必要で，靭性値の高いものほど高強度といえる（伴　清治．メタルフリーレストレーションの歯科材料学．歯科技工別冊／メタルフリーレストレーションとCAD/CAM技工の最前線．医歯薬出版，2007；32-43 をもとに作成）

第1章　歴史的変遷

　今日のオールセラミック修復のめざましい発展は，先人達における絶ゆまざる開発研究の努力によるところが大きい．つい10年前までは，耐火模型の上でインレー，アンレー，ラミネートベニア等を製作している時代であったが，近年のオールセラミック修復物の製作は，CAD/CAM加工法，プレス加工法にほぼ置き換わったと言っても良い．

　この章では，オールセラミック修復物製作法の原点から，ハイテクノロジーを利用した製作法，それに対応し発展してきた新しいセラミック材料に至るまでを解説する．

第1章 歴史的変遷

1 オールセラミック修復の歴史的変遷

岡村光信

はじめに

近年，口腔領域における審美的要求は，患者ならびに術者の双方から高まってきた．すなわち，歯列矯正による口元の審美に始まり，白い歯への要求はホワイトニングやコンポジットレジン，セラミックインレーあるいはオールセラミックスへと，その要求や関心は変化してきた．

一方，接着歯学の進歩は，現代の修復治療にとっては欠かせない事項であり，オールセラミック修復をさらに発展させる要因となった．臨床では多くのセラミックシステムが紹介され，選択肢が広がるという利点があるものの，個々の製品の特徴を把握するのに困難を感じているのも現状ではないだろうか．

ここでは，セラミック修復の過去・現在を歴史的変遷とともに整理し，今日にいたる過程についてまとめることで，現在のオールセラミック修復を俯瞰する．

オールセラミッククラウンの歴史的変遷

歯科用陶材が開発された当初の欠点として，それ自体では強度が低いことがあり，破折に強度を補強するために陶材焼付冠が普及した．開発当初は，透光性が劣ることから審美性も求められず，そのために強度の高い歯科用陶材の開発に努力が傾けられてきたのである．その開発には二つの流れがあり，強度は大きいが審美的ではない陶材コア（コーピング）の上に審美性を有する陶材を焼成することで，金属と陶材との焼付よりは透光性があり，より審美性のあるオールセラミッククラウンをつくることであった．もう一つの流れは，それ単体で審美性と強度をあわせもつような歯科用陶材を開発することであった（図1）．

1）オールセラミッククラウンの始まり

1965年，McLeanら[1]は電気泳動法で表面を銀のコーティングで強化された石膏模型の上に白金箔を圧接させマトリックスとし，酸化アルミニウム（アルミナ）の結晶を含有するアルミナス陶材によりコア材を製作（アルミナスコア），その上にボディポーセレン，エナメルポーセレンを焼成してアルミナスポーセレンジャケットクラウンを紹介した．これが現代におけるオールセラミッククラウンの始まりといわれている．この

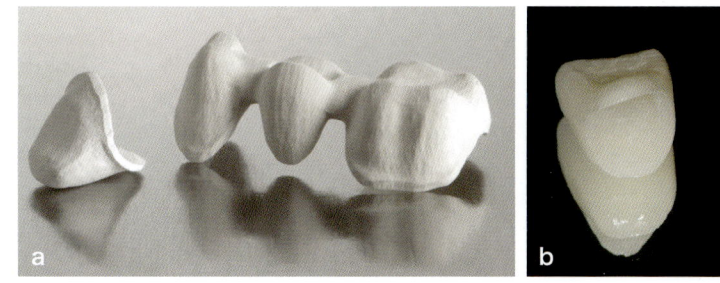
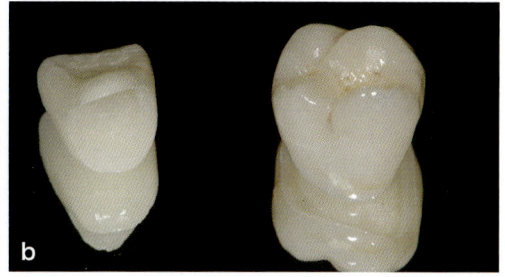

図1 透光性のある強度の高い歯科用陶材開発2つの流れ
　　a：審美的でないが強度の高いコーピング，b：審美性と強度をあわせもつセラミックス

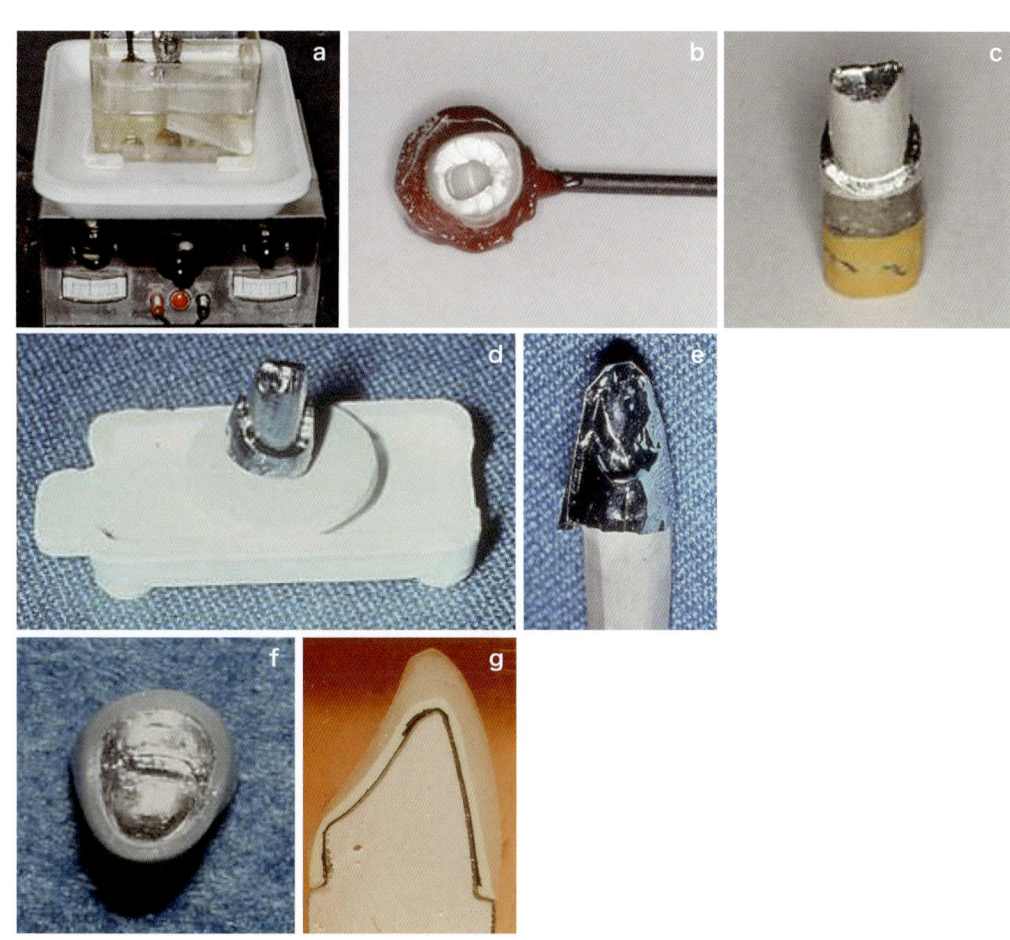

図2 アルミナスポーセレンジャケットクラウンの製作
　　a：電気泳動器材．b：チオコールラバーの印象材表面に銀がコーティングされた．c：石膏表面を銀コーティングにより強化．d，e：白金箔の圧接．f：箔を取り除く．g：白色の層がアルミナスコア，その上にボディポーセレン，さらにエナメルポーセレンの築盛および焼成（d〜g：バッファロー大学Munoz先生のご厚意による）

後，コア材にアルミナの含有を増やし重量比50％とし，以降の歯科用陶材においてアルミナ含有を増加させる流れとなった．なお，その精度は最新のCAD/CAM技術と比較しても高いものであった（**図2**）．

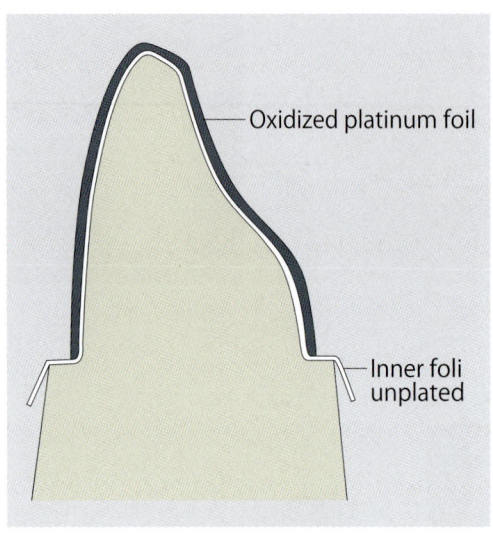

図3 歯頸部，切縁の箔はカットし，透明感を出すことも試みられた（McLean ほか，1976[2]）

　アルミナスポーセレンジャケットクラウンは陶材焼成後に白金箔を取り除く方法であるが，これが後述するアルミナコーピングの In-Ceram（VITA）や Procera AllCeram（Nobel Biocare）の原型となる．また，箔を残してコア材の強度を増す試みがなされたものが，1970 年代の Twin foil crown であった．その名のとおり，2 枚の圧接した箔のうち最初の箔は切縁部また歯頸側マージン部分をカットして（図3），透光性を出す試みであったが[2]，残した箔と陶材の境界面に多数の気泡があり，アルミナスポーセレンジャケットクラウンとほぼ同じ強度であると報告されている[3]．

　さらに Twin foil crown と同様の考え方で，真の意味ではオールセラミッククラウンではないが，箔によってクラウンの強度を向上させるという方法が継承され，1980 年代初頭にルネサンスクラウンが紹介された[4]．金属板傘状の形態に加工され（図4a），箔を模型上で圧接した．さらに粘土の中で圧接した後（図4b），火炎の先端部で金合金を溶かして折り返しのない一体の金合金の箔とし（図4c），その上に陶材焼成を行い，その後マージンの余分な箔をトリミングするものであった．マージンの精度は 50 μm 前後といわれた（図4d）．

　この手法とほぼ同じものがサンライズクラウンと呼ばれるもので，シカゴ在住の田中朝見氏によって考案された．インレー，クラウン，ベニア，単冠さらにはブリッジにも応用された（図5）．

　1983 年にセレストアクラウンが考案され[5]，加圧成形によりコアを製作する方法となった．アルミナスコアに長石系陶材を築盛し焼成するものあった．マージンの精度は 20〜120 μm とされている[6,7]．高価な器材を必要とするが，強度はアルミナスポーセレンジャケットクラウンとほぼ同等にとどまるため，使用頻度はしだいに低下した．

2）機械的強化への試み

　1980 年代前半には，Hi-Ceram（VITA）が紹介された．コア用ポーセレンのガラス

第1章 歴史的変遷

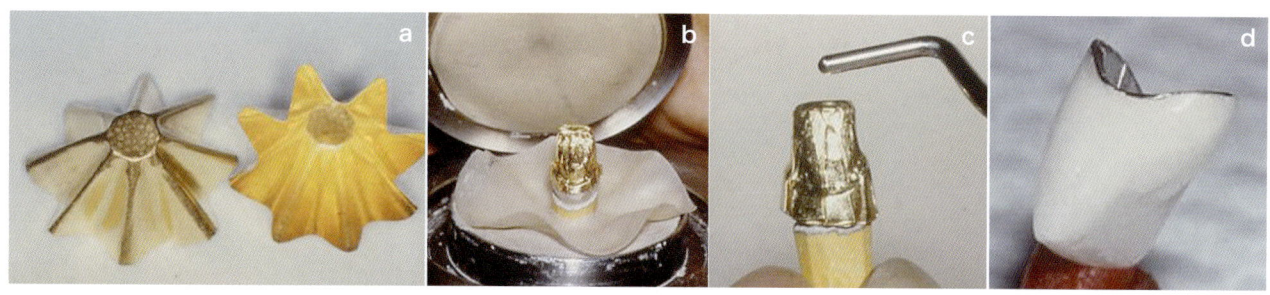

図4 ルネサンスクラウンの製作
a：傘状の製品．b：圧接の後，さらに粘土の中で圧接．c：ダイにて適合確認．d：箔のトリミング後．マージン部は模型に圧迫された箔（バッファロー大学 Munoz 先生のご厚意による）

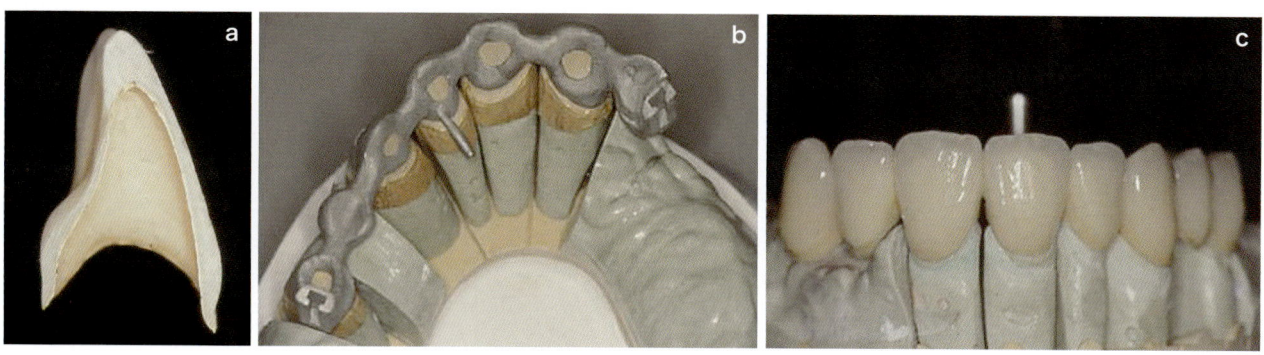

図5 サンライズクラウンの製作
a：ゴールド色の箔が内面にあるので，全体の色として歯に近い．b：箔の上に金合金の鋳造物で各々のコーピングを連結し，ブリッジにも応用．c：陶材焼成後のブリッジ（ATD Japan 田中朝見氏のご厚意による）

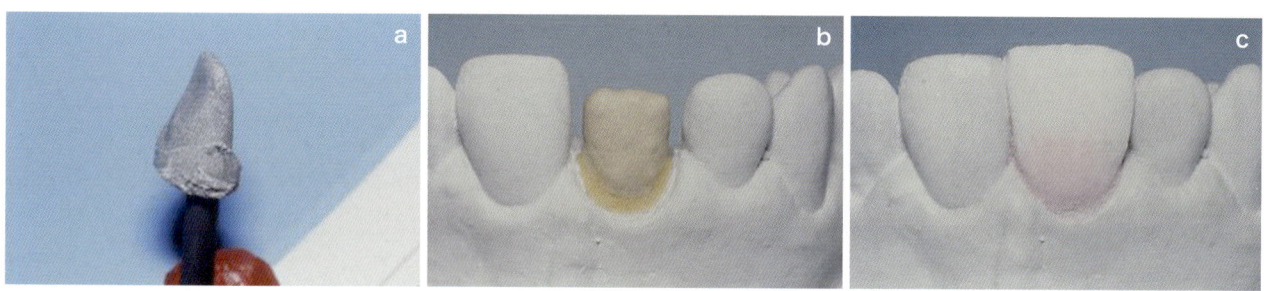

図6 Hi-Ceram クラウンの製作
a：耐火模型の製作．b：耐火模型上で製作されたアルミナスコアは石膏模型に戻される．c：石膏模型上で陶材を築盛（バッファロー大学 Munoz 先生のご厚意による）

マトリックスに結晶粒子を分散させて（分散強化）亀裂防止策がとられ，耐火模型の上で製作されるものであった（図6）．アルミナスポーセレンジャケットクラウンのコアに類似しているが，アルミナ含有量は多く，曲げ強さを155MPaとしている[8]．なお，オールセラミック修復物の機械的強化法としては，① 分散強化，② ガラス含浸，③ 高密度焼結などの方法があるが（図7），これらについては第2章（41頁図2）を参照されたい．

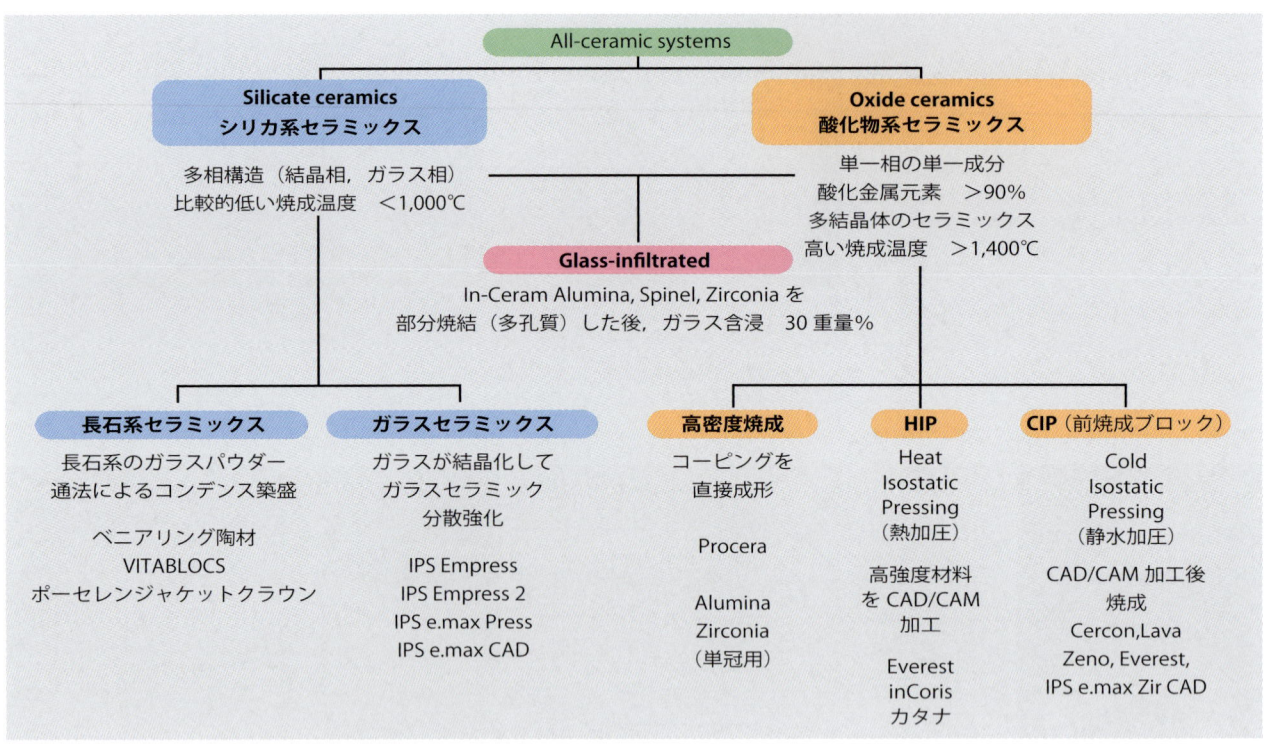

図7 セラミックシステムの全体像（Society for dental ceramics. All-Celamic at a Glance, 2006 をもとに作成）

3）ガラスセラミックスの発展

　同じく1980年代前半，歯科用陶材開発のもう一つの流れである審美性と強度をあわせもつ陶材としてキャスタブルガラスセラミックスのDicor（Dentsply）が紹介された．もともとガラスセラミックスは1950年代後半にCorning Glass Workから発案され，歯科における応用が開始された．その始まりは1968年のMacCulloch[9]による実験的なものであり，この後，Dicorとして紹介された[10]．のちにマイカ結晶がガラスの中に取り入れられることにより，機械加工用ガラスセラミックスとして発展していくことになる．

　技工操作の基本はロストワックス法であり，モルテンシリカをベースとしたガラスインゴットを鋳造（1370℃）した後に熱処理（1100℃以下）を行うことによって，ガラスの中のマイカ結晶を成長させ，セラミック化（セラミング）するものである（図8）．開発初期にはクラウンの表面にステイニングをほどこしてキャラクタリゼーションを行っていたが，その後陶材焼付冠同様にカットバックをして，熱膨張係数がほぼ同等の陶材で前装し，審美性を向上させるようになった．マージン精度は30〜100μmとされている[6,11,12]．

4）加圧成形法の開発

　1983年，セラミックスそれ自体に審美性と強度をもつ加圧成形法（ホットプレスセラミック法）であるIPS Empressがチューリッヒ大学において開発され，1986年，IvoclarVivadentによって製品化された．キャスタブルセラミックが高温で融解，鋳造した後結晶化処理（セラミング）を行うため収縮が大きく，適合の難点を改善すること

第 1 章　歴史的変遷

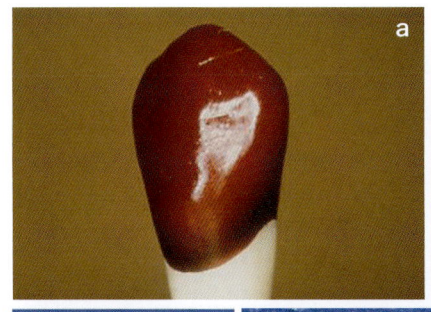
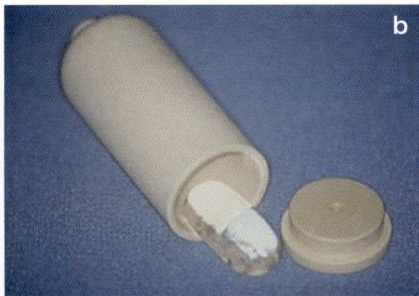
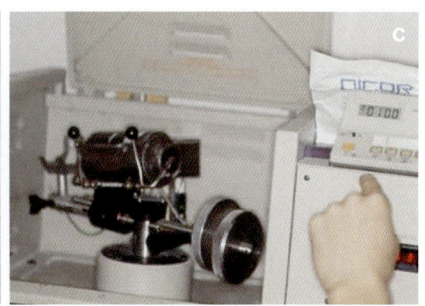
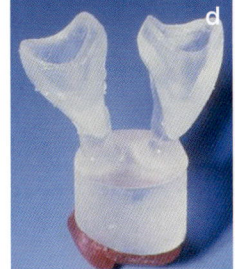
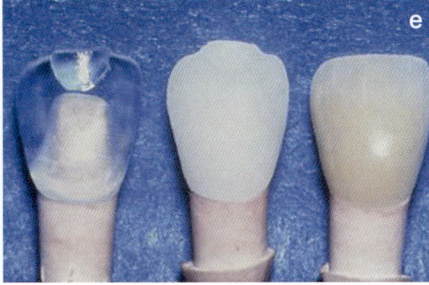
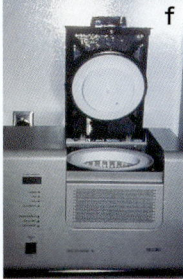

図8　Dicor クラウンの製作
a：通法に従ってクラウンのワックスアップ（ロストワックス法）．b：ガラスインゴット．c：専用の鋳造機械．d：鋳造後のガラス．e：鋳造後のガラス，セラミング後，ステイニング後．f：セラミング専用の機械

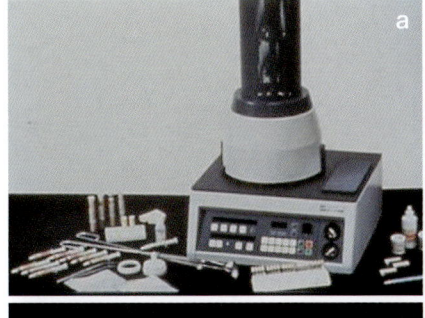
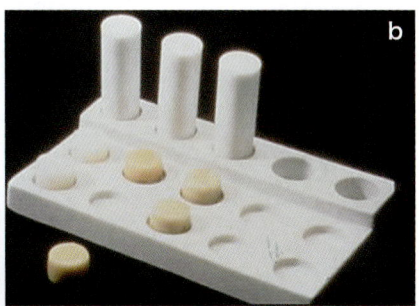
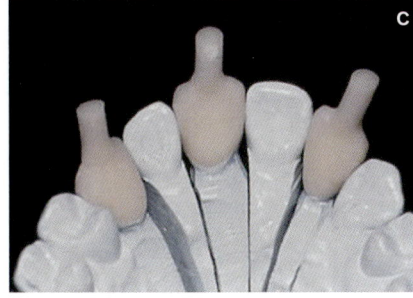
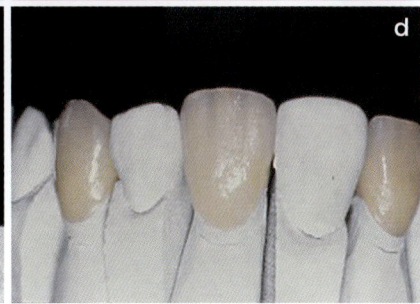

図9　IPS Empress クラウンの製作
a：加圧成形器．b：セラミックインゴットとセラミックプランジャー．c：埋没材を取り除き，スプルーカットした状態．d：ステイニング

を目的に研究開発された．材料はリューサイト粒子がガラスセラミックスの中に強化材として分散したもので（分散強化），1100℃真空下においてセラミックインゴットが加圧され，ロストワックス法により製作された型の中に圧入される．解剖学的形態をなすクラウンは Dicor と同じ方法でキャラクタリゼーションされる（図9）．審美性改善のためのカットバックによって[13]，またはコーピングを製作しその上に陶材が築盛焼成されるようになった．

その後，リチウム2ケイ酸が含有された IPS Empress II が発売され，その後継製品として今日の IPS e.max Press，IPS e.max CAD が製品化されている（28頁図1参照）．IPS Empress II のマージン精度は，40〜60μm 前後とされている[14〜16]．

17

5）スリップキャスト法

　1990年代に入り，In-CeramシステムがVITAから発売された．70％アルミナ含有の陶材コーピングを製作後，ガラスを含浸させて焼成し，この上に長石系陶材でデンチン，エナメルを焼成しオールセラミッククラウンとした．70％アルミナ含有のパウダーを専用リキッドと超音波撹拌器で混和してスリップと呼ばれる泥状のものとし，シリコーン印象により複製された専用耐火模型上に筆で築盛し（スリップキャスト法），乾燥した後，チョーク状の硬さであるので彫刻刀にて形態を与え，マージン部を注意深くトリミングする（図10a～d）．このアルミナコーピングを1120℃で第1回目の焼成後，ダイヤモンドポイントを用いて咬合面は1.0mm程度，軸壁は0.3～0.5mm程度の厚みまで修正する（図10e，f）．この段階では多孔性で脆弱であるため，適切なシェードのガラス混合物により2回目の焼成として1100℃でガラス含浸を行う．多孔

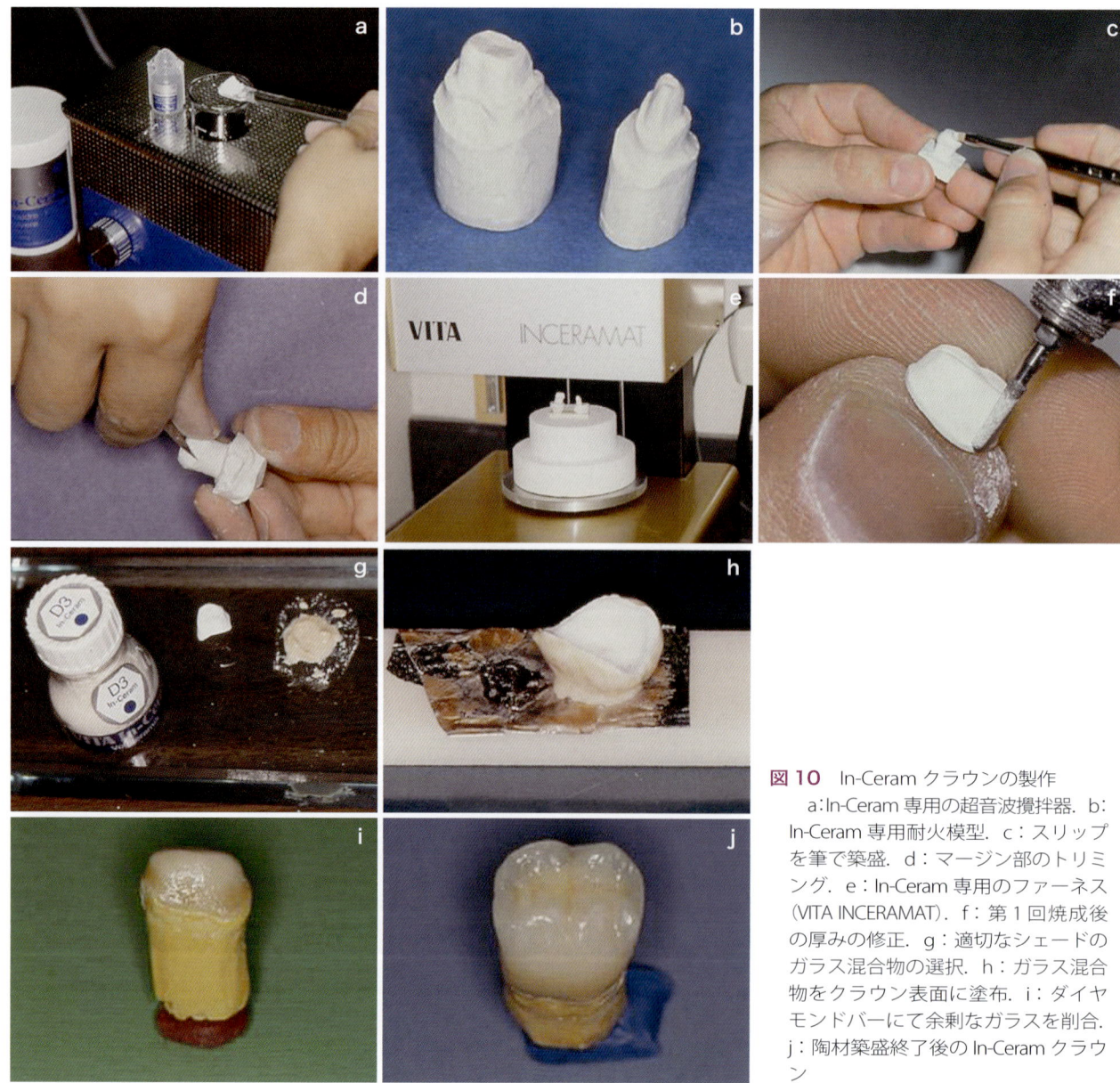

図10　In-Ceramクラウンの製作
　a：In-Ceram専用の超音波撹拌器．b：In-Ceram専用耐火模型．c：スリップを筆で築盛．d：マージン部のトリミング．e：In-Ceram専用のファーネス（VITA INCERAMAT）．f：第1回焼成後の厚みの修正．g：適切なシェードのガラス混合物の選択．h：ガラス混合物をクラウン表面に塗布．i：ダイヤモンドバーにて余剰なガラスを削合．j：陶材築盛終了後のIn-Ceramクラウン

性のアルミナに浸透し，より緻密な複合体として強度が増し，500MPa の曲げ強さを有するコーピングとなる[17]（**図 10g 〜 i**）．

　この後は陶材築盛，焼成を行う（**図 10j**）．この In-Ceram システムでは，前歯 3 本ブリッジまで可能といわれ，マージン精度は 110μm 前後である[14,15,18,19]．In-Ceram コーピングを製作するまでに，前述の耐火模型の製作，スリップキャスティング，焼成といったステップをふまえたコーピングの製作におよそ 2 日間が必要であった．現在では工場で加工された In-Ceram ブロックを CAD/CAM 加工にするため，デザインから加工までにわずか 1 時間程度でガラス含浸前までのクラウンコーピングを得ることができる．

6）CAD/CAM の紹介

　1980 年後半 CAD/CAM（Computer Aided Design Computer Aided Manufacturing）技術が紹介され[20]，インレー，アンレー，ベニアおよびクラウンが機械加工によって製作可能となり，新しい世代の機械加工用陶材の開発が進んでいくこととなった．これらについては，「現在の製作法」（30 〜 37 頁）で詳述する．

　1980 年にスイスで Mörmann および Brandenstini らによって CEREC（Sirona）の開発が始められ，1985 年にはチューリッヒ大学で CEREC を用いたチェアサイド即日修復が開始された（**図 11**）．その修復術式では，術者が口腔内の形成歯の光学印象を行い，続いてコンピュータ画面上で修復物のデザインを行うというものである．当初（CEREC 1）はセラミックブロックダイヤモンドの円盤で加工するものであったため，インレー，アンレーのみが製作可能であった[21]．また，咬合面の解剖学的形態は機械加工できないため，セメンティングの後に術者が口腔内でダイヤモンドポイントを用い

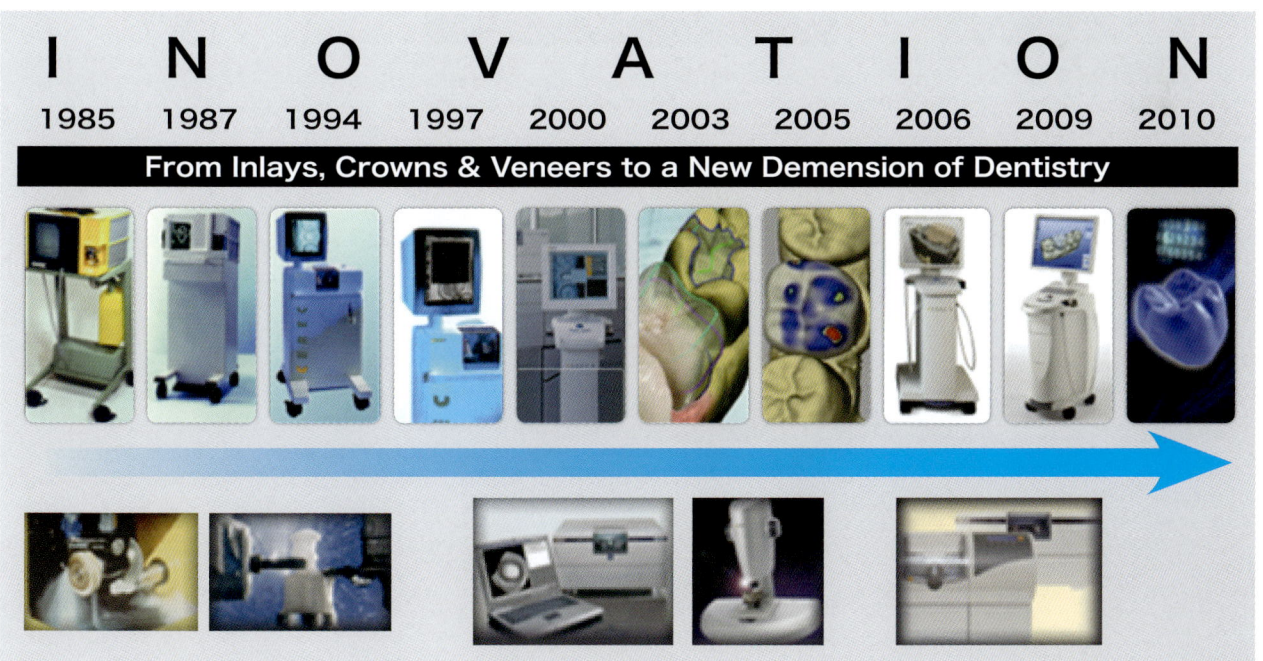

図 11　CEREC 器材の変遷

て形態を付与するというものであった（図12）．

　CEREC 1の欠点として，修復マージンの不適合さと咬合面形態に精巧さを欠く点などがあげられたが，1994年にCEREC 2が発表され機械加工も大きく変化し，適合性や咬合面形態の加工も改善され，クラウンの製作も可能になった．2000年にはCEREC 3が市販され，コンピュータ画面上では3次元モデルとなり適合性，操作性および作業時間も大幅に改善されるにいたった．このシステムで使用されるセラミックブロックにはVITABLOCS Mark II, Dicor MGC, ProCad, In-Ceram, In-Ceram Zirconiaなどがあったが，コンピュータの進化とともにCAD/CAMシステムはさらに進化をとげ，ジルコニアにまでその加工範囲が広がった．現在ではオールセラミック修復において，加圧成形法をのぞいてはCAD/CAMによる機械加工および製作が主流といえる．

　1990年代前半にはコピーミリング法による機械加工を応用したCelayシステムがヨーロッパで紹介された[22,23]．セラミックブロック（VITA Celay Blocks, VITA）による，インレー，アンレー，ベニアの製作を可能とした．マージン精度は40～80μm前後とされている[14,15,24]．光重合によるレジンパターンを製作してそれをスキャニング側に，セラミックブロックを加工側に置き，スキャン用ツールがパターンをトレースしていくと同時に加工用ツールがセラミックブロックを切削していく"ならい加工"が採用されている（図13）．

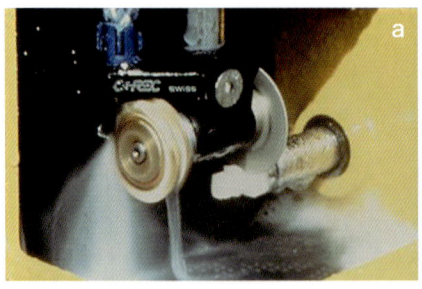 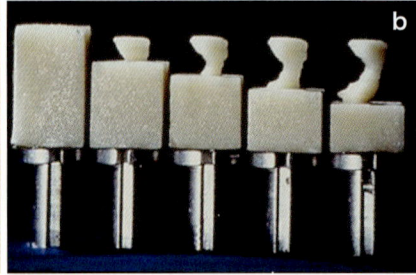 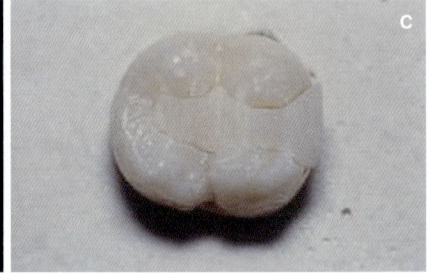

図12 CEREC 1の加工法
　a,b：CEREC最初のモデルは旋盤加工であった．c：インレーの適合状態と咬合面形態．解剖学的形態の再現は不可能であり，マージンフィットも悪い（バッファロー大学Munoz先生のご厚意による）

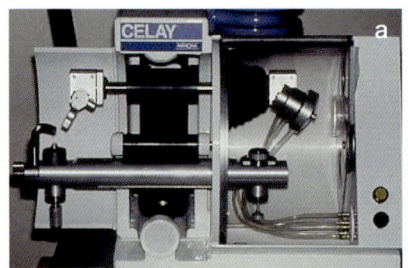 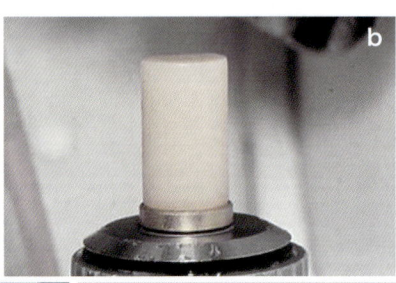

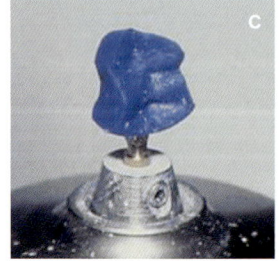 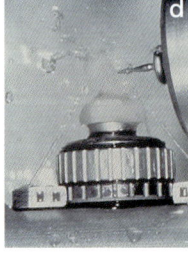 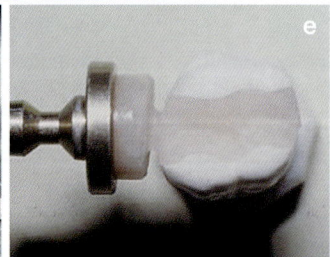

図13 Celayインレー，ベニアの製作
　a：Celayコピーミリングマシン．b：セラミックインゴット．c：ミリングマシン左側に置かれる直接法または間接法によって製作されたトレース用レジンパターン．d：ミリングマシン右側に置かれたセラミックインゴットを注水下にて加工．e：コピー法によって加工された修復物．（バッファロー大学Munoz先生のご厚意による）

7) アルミナコーピング

　1993年にAnderssonらによって，歯科用陶材開発の流れの一つである99.9%アルミナコーピングProceraが発表された[25]．このProceraシステムは1980年に始まり，当初はチタンクラウンやインプラント上部構造などの製作に使用されていたが，1990年代後半にオールセラミッククラウンのコーピングまたはオールセラミックブリッジのフレーム，インプラントアバットメントなどの製作等にも応用可能となった（図14, 15, 16a～f）．このシステムはサファイアボールの先端がスキャニングテーブル上の360°回転するダイ模型を下から上に向かって45°で接触しながら模型の全表面をス

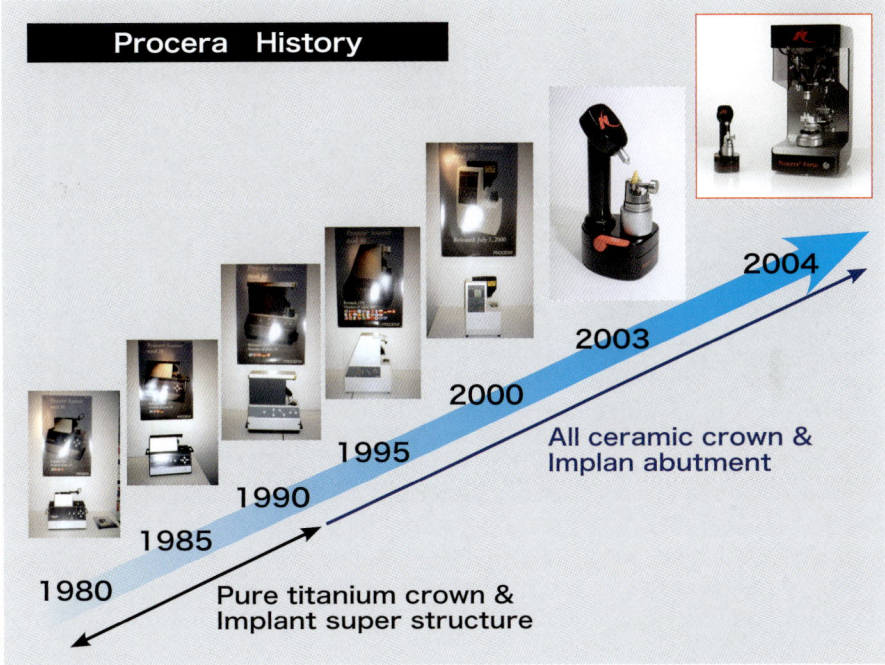

図14　1990年代前半よりオールセラミッククラウン，インプラントのアバットメント製作が可能になった（写真の一部はNobel Biocare提供）

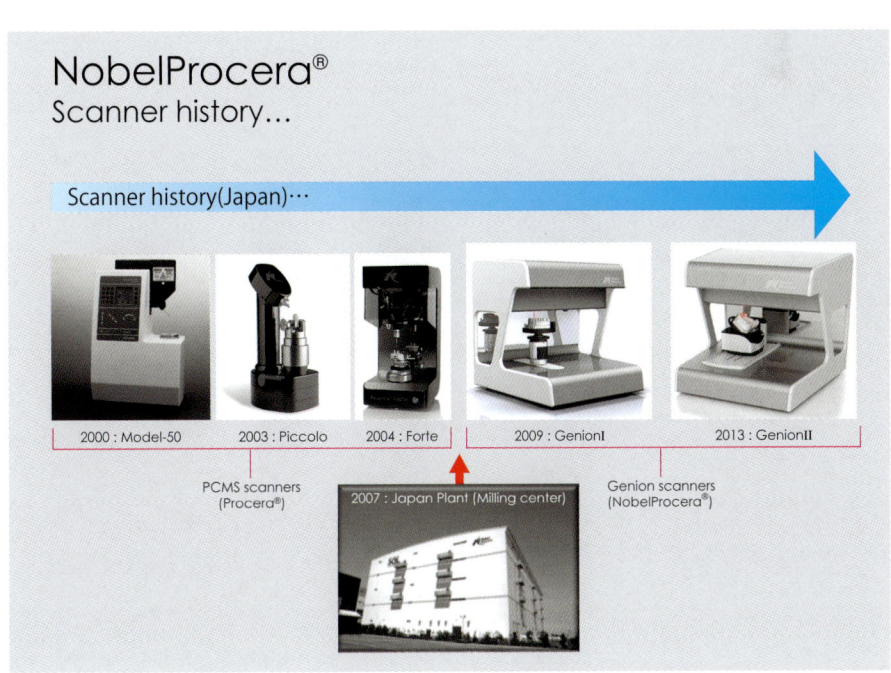

図15　Nobel Proceraの光学スキャナの歴史（写真はNobel Biocare提供）

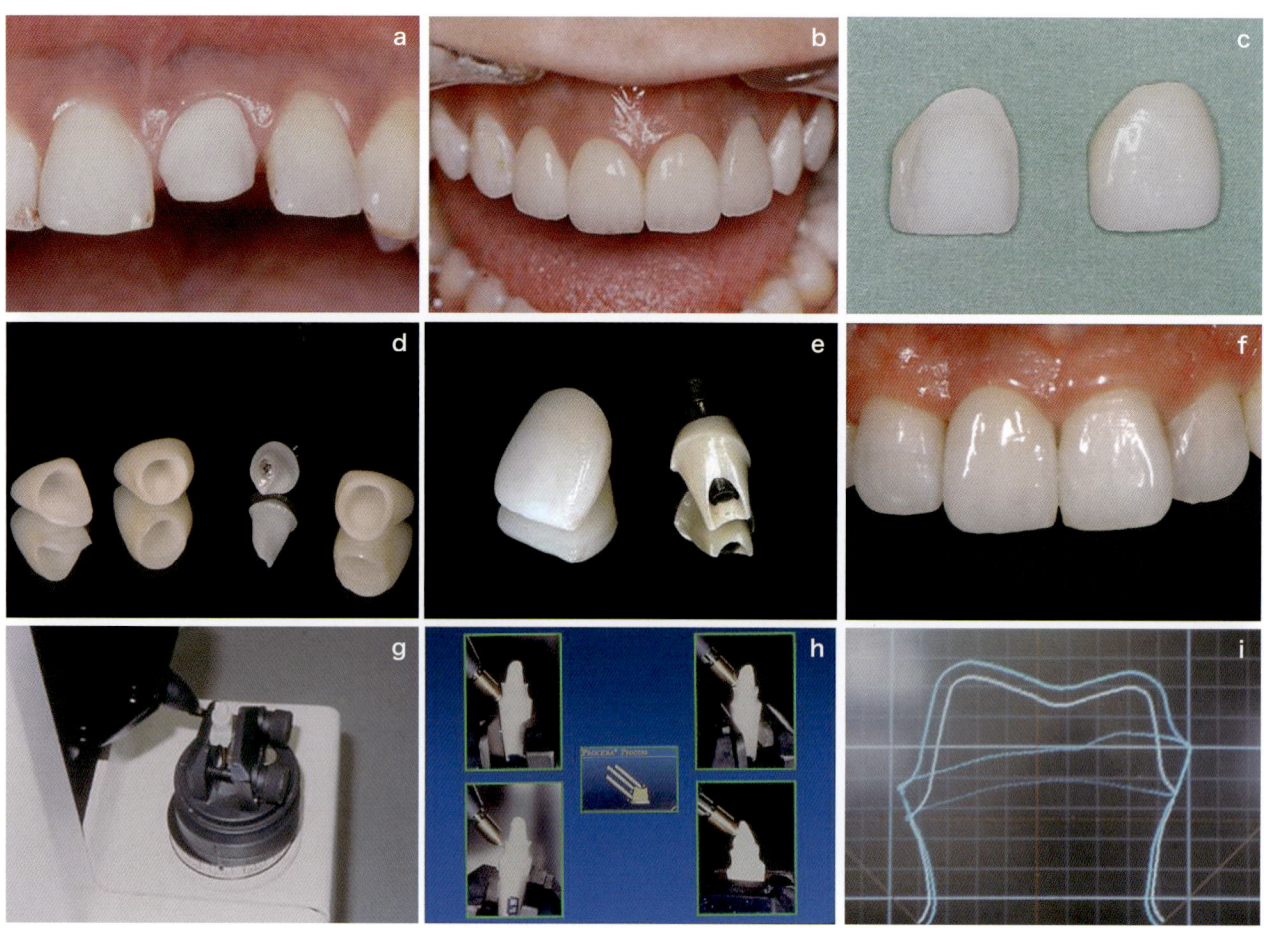

図16 Procera クラウン，ベニア，アバットメントおよびスキャニング
a：100%アルミナコーピング．b：右側中切歯はラミネートベニア，残り3前歯は Procera クラウンによる修復．c：右側厚さ0.25mm のラミネートベニアコーピングと左側陶材築盛および焼成後．d：インプラントアバットメントと Procera オールセラミッククラウン．e：インプラント埋入後のジルコニアアバットメント．f：オールセラミック材料（d,e）による審美性の回復．g～i：スキャニング

キャニングし，その結果をコンピュータ画面に表示する．さらにマージン等を設定するとソフトウエアがコーピングデザインを決定するシステムである．この作業は，習熟した術者が行えば10分以内の作業である（図16g,h）．

直径2.5mm のサファイアボールが接触することによって模型表面が再現されるため，クラウン形成時の補助的保持形態である幅3mm以下のボックス形成やグルーブ形成，あるいは深い咬合面形態は模型として再現できなかった[26]．マージン精度は50～150μm前後とされているが[18,26,27]，前歯，小臼歯のほうが大臼歯に比較して適合が良かった．これはスキャニングが円の中心から5°ごとにプロットし，円周の大きい大臼歯ではマージンの再現性が悪かったためである[28]．

得られたコーピングやアバットメントの画像情報は，インターネット経由でスウェーデンあるいは米国にあるプロダクションセンターに送信する（2007年より千葉の幕張にもプロダクションセンターが開設された）．Procera スキャナーの1995年モデルま

ではコンピュータスクリーンの計測データの画面が2次元的描写であったが（図16i），ソフトウエアの改善によって2000年モデルより3次元的描写となり，コーピングのマージン設定もより早く精度もさらに改善された（図17）.

　2004年モデルProceraフォルテでは，多数歯および全顎のブリッジまでスキャニング可能となり，100％ジルコニアのブリッジのフレームも製作可能となった．単冠のコーピング製作は高密度焼成とよばれるものである（図7）. 2009年にNobel Procera Genion Iスキャナーが登場し，スキャニングの方法が接触型から非接触型のレーザー光によるものとなり，2013年にGenion IIが発売された．Genion IIではスキャニングを行うための軸の一つである模型を設置テーブルが可動することで，レーザー光によるスキャニングの大幅な時間短縮が図られた（図18）.

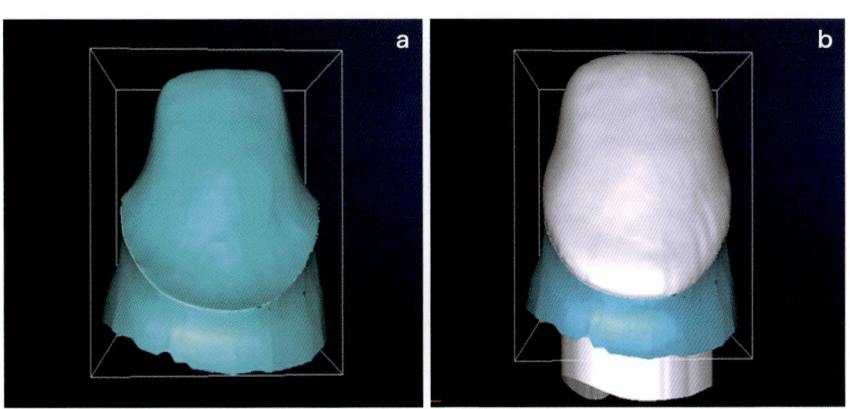

図17　2000モデル（Nobel Biocare 提供）

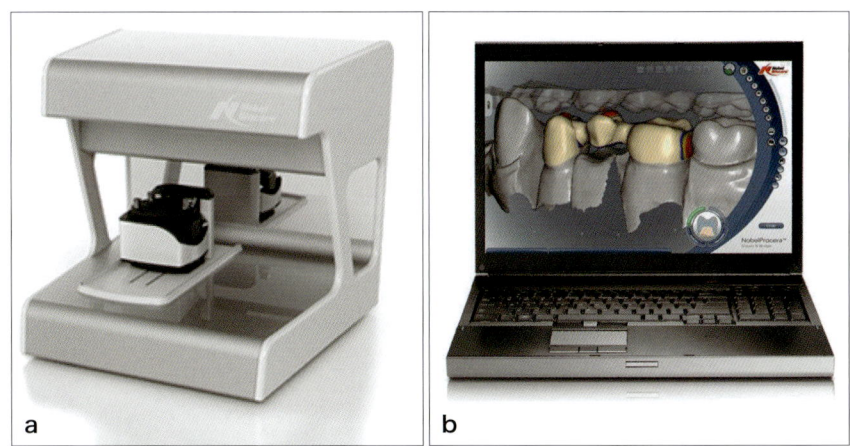

図18　Nobel Procera Scanner Genion II（a）とNobel Procera New Software（b）
（Nobel Biocare 提供）

8）日本における発展

日本においても1999年ジーシーからCAD/CAMシステムGN-1が発売された．セラミックブロック，レジンブロック，チタンブロック3種類が市販され（図19），単冠のみが製作されていた．セラミックブロックではVITAのIn-Ceram Aluminaブロック，In-Ceram Spinelブロック，In-Ceram ZirconiaブロックがGN-1用としてジーシーから市販された．模型のスキャニング方法としては非接触型のレーザー光によるスキャニングで，3次元モデルで対合歯，隣在歯の情報が画面表示された．また，In-Ceram Aluminaコーピングを製作するために，前述したようにスリップキャスト法だとおよそ2日間を要したものが，ブロックからの機械加工だとガラスを含浸するまで数時間という製作工程で大幅な時間短縮を可能とした（図20）．

2007年には，大型のGM-1000が発表され（図21a），CAD/CAM加工センターで模型のスキャニングおよびおよび機械加工が可能となり，医院がCAD/CAM器材をもたなくても，石膏模型をCAD/CAM加工センターへ送ることで，オールセラミッククラウン，ブリッジさらにインプラントにおけるアバットメントの製作が可能となった．GM1000の開発によってオールセラミックスの加工の範囲はさらに広がり，クラウンコーピングはもとよりジルコニアブリッジのフレーム，ジルコニアインプラントアバットメント，チタンアバットメントの製作までにいたった（図21b, c）．2010年には

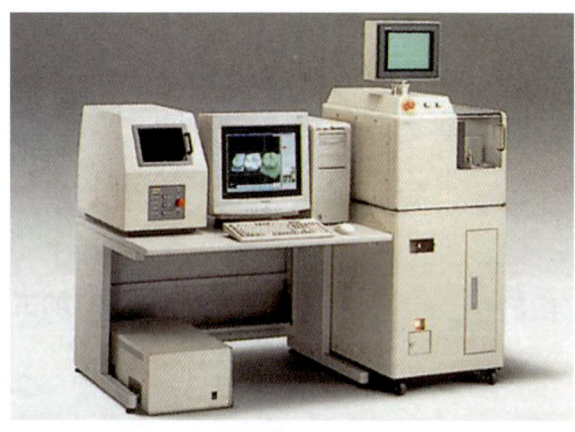

図19　CAD/CAMシステムGN-1（ジーシー提供）

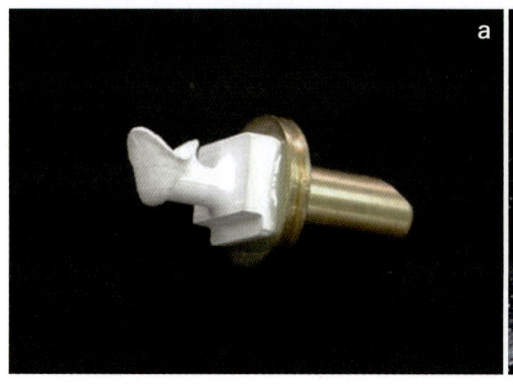
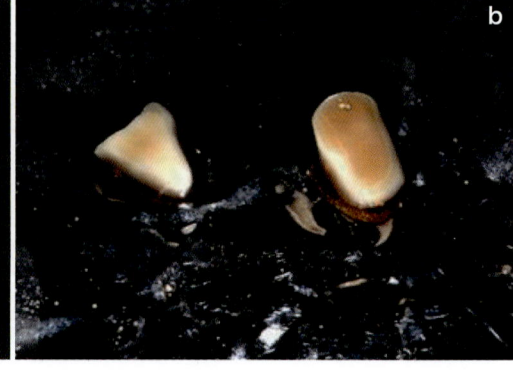

図20　非接触型スキャニング（ジーシー提供）
　　　a：ミリング加工後のIn-Ceramコーピング．b：ガラス含浸

第1章 歴史的変遷

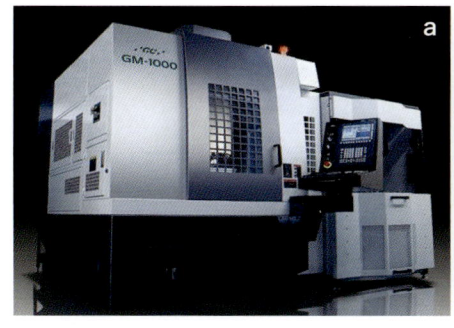
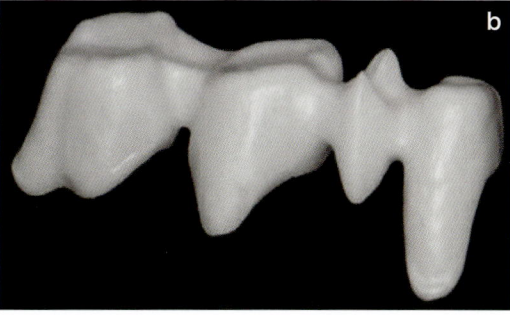
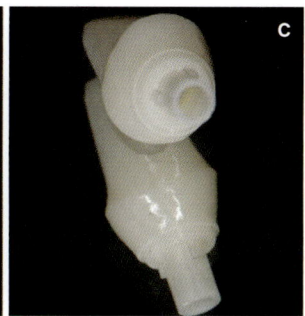

図21 GM-1000（ジーシー提供）
a：GM-1000. b：ジルコニアブリッジフレーム. c：ジルコニアアバットメント

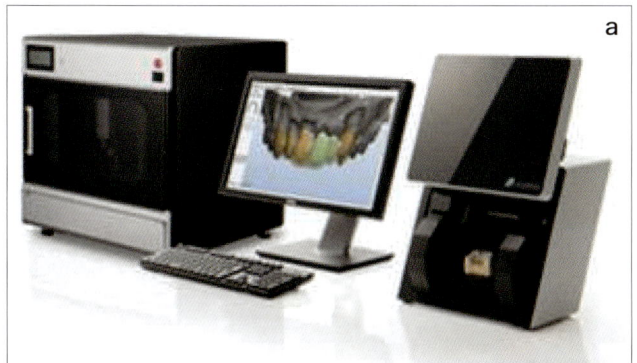
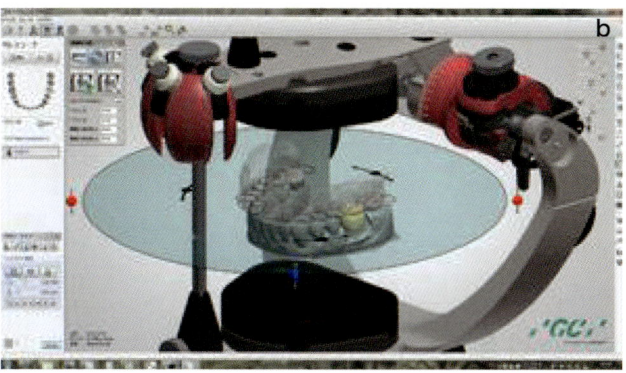
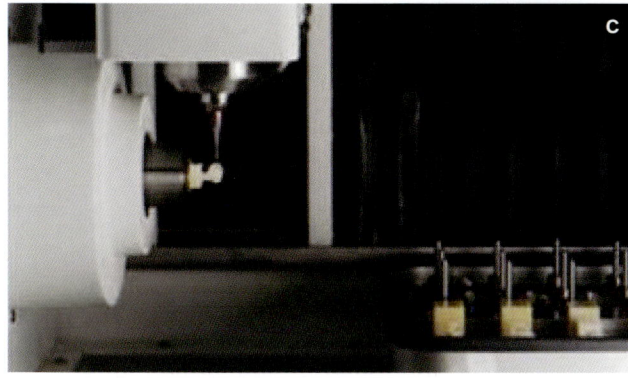

図22 Aadvaシステム（ジーシー提供）
a：Aadvaシステム. b：Aadvaバーチャル咬合器. c：Aadva Mill

　Aadvaシステムが発表され，医院や技工所においてクラウン，ブリッジのスキャニングおよびミリング加工さらにはジルコニアクラウン，ブリッジの焼成まで可能となった（図22）．インプラントアバットメントを除いては製作が可能で，2014年よりCAD/CAMによるコンポジットレジンクラウンが保険適用されたことにより，今後の日本においては，CAD/CAMシステムの飛躍的な普及に大きな期待がよせられることになる．

　なお，2000年代初頭にはCercon（Dentsply），Lava（3M ESPE）が海外で発表され，オールセラミック修復の新しい時代の幕開けとなり，さらに近年ではIPS e.max，ジルコニアなどによるモノリシックなセラミック修復物（monolithic ceramic structure，単一セラミック構造体）が破折抵抗のあるものとして，好まれて製作される傾向である．

まとめ

　審美性が要求される補綴装置の選択肢として，陶材焼付冠は50年以上もスタンダードとされてきた．その一方で社会生活環境の変化は，歯科治療に対しても生体親和性や天然歯に近い審美性の高い補綴装置への要求をもたらしてきた．近年の歯科補綴学をとりまく環境，材料や技術もまたそれに応えるべき発展をとげ，クラウン，ブリッジなどの材料としてオールセラミックス，その製作技術としてはCAD/CAM補綴修復への臨床応用が拡大してきた．

　オールセラミック修復システムを選択するにあたって注目される点としては，クラウンやブリッジの予後に大きく関係する"マージンフィット"と"破折強度"の2点である．また，臼歯部におけるオールセラミック修復はコーピングやフレームワークに陶材を前装する積層構造ではなく，モノリシックなセラミック修復物すなわちオールセラミックフルカントゥアクラウンおよびブリッジが注目されてきている．

文　献

1) McLean JW, Hughes TH. The reinforcement of dental porcelain with ceramic oxides. *Br Dent J.* 1965; **119**(6): 251-267.
2) McLean JW, et al. The bonded alumina crown. 2. Construction using the twin foil technique. *Aust Dent J.* 1976; **21**(3): 262-268.
3) Munoz CA, et al. A comparative study of the strength of aluminous porcelain jacket crowns constructed with the conventional and twin foil technique. *J Prosthet Dent.* 1982; **48**(3): 271-281.
4) Brukl CE, Ocampo RR. Compressive strengths of a new foil and porcelain-fused-to-metal crowns. *J Prosthet Dent.* 1987; **57**(4): 404-410.
5) Sozio RB, Riley EJ. The shrink-free ceramic crown. *J Prosthet Dent.* 1983; **49**(2): 182-187.
6) Sorensen JA, Okamoto SK. Comparison of marginal fit of all-ceramic crown systems. *J Dent Res.* 1987; **66**: 283.
7) Abbate MF, et al. Comparison of the marginal fit of various ceramic crown systems. *J Prosthet Dent.* 1989; **61**(5): 527-531.
8) Seghi RR, et al. Relative flexural strength of dental restorative ceramics. *Dent Mater.* 1990; **6**(3): 181-184.
9) MacCulloch WT. Advances in dental ceramics. *Br Dent J.* 1968; **124**(8): 361-365.
10) Adair PJ, Grossman DG. The castable ceramic crown. *Int J Periodontics Restorative Dent.* 1984; **4**(2): 32-46.
11) Davis DR. Comparison of fit of two types of all-ceramic crowns. *J Prosthet Dent.* 1988; **59**(1): 12-16.
12) Hung SH, et al. Marginal fit of porcelain-fused-to-metal and two types of ceramic crown. *J Prosthet Dent.* 1990; **63**(1): 26-31.
13) Dong JK, et al. Heat-pressed ceramics: technology and strength. *Int J Prosthodont.* 1992; **5**(1): 9-16.
14) Beschnidt SM, Strub JR. Evaluation of the marginal accuracy of different all-ceramic crown systems after simulation in the artificial mouth. *J Oral Rehabil.* 1999; **26**(7): 582-593.
15) Yeo IS, et al. *In vitro* marginal fit of three all-ceramic crown systems. *J Prosthet Dent.* 2003; **90**(5): 459-464.
16) Baig MR, et al. Evaluation of the marginal fit of a zirconia ceramic computer-aided machined (CAM) crown system. *J Prosthet Dent.* 2010; **104**(4): 216-227.
17) Seghi RR, et al. Flexural strength of new ceramic materials. *J Dent Res.* 1990; **69**: 299.
18) Sulaiman F, et al. A comparison of the marginal fit of In-Ceram, IPS Empress, and Procera crowns. *Int J Prosthodont.* 1997; **10**(5): 478-484.
19) Grey NJ, et al. *In vitro* comparison of conventional crowns and a new all-ceramic system. *J Dent.* 1993; **21**(1): 47-51.
20) Williams AG. Dentistry and CAD/CAM: another French revolution. *J Dent Pract Adm.* 1987; **4**(1): 2-5.
21) Mörmann WH, et al. Chairside computer-aided direct ceramic inlays. *Quintessence Int.* 1989; **20**(5):

329-339.
22) McLaren EA, Sorensen JA. Fabrication of conservative ceramic restorations using copy-milling technology. *Quintessence Dent Technoln.* 1994; **17**: 19-25.
23) Siervo S, et al. The CELAY system: a comparison of the fit of direct and indirect fabrication techniques. *Int J Prosthodont.* 1994; **7**(5): 434-439.
24) Rinke S, et al. Marginal accuracy and fracture strength of conventional and copy-milled all-ceramic crowns. *Int J Prosthodont.* 1995; **8**(4): 303-310.
25) Andersson M, Odén A. A new all-ceramic crown. A dense-sintered, high-purity alumina coping with porcelain. *Acta Odontol Scand.* 1993; **51**(1): 59-64.
26) Lin MT, et al. The effect of tooth preparation form on the fit of Procera copings. *Int J Prosthodont.* 1998; **11**(6): 580-590.
27) Boening KW, et al. Clinical fit of Procera AllCeram crowns. *J Prosthet Dent.* 2000; **84**(4): 419-424.
28) 岡村光信ほか．Procera All Ceram の物理的特性（文献レビュー）とオールセラミッククラウンおよびポーセレンベニアへの応用．*QDT.* 2003；**28**：27-40．

第1章　歴史的変遷

2　現在の製作法

岡村光信

はじめに

　オールセラミック修復物の製作法は，使用する材料によって加圧成形法とCAD/CAM加工法に大別される．これらによって製作されたコーピングやフレームは，陶材前装によって透明感を付与あるいはステイニングなどのキャラクタリゼーションが行われる．

加圧成形法

　加圧成形法は1983年に発表されたセレストアクラウンに始まる．特に，1991年のIvoclar Vivadentから発表されたIPS Empressに代表され，現在まで同社の製品が国内外において主流となっている．材料はリューサイト強化型のIPS Empress Iに始まるガラスセラミックスで，大きく二つに大別される．さらに強度のあるリチウム2ケイ酸含有のIPS Empress II（1998年）が製品となり，IPS e.max Press（2006年），CADと進化する．一方，IPS Empress Iは，IPS Empress Estheticへ，CAD用ブロックIPS Empress CAD（2006年）へと継がれていく（図1）．加圧成形の製作法としては，従来の金属鋳造物と同様に，ワックスアップ，埋没，ワックス焼却，セラミックイ

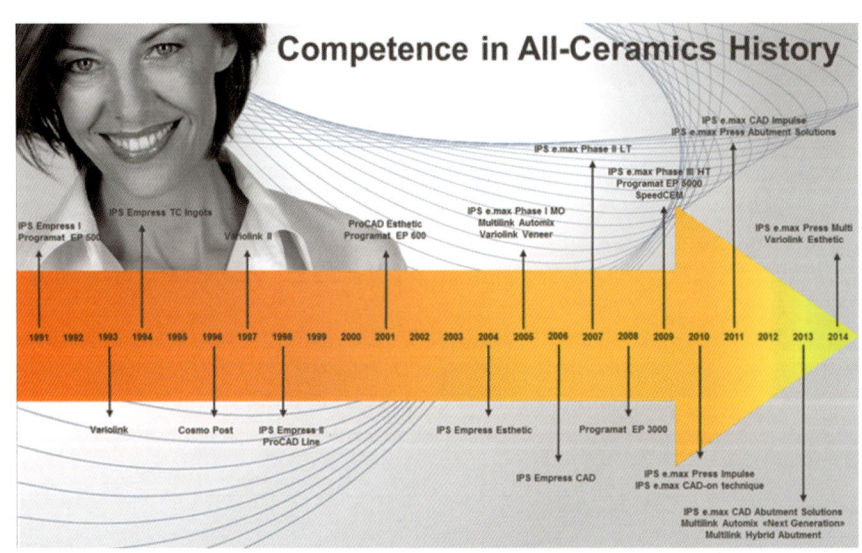

図1　Ivoclar Vivadentオールセラミックプレス用インゴット，CAD/CAM用ブロックおよびレジンセメント製品開発の歴史（Ivoclar Vivadent提供）

ンゴットの圧入そしてセラミック修復物の掘り出しとなる（図2）．

また，CAD/CAM加工法で製作されたコーピングやフレームの前装法として用いることができる（図3）．

図2 加圧成形法（Ivoclar Vivadent 提供）

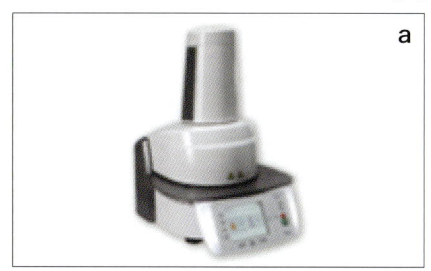
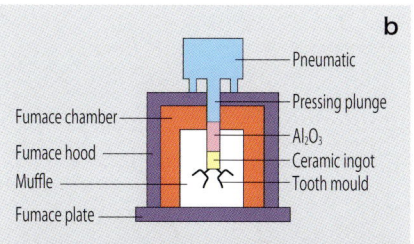

a,b：プレス器械と模式図

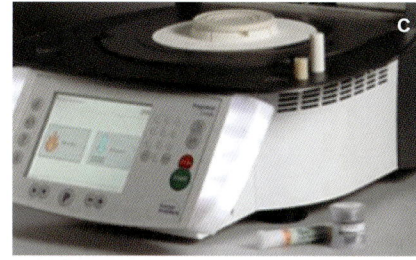
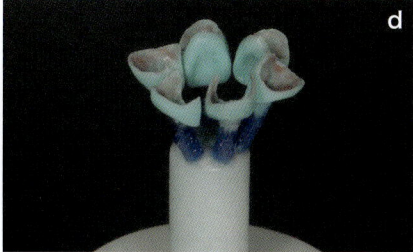

c：プレス用プランジャー

d：ワックスアップ

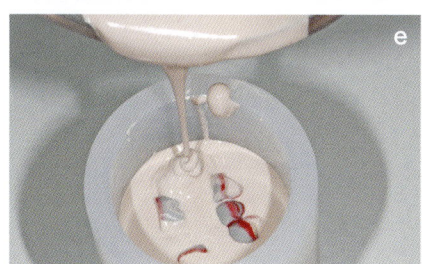
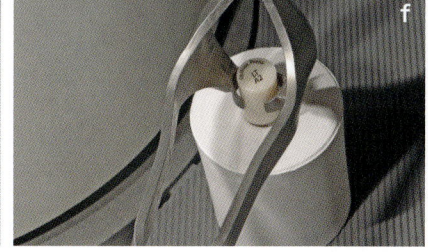
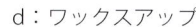

e：埋没

f：加熱された埋没材リングの中にプレスインゴットを挿入

g：プレス用プランジャーを埋没材リングに挿入後，約920℃の温度に上げられプレス器械の中でセラミックインゴットが加圧される

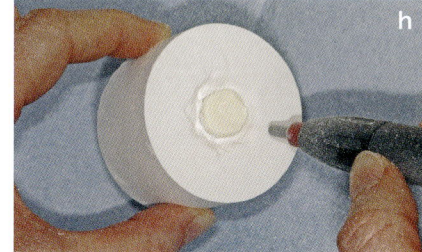
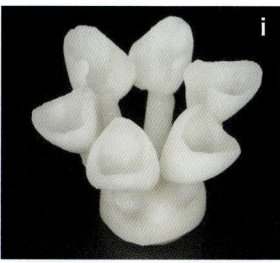

h：ガラスビーズにより修復物がみえるまで圧を加えながら，埋没材を取り除く

i：掘り出された修復物

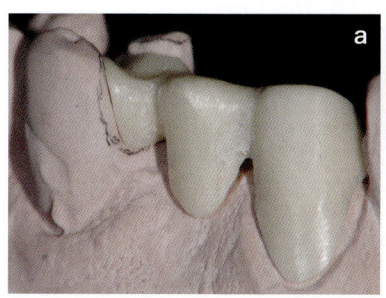
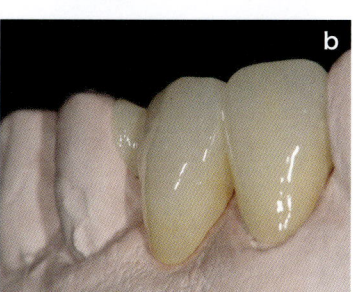
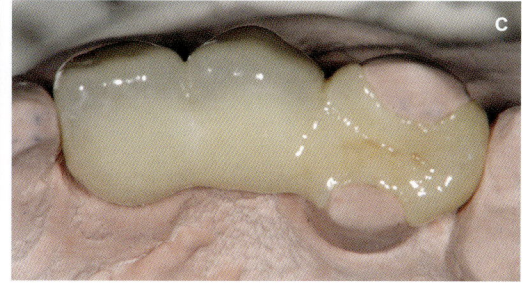

図3 IPS e.max ZirCAD のジルコニアフレームに加圧成形法による IPS e.max ZirPress の前装（前歯切縁部の一部は IPS e.max Ceram の陶材築盛による）

CAD/CAM加工法

　歯科用CAD/CAMについては「オールセラミック修復の歴史的変遷」で述べたが，近年では国内においてもカタナシステム（クラレノリタケデンタル），Aadvaシステム（ジーシー）が発売されるなど，選択肢は増えてきている．

　これらはほとんどが歯科技工所向けで，模型をスキャニングする間接法であるが，CERECシステム，Lavaシステムでは口腔内で光学印象を行う直接法（チェアサイド方式）も可能なものがある．2014年にはCAD/CAM加工によるクラウンが保険導入されたこともあり，デジタルデンティストリーが，さらに注目されてきている．

　CAD/CAMシステムの選択に関しては，診療のスタイルによって異なる．すなわち，院内ラボで行う場合，センター方式で外注ラボにて行う場合，あるいは直接法で光学印象を行い歯科医師自身が製作する場合である．また，これまでは一社のCAD/CAMシステムと材料で製作するのが普通であったが，これからはCAD/CAM材料が他社のCAD/CAMシステムにおいても加工可能となるオープンシステムが普及していき，選択肢が多くなるであろう．

1）進化したさまざまな機能

　ここでは，CERECのシステムとこれに用いられるCAD/CAM材料による臨床を紹介する．

　CERECの口腔内スキャニングシステムであるOMNICAM（日本国内2013年発売モデル，図4）では，イメージスキャナーにて光学印象したものを顔貌写真と重ね合わせることにより（図5），患者と歯科医師が修復物のデザインを確認することができ，即座に修正変更も可能である．即日，最終補綴装置の製作と装着も行うことができる．

　また，図6にあるようにVITAブロック（VITA CAD-Temp，VITA）を使用すればプロビジョナルクラウンの即日修復も行え，形態の検討も可能である．さらに新たに加えられた機能であるバーチャル咬合器を使用すれば顎運動も再現が可能で，上顎前歯部ではアンテリアガイダンスの再現修復，臼歯部では修復物の咬頭干渉の修正も可能である（図7）．

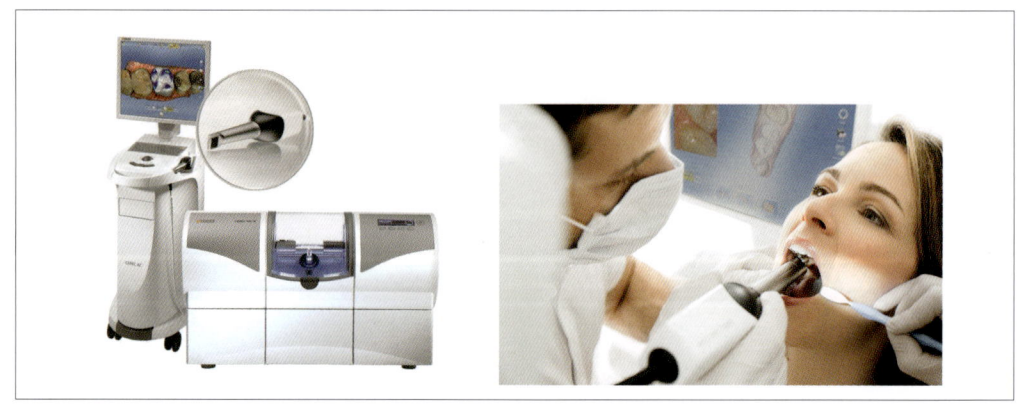

図4　CERECシステム（Sirona提供）
　最新のCEREC直接法口腔内スキャナーおよびモニター（CEREC AC OMNICAM），ミリング器械と口腔内直接法スキャニング

第 1 章　歴史的変遷

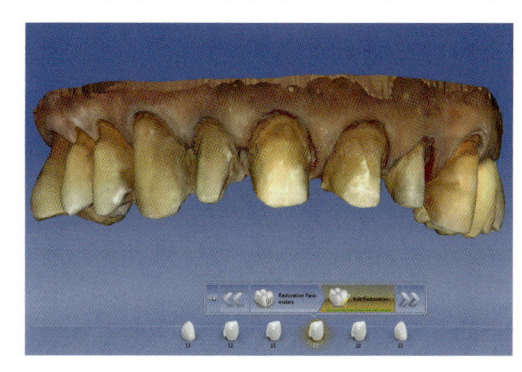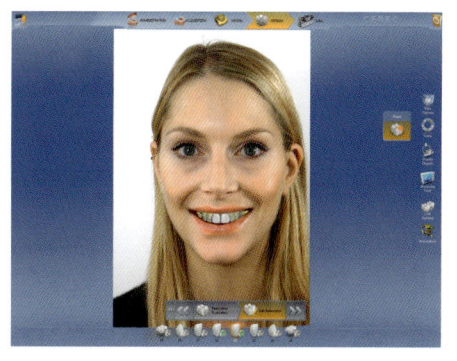

図 5　CEREC OMNICAM による前歯部直接法スキャニングと顔貌のスマイル写真に前歯部修復デザイニング貼り付け後のイメージ写真．これにより歯冠形成後，光学印象直後に患者はできあがりのイメージをみることが可能である（Sirona 提供）

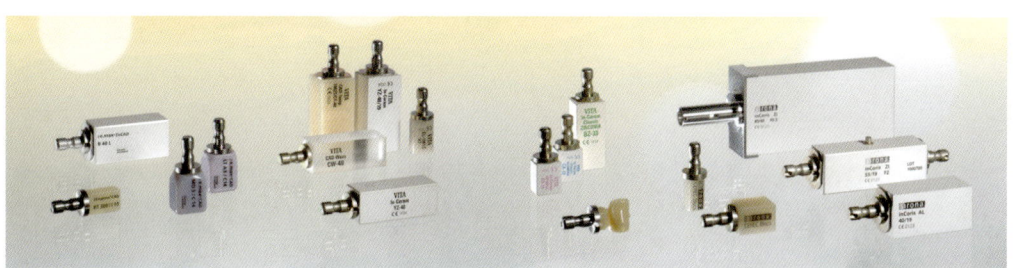

図 6　CEREC に使用されるさまざまなブロック（Sirona 提供）

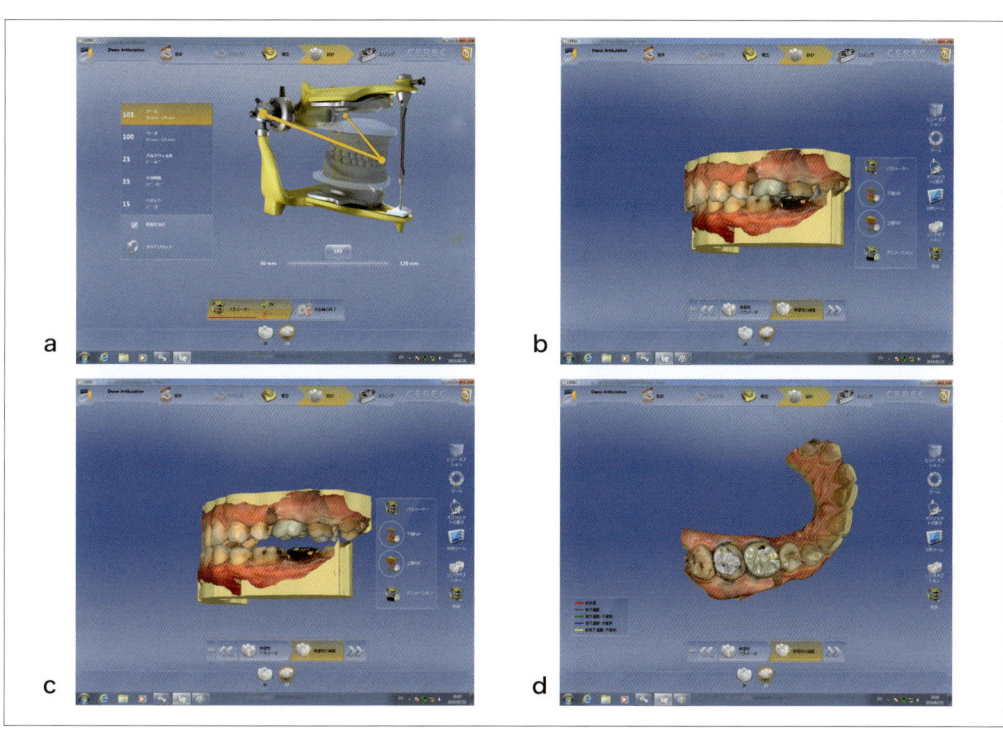

図 7　CEREC AC OMNICAM モニタースクリーンにおけるバーチャル咬合器（Sirona 提供）
　　　スクリーン上のバーチャル咬合器（a）では咬頭嵌合位から左右側方運動（b，c）まで動画として表され，d にみるように運動の結果，咬頭干渉なども表すことができ，スクリーン上で干渉を削除できる

31

最新のラボ用 CEREC inLab システム（図8）のスキャナー inEos X5 では，石膏模型または印象トレーのいずれもスキャニング可能で，多機能化している（図9）．さらに，ジルコニアファーネス Infire HTC（Super Speed 2013年発売モデル）では，ジルコニアの焼成スピードが格段に向上し，技工操作の効率化が図られている（図10）．

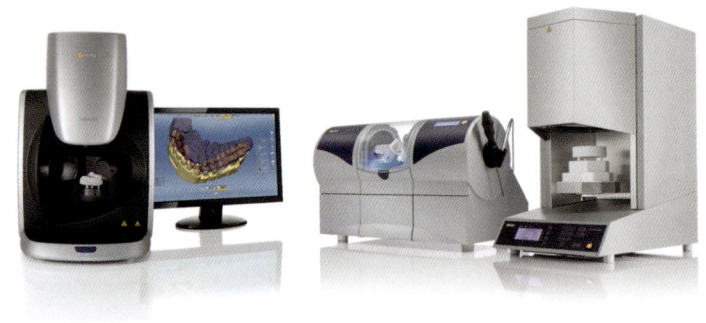

図8　CEREC inLab システム（Sirona 提供）
　ラボ用スキャナー inEos X5，モニター，ミリング器械 inlab MCXL，ジルコニア用ファーネス inFire HTC

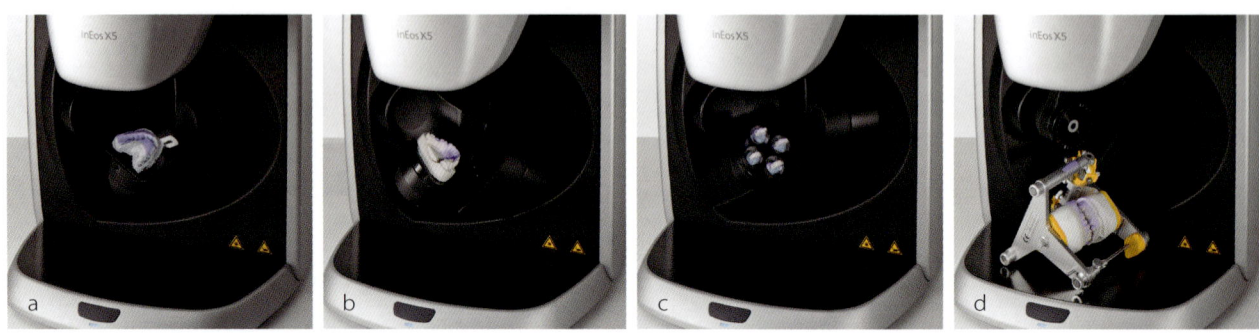

図9　ラボ用スキャナー inEosX5（Sirona 提供）
a：印象トレーもスキャン可能
b：石膏模型の咬合面観を約10秒でスキャニング
c：マルチダイスキャン機能により，一度に複数の石膏模型支台歯のマージンをスキャニング可能
d：咬合器にマウントされた模型の咬合状態をスキャニング．これにより咬合採得材による浮き上がりの誤差を防止

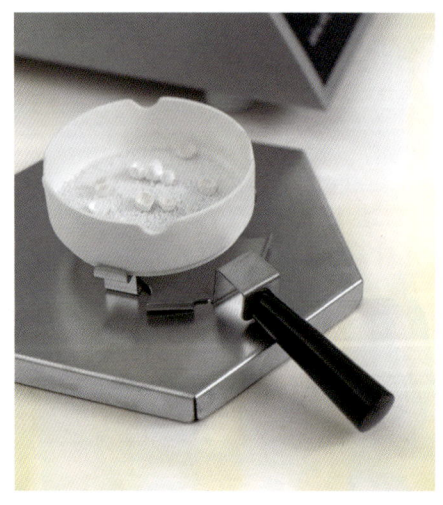

図10　ジルコニア用ファーネス Infire HTC（Sirona 提供）
　2013年の Infire HTC モデルでは，ジルコニア単冠のコーピング修復物の焼成が約10分（初期モデル7時間，従来約90分），ブリッジ60分（従来7〜8時間）で可能となり，また最大60個の単冠修復物を一度に焼成可能で，大幅な時間短縮となった

2）CAD/CAM用ブロック材料の変遷

　CAD/CAM用セラミックブロック材料には，歯頸部から切端部または咬合面部に向かって次第に透明感が増すものもあり，それを選択することで技工操作も簡便で自然に近い色調を再現することができる（図11）。

　また，ジルコニアアバットメントブロック（Sirona）では，前歯部，臼歯部，あるいはジルコニアアバットメントの製作が可能である（ただし，国内ではカムログインプラントフィクスチャーにおいてのみ可能，図12）。

　また，リチウム２ケイ酸塩を含有するIPS e.max CADシリーズ（Ivoclar Vivadent）のインプラントアバットメント材料（図13）の使用で，歯冠色のアバットメントとオールセラミッククラウンによって審美性の高いインプラント上部構造製作も可能になった．また，歯冠高径の低い症例では，アバットメントと歯冠が一体となった上部構造も製作可能となった（147頁参照）。

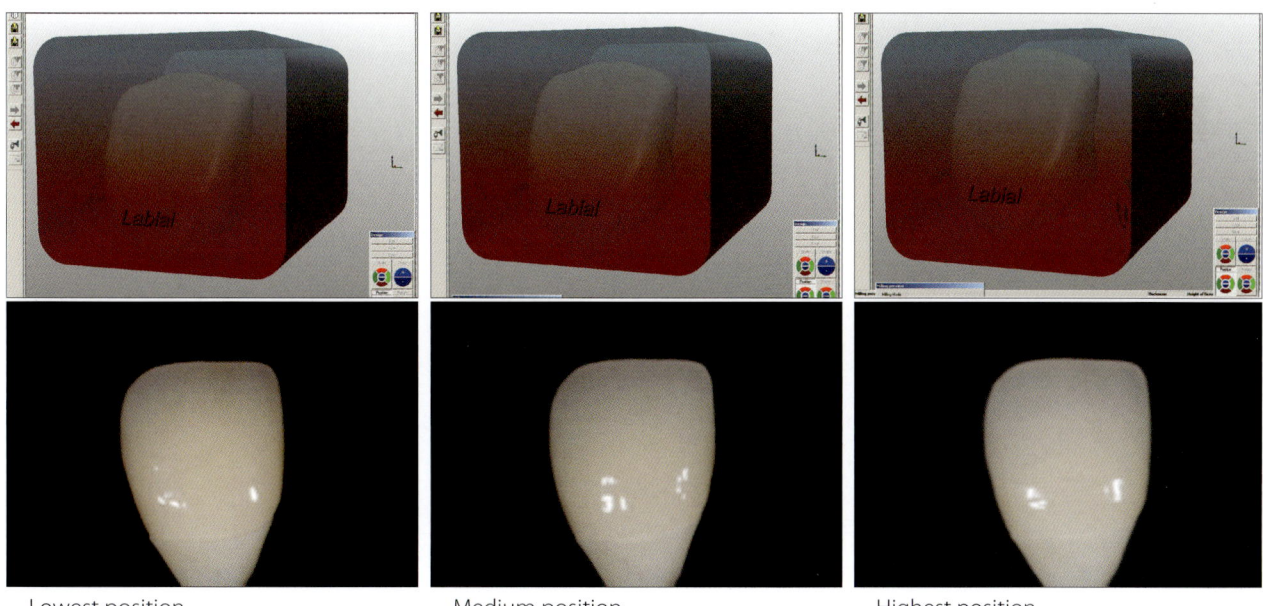

図11 ポジショニングによる切縁部透明度の違い（Sirona提供）
　　　CADにおけるマルチカラーブロックの位置により，透明感の広さの度合いを変化させることが可能

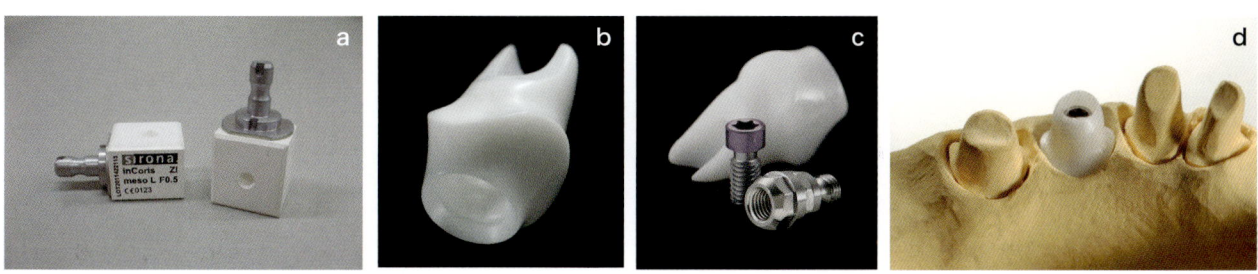

図12 ジルコニアアバットメント（Sirona提供）

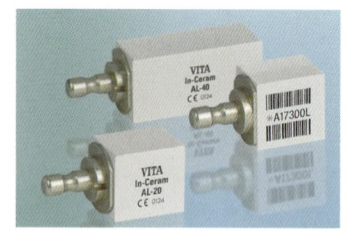

図 13　IPS e.max CAD Solutions
（Ivoclar Vivadent 提供）
IPS e.max CAD は CAD/CAM 加工後，850℃で焼成によって歯冠色となる

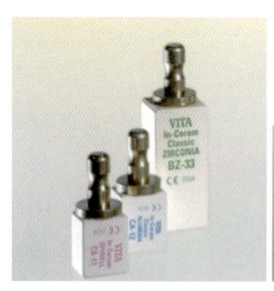

図 14　ガラス含浸系セラミックス In-Ceram classic Alumina，前歯部にはアルミナ含有量が少し少なくより透明感のある In-Ceram Spinel は単冠のコーピングに，In-Ceram classic Zirconia（30％ジルコニア，70％アルミナ）は 3 本ブリッジのフレームに使用される（Sirona 提供）

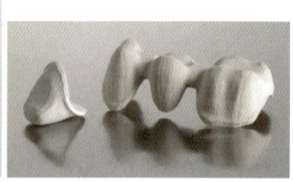

図 15　アルミナブロック．100％に近いアルミナ含有率（Sirona 提供）

　歯科用 CAD/CAM の初期においては，審美的理由や材料の制限などから陶材前装が長く行われてきた．大臼歯部においては In-Ceram classic Zirconia, In-Ceram Alumina, inCoris AL（いずれも 100％に近いアルミナ含有率）が使用された（図14, 15）．しかし，ブリッジとしてのフレームの強度はその接合部の面積の影響があり，図16, 17 にあるような大きな面積（12〜20mm^2）が要求され[1,2]，面積が小さい場合は再製作を余儀なくされた（図18）．

　ジルコニアでは曲げ強さが大きいため，必要とされる接合部の面積は小さくなり，鼓形空隙などの形態も従来の金属修復物に近づいた．しかし，たとえ高い強度のジルコニアでも，前装陶材のチッピングや剥離などの問題は起こってきた[3〜7]．ジルコニアコーピングと前装陶材の境界面における接着強さは，積層構造の最も弱い部分とされている[8,9]．

　そのためにフレームデザインに工夫がなされた．たとえば，臼歯部の機能咬頭であれば陶材前装部のカットバックをバットジョイントにする，あるいは咬合力を直接受ける咬合面部では，一部またはすべてを陶材前装のないジルコニア面にしたりすることである（図19）．このようなカットバックデザインは，1970 年代に考案された陶材焼付冠

第 1 章　歴史的変遷

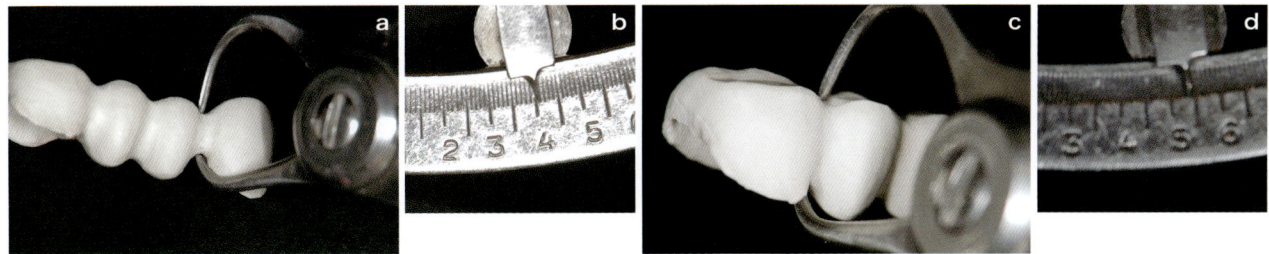

図 16 ⑥５４③|ブリッジ症例．前歯部から小臼歯部においては，縦 3.5mm ×横 3.5mm = 12.25mm^2（a,b）．大臼歯部においては縦 5.0mm ×横 4.0mm = 20.0mm^2（c,d）．In-Ceram classic Zirconia の使用

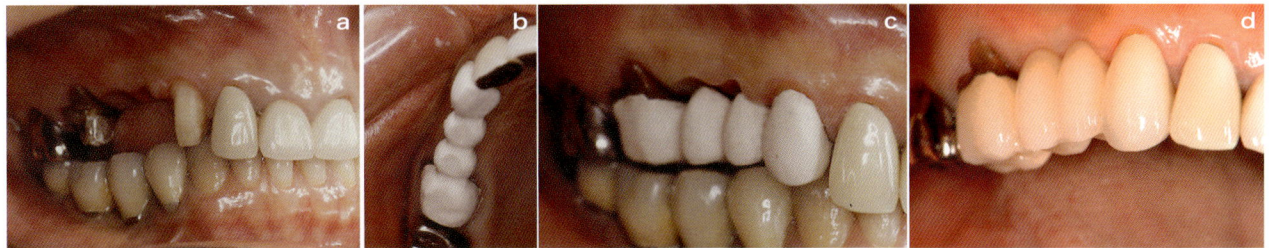

図 17 ⑥５４③|ブリッジ症例（a）．フレーム試適（b,c）から装着（d）．In-Ceram classic Zirconia の使用

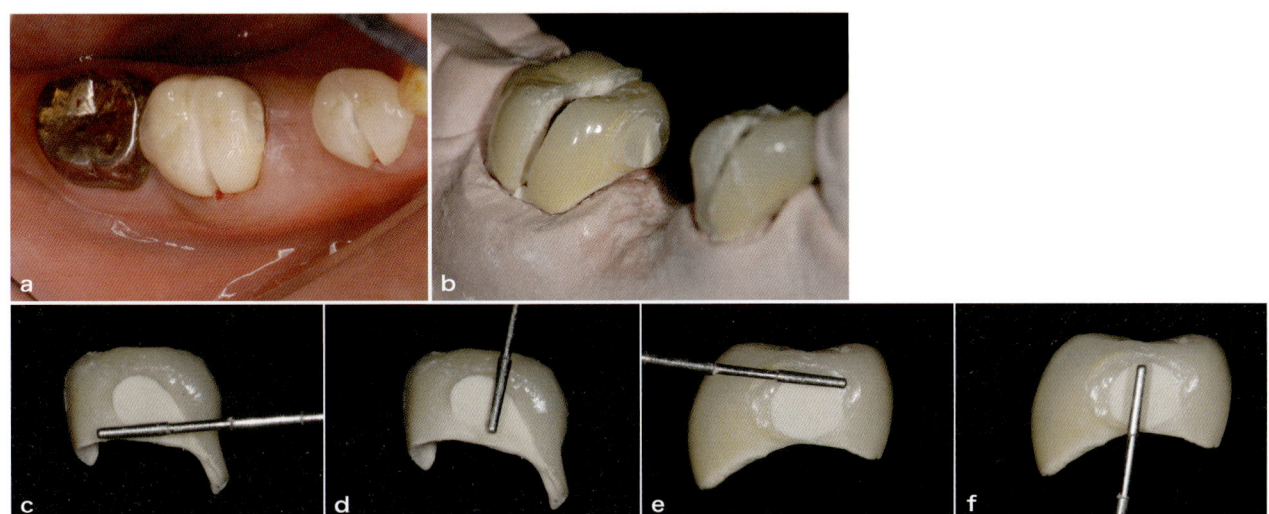

図 18 ⑥５④|ブリッジにおけるポンティック破折症例（a,b）．④|部は縦 2.5mm ×横 3.4mm = 8.5mm^2（c,d）．⑥|部は縦 3.5mm ×横 3.5mm = 12.25mm^2（e,f）．In-Ceram classic Zirconia の使用

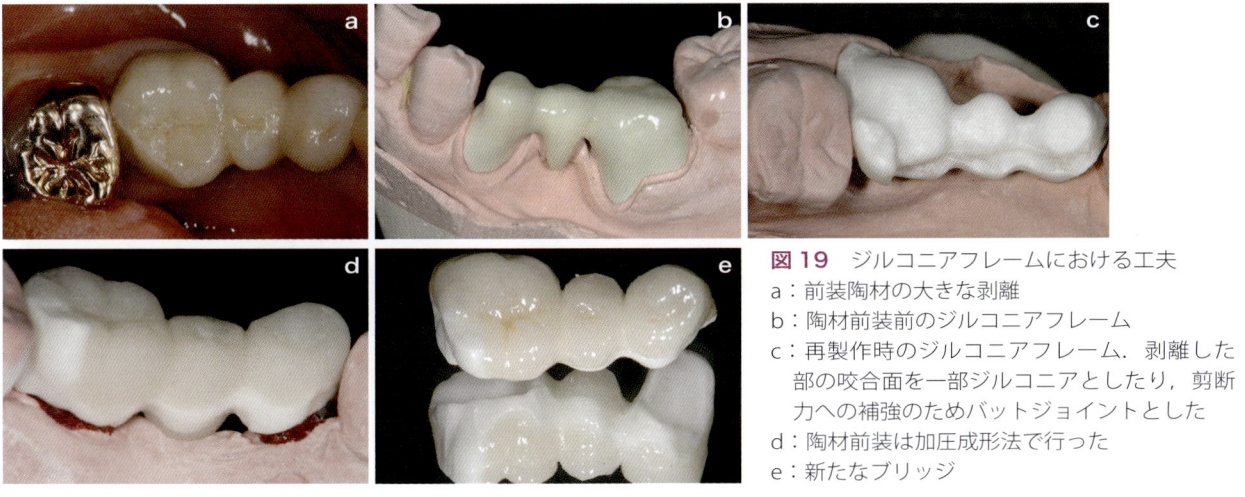

図 19 ジルコニアフレームにおける工夫
a：前装陶材の大きな剥離
b：陶材前装前のジルコニアフレーム
c：再製作時のジルコニアフレーム．剥離した部の咬合面を一部ジルコニアとしたり，剪断力への補強のためバットジョイントとした
d：陶材前装は加圧成形法で行った
e：新たなブリッジ

35

のカットバックデザインに類似している[10].

ジルコニア単独被覆では，対合歯である天然歯への摩耗が議論されてきたが，近年の研究ではジルコニアが他の材料より天然歯である対合歯を摩耗させるということはないと報告されている[11]（107，108頁参照）.

また，陶材の硬さと対合歯の摩耗度については，陶材を組成する微細構造であるフィラーのサイズや陶材の気泡が関与するといわれている[12].

図20にあるように，コーピングは強度が高いジルコニアも前装陶材は80〜120MPaしかなく，ガラスセラミックスのIPS e.maxが登場してからは，モノリシックなセラミッククラウンが多用されることになった．咬合力に対する修復計画については，第3章で詳述する．

近年では，透明感があり，かつ最初からカラーシェードのあるジルコニアブロックが登場してきたことで，CAD/CAM加工したフルジルコニアクラウンやブリッジへのステイニングだけで大臼歯部修復物が製作されるようになった．そして，高透光性ジルコニアのPSZ系のZpex Smile（東ソー，2014年3月）のジルコニア粉末材料を応用した半焼結体のCAD/CAMブロックが各社より提供されることで，審美性を重視する前歯部修復や強度を要求されるブリッジ症例など，今後はさらにジルコニアによるモノリシックなオールセラミック修復物が普及するであろう（59頁参照）.

3）CAD/CAM加工法によるクラウンおよびコーピング，フレームワークのマージンフィット

マージンの適合性について，誤差が大きければセメントの口腔内での溶解度は大きくなり[13]，また歯髄炎にもつながる可能性がある[14].

CAD/CAM加工におけるジルコニアのマージンフィットはシステムにもよっても異なるが[15〜18]，43〜77μmと陶材焼付冠のメタルコーピングの陶材前装前20〜54μm[15〜17]と比較しても臨床的には問題とならない程度である．さらに，McLeanら[19]

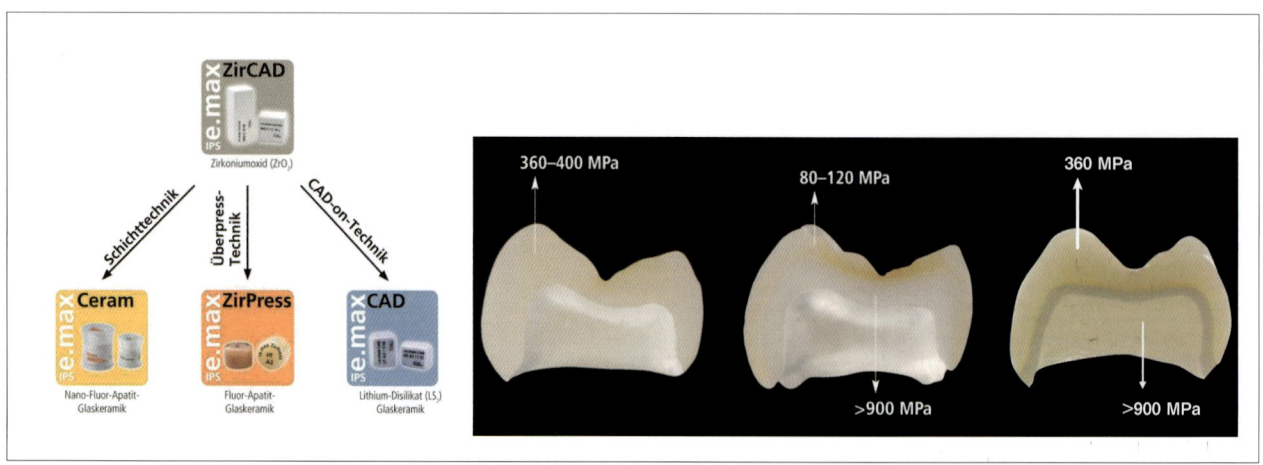

図20　単一セラミック構造体と積層セラミック構造体の強度の違い（Ivoclar Vivadent 提供）
IPS e.max Ceram：IPS e.max ZirCAD，IPS e.max CAD，IPS e.max Press に使用する築盛用陶材
IPS e.max ZirPress：IPS e.max ZirCAD に使用する加圧成形用陶材
IPS e.max CAD：単独でも使用されるが，IPS e.max CAD-on テクニックにも使用する

が報告したマージンギャップの臨床的許容範囲 120μm をみたしている．

また，単冠での陶材焼成過程におけるマージンの適合性変化を比較した研究では[17]，陶材焼付冠のコーピングでは陶材焼成前のマージンフィット 20〜40μm に対し，焼成後のマージンフィット 30〜76μm とコーピングの変形が認められたのに対し，ジルコニアコーピングでは焼成前後でほとんど変形なく 40〜70μm であり，CAD/CAM 加工におけるマージンの寸法安定性の優位が報告されている．

文　献

1) Raigrodski AJ. Contemporary materials and technologies for all-ceramic fixed partial dentures: a review of the literature. *J Prosthet Dent*. 2004; **92**(6): 557-562.
2) Raigrodski AJ, et al. Survival and complications of zirconia-based fixed dental prostheses: a systematic review. *J Prosthet Dent*. 2012; **107**(3): 170-177.
3) Sailer I, et al. Prospective clinical study of zirconia posterior fixed partial dentures: 3-year follow-up. *Quintessence Int*. 2006; **37**(9): 685-693.
4) Heintze SD, Rousson V. Survival of zirconia- and metal-supported fixed dental prostheses: a systematic review. *Int J Prosthodont*. 2010; **23**(6): 493-502.
5) Edelhoff D, et al. HIP zirconia fixed partial dentures — clinical results after 3 years of clinical service. *Quintessence Int*. 2008; **39**(6): 459-471.
6) Al-Amleh B, et al. Clinical trials in zirconia: a systematic review. *J Oral Rehabil*. 2010; **37**(8): 641-652.
7) Christensen RP, Ploeger BJ. A clinical comparison of zirconia, metal and alumina fixed-prosthesis frameworks veneered with layered or pressed ceramic: a three-year report. *J Am Dent Assoc*. 2010; **141**(11): 1317-1329.
8) Aboushelib MN, et al. Microtensile bond strength of different components of core veneered all-ceramic restorations. *Dent Mater*. 2005; **21**(10): 984-991.
9) Ashkanani HM, et al. Flexural and shear strengths of ZrO_2 and a high-noble alloy bonded to their corresponding porcelains. *J Prosthet Dent*. 2008; **100**(4): 274-284.
10) Nally JN, et al. Experimental stress analysis of dental restorations. IX. Two-dimensional photoelastic stress analysis of porcelain bonded to gold crowns. *J Prosthet Dent*. 1971; **25**(3): 307-316.
11) 伴　清治．ジルコニア製フルカントゥア歯冠修復物の研磨仕上げと対合歯の摩耗について．*QDT*．2012；**37**：27-40．
12) Kelly JR, et al. Ceramics in dentistry: historical roots and current perspectives. *J Prosthet Dent*. 1996; **75**(1): 18-32.
13) Jacobs MS, Windeler AS. An investigation of dental luting cement solubility as a function of the marginal gap. *J Prosthet Dent*. 1991; **65**(3): 436-442.
14) Goldman M, et al. Microleakage--full crowns and the dental pulp. *J Endod*. 1992; **18**(10): 473-475.
15) Reich S, et al. Clinical fit of four-unit zirconia posterior fixed dental prostheses. *Eur J Oral Sci*. 2008; **116**(6): 579-584.
16) Gonzalo E, et al. A comparison of the marginal vertical discrepancies of zirconium and metal ceramic posterior fixed dental prostheses before and after cementation. *J Prosthet Dent*. 2009; **102**(6): 378-384.
17) Tao J, Han D. The effect of finish line curvature on marginal fit of all-ceramic CAD/CAM crowns and metal-ceramic crowns. *Quintessence Int*. 2009; **40**(9): 745-752.
18) Baig MR, et al. Evaluation of the marginal fit of a zirconia ceramic computer-aided machined (CAM) crown system. *J Prosthet Dent*. 2010; **104**(4): 216-227.
19) McLean JW, von Fraunhofer JA. The estimation of cement film thickness by an *in vivo* technique. *Br Dent J*. 1971; **131**(3): 107-111.

第2章　素材の種類とその特性

　オールセラミック修復が，日常臨床で汎用されるようになってきたのには，素材の改良とCAD/CAMに代表される製作システムの発展に負うところが大きい．この章では，オールセラミック修復に用いられる素材の種類とその特性について説明する．

第2章 素材の種類とその特性

1 セラミックスの特質

伴　清治

セラミックスとは

　セラミックス（ceramics）という言葉は，もともとギリシャ語の keramos が語源で陶磁器を対象にして使われてきた．しかし，現在は原料を高温で焼成し，焼結または溶融させて製造するすべての製品に対して，この名称が用いられている[1]．セラミックスは，

- 常温で固体である
- 硬度は高いが，脆性破壊する
- 強度，破壊靱性が内部の局所的な欠陥構造に左右されやすい
- 熱の不良導体であり，耐熱性に優れるが，熱衝撃破壊を起こしやすい
- 金属より軽く，レジンより重い
- 化学的安定性が高い
- 焼成前なら成形は容易である

などの性質のために，古くから種々の用途に用いられてきた．さらに製造技術の発展によって，生活に必要なセラミックス，すなわち陶磁器，レンガ，コンクリート，ガラスなどを製造するようになった．これらの製造技術は天然原料を加工することが基本であり，クラシックセラミックスといわれている．

　一方，人工原料を用いた機能材料としてのセラミックスが，ニューセラミックスあるいはファインセラミックスと呼ばれている[2]．歯科領域では，歯冠修復物，模型材，インプラント材，コンポジットレジンのフィラー等，多方面に応用されている[3]．

セラミックスの特質

　大半のセラミックスは成形粉体を焼成することによって所定の形状として得られる材料，すなわち焼結体である．この焼結体は結晶粒子の集合体であり，粒子，粒界，空隙，介在物の幾何学的分布で構成される微細構造をもつことが特徴である．この多結晶体の性質は，粒子を構成する結晶の性質により支配されるが，同時に粒界の性質にも強く依存している．したがって，セラミックスの性質は焼成という操作に強く依存し，同じ成分であっても，焼成操作をはじめとする熱履歴により性質は大きく異なってくる．

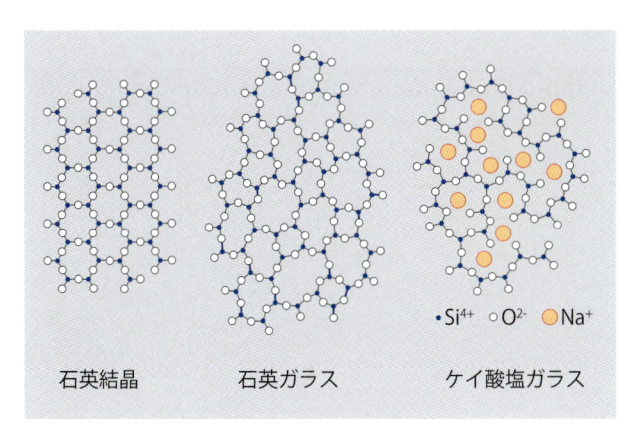

図1 ガラスと結晶の微細構造模式図

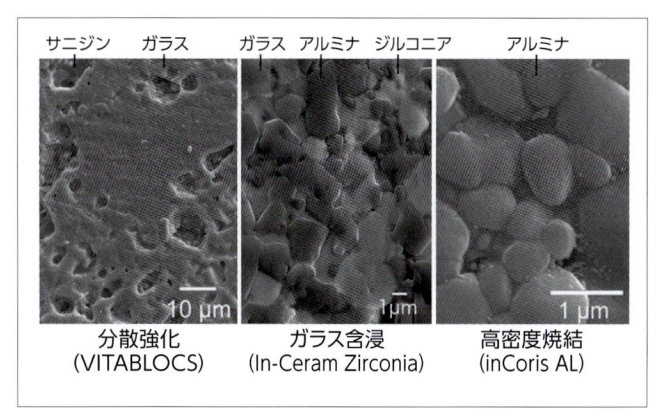

図2 3種CAD/CAM用セラミック系材料の走査型電子顕微鏡写真
分散強化（例：VITABLOCS），ガラス含浸（例：In-Ceram Zirconia），高密度焼結（例：inCoris AL）

セラミックスの微細構造

　セラミックスの特性はその微細構造に起因することが多い．固体物質であるセラミックスは普通，金属原子と非金属原子とからできており，イオン結合性と共有結合性の混合した結合により結びつけられている．この結合された原子の集団には規則正しい配列をもつ結晶と不規則な非晶質状態（あるいはガラス状態）に分けられる．たとえば，SiO_2の化学式で表されるシリカには結晶の石英，クリストバライト，トリジマイト，非晶質の石英ガラスがある．Si-O結合を切断し，ガラス化しやすいようにNaあるいはKなどのアルカリ金属で修飾してあるものがケイ酸塩ガラスである（**図1**）．

　歯科修復用セラミックスは分散強化系（ガラスセラミックス），ガラス含浸系（ガラスセラミックス），高密度焼結系に大別される（**図2**）．分散強化系およびガラス含浸系はガラスと結晶の複合体である．高密度焼結系は結晶粒子が焼結により一体化した多結晶体である．

オールセラミック修復に活用されているセラミック素材の組成と結晶構造

　セラミックスはイオン結合性と共有結合性の混合した結合により構成されている．この構造によって，硬さ，もろさ，耐熱性などの性質が生じてくる．イオン半径比により配位数が予想され，化学結合が共有結合であるかイオン結合であるかが判断できる．さらに，結晶構造もイオン半径比により決定される要素が高い．**表1**に関連するセラミック素材の組成，結晶構造，特性を示す．そのうち，オールセラミック修復に活用されている代表的なセラミック素材の結晶構造と特性について以下に説明する．

表1 関連するセラミックスの特性比較（参考文献4～26をもとに作成）

名称	化学式	結晶系	格子定数	β角度	屈折率*	モース硬さ	式量	融点℃	熱膨張係数 x10⁻⁶/℃	理論密度
長石系ガラス	$K_2O \cdot Al_2O_3 \cdot SiO_2$	—	—		1.49	5.5	—	*650	6-9	約2.5
シリカ（石英）	SiO_2	三斜晶	4.9133 4.9133 5.4053	90	ε 1.553 ω 1.544	7	60.08	1650	z∥8 z⊥13.4	2.65
シリカ（クリストバライト）	SiO_2	正方晶	4.971 4.971 6.918	90	ε 1.484 ω 1.487	6.5	60.08	1650	10.9 (100-500℃) 1.7 (500-1000℃)	2.33
アルミナ（コランダム）	Al_2O_3	六方晶	4.751 4.751 12.97	90	ε 1.759-1.763 ω 1.767-1.772	9	101.96	2050	7.1	4.01
長石（サニジン）	$K_2O \cdot Al_2O_3 \cdot 6SiO_2$	単斜晶	8.562 12.996 7.193	116.96	α 1.517-1.520	6	270.05	1200	4.1 (RT-700℃)	2.53
リューサイト	$K_2O \cdot Al_2O_3 \cdot 4SiO_2$	正方晶	13.09 13.09 13.75	90	1.508-1.509	5.5-6	218.25	1693	21.7 (25-400℃) 29.5 (25-625℃)	2.46
ジルコン	$ZrO_2 \cdot SiO_2$	正方晶	6.604 6.604 5.979	90	ε 1.968-2.015 ω 1.923-1.960	7.5	183.9	2550	4.5	4.85
ジルコニア（バッデレイアイト）	ZrO_2	単斜晶	5.1477 5.203 5.3156	99.38	2.15-2.18	8–8.5	123.22	2715	10.1-10.5	5.83
リチウム2ケイ酸	$Li_2O \cdot 2SiO_2$	単斜晶	5.778 7.84 4.755	68.4	1.55	-	150.04	1030-	10.8	2.466
リチウム1ケイ酸	$Li_2O \cdot SiO_2$	単斜晶	9.325 5.374 4.644	29.8	-	-	89.96	1201-	-	2.529
フルオロアパタイト	$Ca_5(PO_4)_3F$	六方晶	9.367 9.367 6.884	90	ε 1.633-1.646 ω 1.631-1.650	5	504.3	1630	z∥10.0 z⊥9.4	3.2

*αは2軸結晶の主屈折率のうち最小のもの，εは1軸性結晶の主屈折率の一つでc軸に平行な屈折率を表す，ωは1軸性結晶の主屈折率の一つでc軸に垂直な屈折率を表す

1）シリカ

　シリカは二酸化ケイ素（SiO_2）の通称であるが，結晶質のものには石英（図3）[4]，クリストバライト（図4）[5]，トリジマイトの3種があり，それぞれ，α型（低温型）とβ型（高温型）の構造をもっている．各結晶型間は転移温度とよばれる特定の温度で変形する．このうち，クリストバライトは，241～275℃でα-β転移が生じ，この際2％の線膨張すなわち6％の体膨張を伴う[6]．この特性は，鋳造収縮を補うための鋳型材の耐火材として応用されている．βクリストバライトは立方晶であるが，αクリストバライトはこのβ型が歪んだ正方晶である．石英はクリストバライトほど変態膨張が大きくないので，陶材やろう付用埋没材等の耐火材として用いられている．また，コンポジットレジンのフィラーとして用いられている．

　非晶質のシリカには，シリカに修飾イオンを添加して調製されるソーダガラス（Na_2O-SiO_2），硼ケイ酸ガラス（B_2O_3-SiO_2），アルミノシリケートガラス（Al_2O_3-SiO_2）などがある．このガラス表面にシランカップリング処理が施され，コンポジットレジン

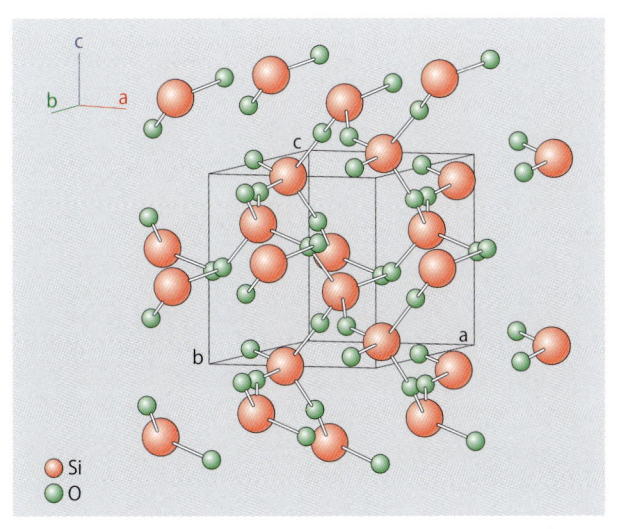

図3 低温型石英の結晶構造（Levien ほか，1980[4]）をもとに作成）

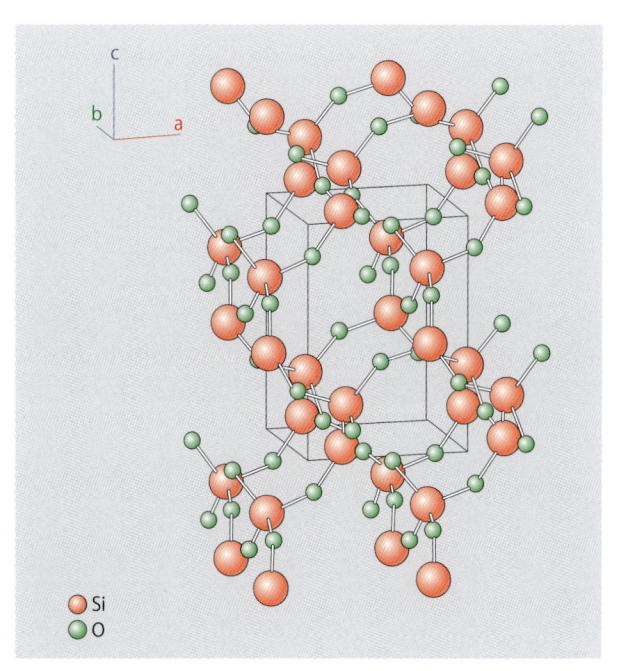

図4 低温型クリストバライトの結晶構造（Downs ほか，1994[5]）をもとに作成）

のフィラーとして用いられている．また，アルミノシリケートガラスはグラスアイオノマーセメント粉末の主成分である．

シリカゲルの組成式は $SiO_2・nH_2O$ で表わされ，含水量は平衡水蒸気圧により異なる．SiO_4 面体が重合し，重合の切れ目に OH 基が結合し，さらにそれが水和した構造をとっている．このために種々の物質に対する吸着力が強く，脱水剤，乾燥剤，吸着剤として用いられる．歯科ではコロイダルシリカ溶液としてリン酸塩系埋没材の練和液として用いられている[7,8]．

2）アルミナ

アルミナは酸化アルミニウム（Al_2O_3）の通称であるが，地殻内ではシリカに次いで多量に存在する酸化物であり，工業的用途も広い．アルミナの結晶型は7種（α，δ，θ，γ，β，ζ，λ）あり，その変態はシリカとは異なり大部分は水酸化アルミニウムから脱水により安定構造の α-Al_2O_3（コランダム）へ移行する中間相とみるべき異相に属する．

α-Al_2O_3 は六方晶系であり溶融点の 2050℃ まで変態点が存在しない，きわめて安定な酸化物である．この構造は hcp の酸素イオンで作られる6配位位置の 1/3 を規則的にアルミニウムイオンで充填したイオン結合性の強い結晶構造となっている（**図5**）[9]．サファイアは Ti 原子を含んだアルミナの青い単結晶である．また，ルビーは酸化クロムを少量含んだ赤い単結晶である．アルミナ多結晶体は透明性が高く，硬くて丈夫であるため，オールセラミック歯冠修復物のコーピングとして利用されている．

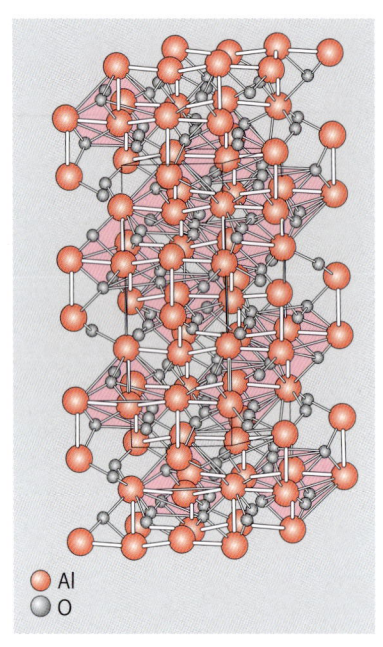

図5 コランダムの結晶構造（Lewisほか，1982[9]）をもとに作成）

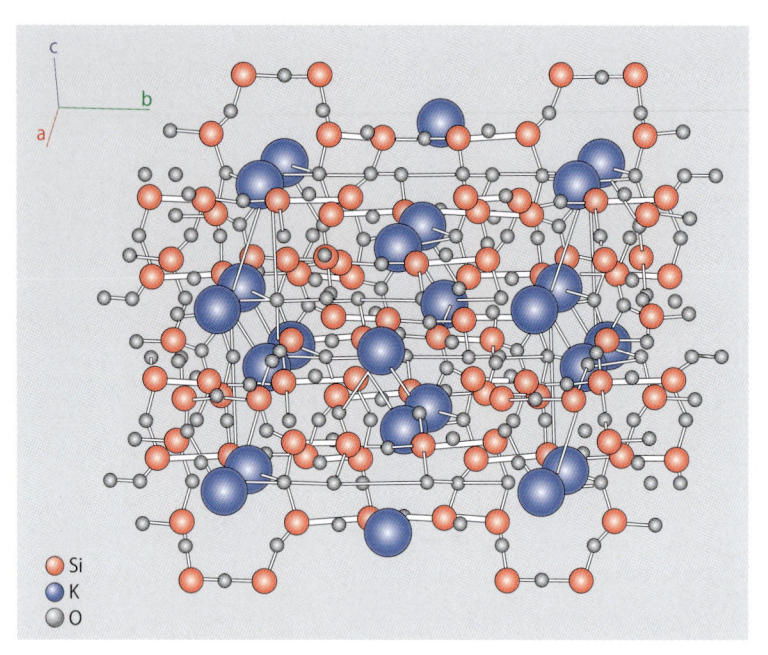

図6 サニジンの結晶構造（Phillipsほか，1973[10]）をもとに作成）

3）長石

　長石（Feldspar）の一般式は(Na,K,Ca,Ba)(Si,Al)$_4$O$_8$，あるいは(Na,K,Ca,Ba)Al(Al,Si)Si$_2$O$_8$と表される結晶の総称であり，単斜晶系の正長石KAlSi$_3$O$_8$，三斜晶系の微斜長石KAlSi$_3$O$_8$，Naをやや多く含む玻璃長石（サニジン）(K,Na)AlSi$_3$O$_8$（**図6**）[10]，Naを含む曹長石NaAlSi$_3$O$_8$，Caを含む灰長石CaAl$_2$Si$_2$O$_8$などがある[11,12]．長石はこれら種々の結晶の固溶体として存在している場合が多い．

　ほとんどの岩石に含まれる造岩鉱物であり，花崗岩には約60％含まれる．1200〜1300℃で溶解してガラス状になり，しかも粘性が高いため，成形した形状を焼成時でも維持しやすく，陶磁器原料として古くから用いられている．歯科用陶材には長石が原料として約80％含まれている．この組成は透光性の高いセラミックスである磁器に相当するため，英語で歯科用陶材はPorcelainと呼ばれている．

4）リューサイト

　歯科用陶材を金属に前装する場合，熱膨張係数を金属の値に近づけるため，熱処理により長石系ガラス中にリューサイト結晶（KAlSi$_2$O$_6$）を析出させる．リューサイト結晶の単位格子は，SiO$_4$四面体による四員環とこの四員環の間がAlO$_4$四面体で繋がった網目（001面に平行）が四層積層されており，K$^+$イオンは網目中の空所のAlO$_4$四面体近傍に配置されている（**図7**）[13]．

　室温では正方晶であるが，加熱されると変態温度（600〜650℃）以上で立方晶に構造変化（変態）する．これに伴い，a軸とc軸で異なっていた膨張が等方的な膨張を

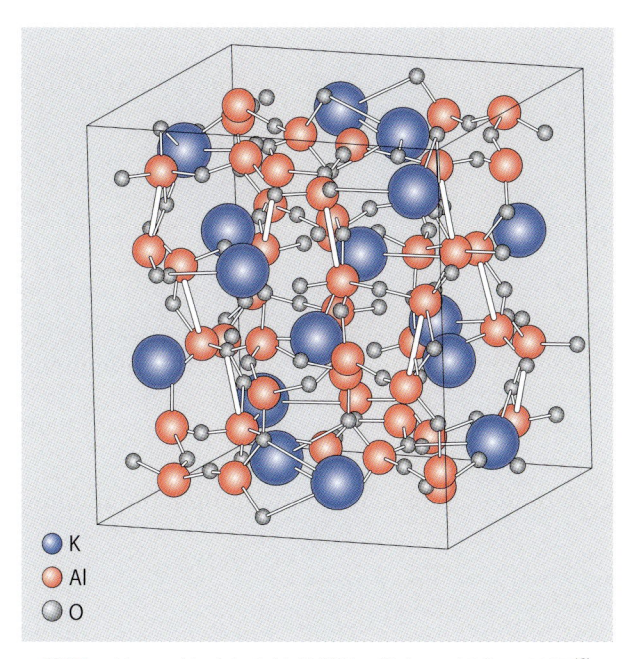

図7 リューサイトの結晶構造（Palmer ほか，1997[13]）をもとに作成）

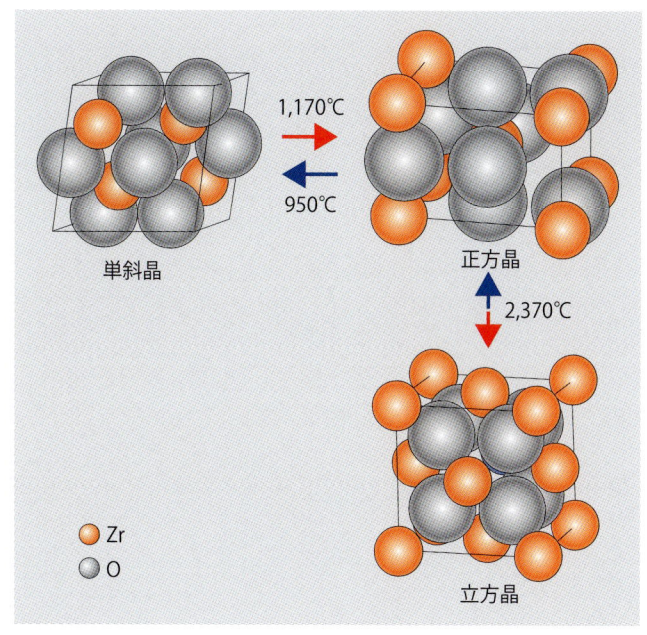

図8 ジルコニアの結晶構造と変態（Mazzi ほか，1976[16]）をもとに作成）

するようになる．冷却時には変態温度以下で異方性のある膨張を示す正方晶になる[14,15]．このため，リューサイト結晶周囲のガラスマトリックスに圧縮応力と引張応力が残留し，陶材の強度が向上することになる．

5) ジルコニア

　純粋のジルコニア（ZrO_2）は2710℃の融点をもつ酸化物であるが，室温から融点までの間に3種の異なる構造が存在する．室温から1170℃までは単斜晶，1170℃から2370℃までは正方晶，2370℃から融点の2710℃までは立方晶をとる（図8）[16]．この立方晶の ZrO_2 は MX_8 配位の CaF_2 構造をとるが，単斜晶のものはかなりゆがんだ CaF_2 構造をとり，MX_7 配位をとる[17]．単斜晶と正方晶の間の変態では大きな体積変化（4～7%）を伴う．

　ジルコニアにイットリウム（Y），カルシウム（Ca），マグネシウム（Mg），セリウム（Ce）など，ジルコニウム（Zr）よりも大きなイオン半径をもつイオンを固溶させると，立方晶が室温でも安定となる．さらに固溶量を少なくすると，正方晶が室温でも安定に存在することができるようになる．後者が部分安定化ジルコニア（PSZ：Partially Stabilized Zirconia）であり，さらに安定化元素がYまたはCeで含有量がそれぞれ約3mol%および10～12mol%のとき，室温で100%正方晶にすることができ，正方晶多結晶体（TZP：Tetragonal Zirconia Polycrystal）あるいは高靱化ジルコニアと呼ばれている．

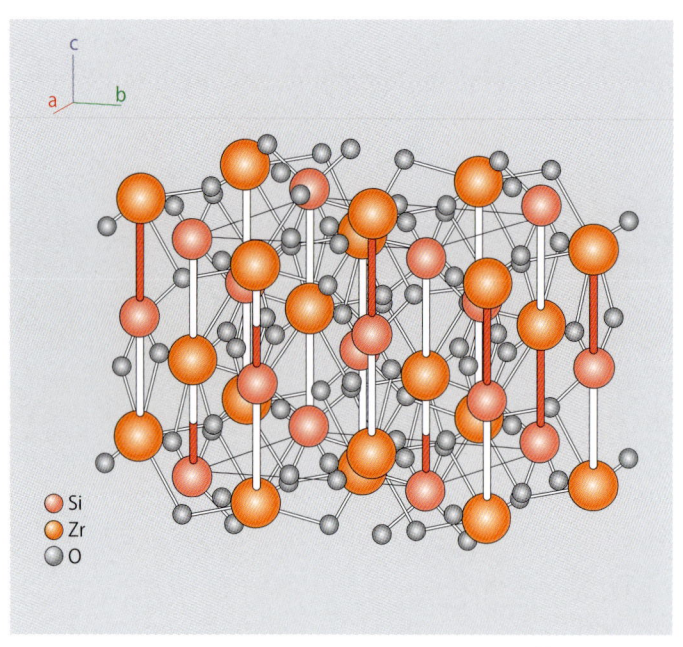

図9 ジルコンの結晶構造（Robinsonほか，1971[22]）をもとに作成）

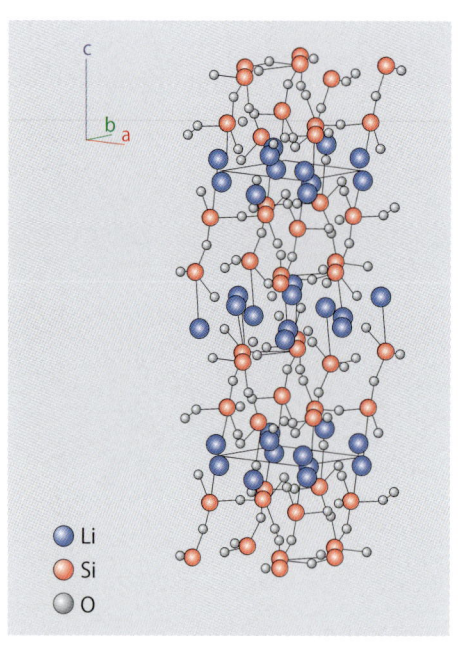

図10 Li$_2$Si$_2$O$_5$の結晶構造（Smithほか，1990[26]）をもとに作成）

クラック先端付近での正方晶から単斜晶へ相変態により転移域が形成され，この際の体積増加に伴うひずみエネルギーの蓄積により，クラック先端部の応力を低下させ，クラックの進展を防止するとされている[18]．オールセラミック修復材のコーピングとして利用されているジルコニアは，Yで安定化したTZP（Y-TZP）が主流である[19〜21]．しかし，2013年末より，PSZを利用した商品が発表されるようになってきた．

6）ジルコン

ジルコン（ZrSiO$_4$）はジルコニアの原料である．歯科領域では大きな屈折率を利用してオペーク陶材の顔料として利用されている．また，ジルコン自体で構成されたCAD/CAM用ブロック（Everest HPC）がある．ジルコンは，ジルコニウムイオン（Zr^{4+}）自体が四面体空隙に入って，大きく歪んだZrO$_4$四面体を形成し，SiO$_4$四面体とは頂点の酸素イオンを共有して連結している複合酸化物である（図9）[22]．

7）リチウム2ケイ酸およびリチウム1ケイ酸

リチウム-ケイ酸塩化合物はCO$_2$センサーや分離膜としての応用が図られている．また，リチウム-ケイ酸ガラスは古くから多くのセラミックスの構成成分であることが知られている．リチウムイオンはSi-O結合を切断してガラス化するのに有効なイオンである．このガラスを熱処理することにより，リチウム1ケイ酸Li$_2$SiO$_3$を経て，リチウム2ケイ酸Li$_2$Si$_2$O$_5$の結晶が生成する[23〜25]．リチウム2ケイ酸はα-Na$_2$Si$_2$O$_5$と類

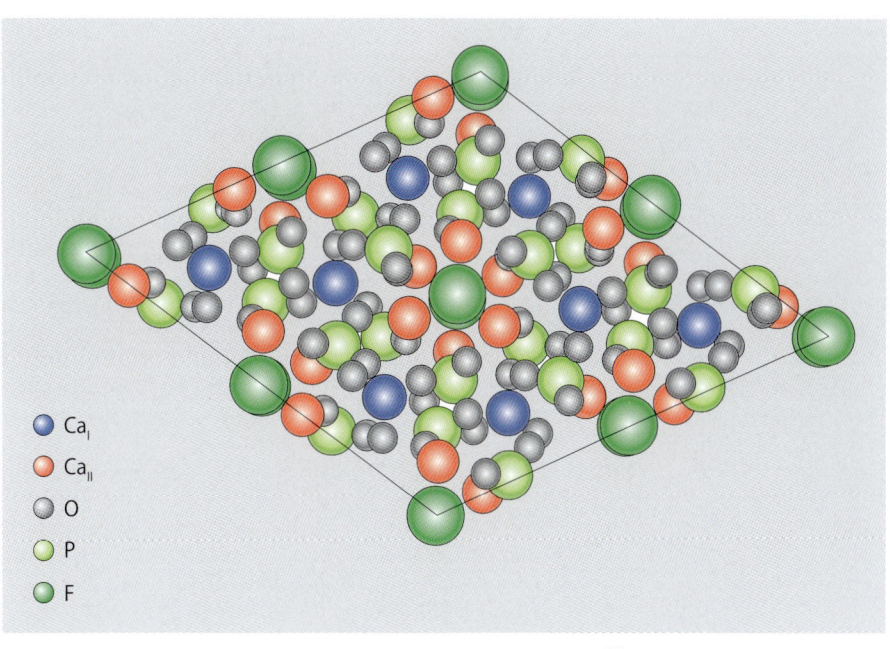

図11 フルオロアパタイトの結晶構造（Leroy ほか，2001[27]）をもとに作成）

似の構造をしており，SiO_4 四面体が連結したケイ酸塩層のすき間に Li 原子が入り込んだ構造をしている（**図10**）[26]．

8）フルオロアパタイト

ハイドロキシアパタイトとよく似た結晶構造をもつが，フルオロアパタイトのほうがより安定した結晶である．特に高い齲蝕抵抗性を示す．フルオロアパタイトは構造式 $Ca_{10}(PO_4)_6F_2$ で表わされ，ハイドロキシアパタイト $Ca_{10}(PO_4)_6(OH)_2$ の水酸基（OH）がフッ素（F）と置換した構造である（**図11**）[27]．安定性の違いは，そのアルカリ基とフッ素イオンの構造上の位置の違いによって説明される．

Ca^{2+} は結晶学的に独立した2つの位置を占有し，それぞれ Columnar Ca（Ca_I）と Screw Ca（Ca_{II}）と呼ばれている．Screw Ca は c 軸の周りに正三角形を構成し，立体的に6角柱をなすように配列している．Columnar Ca が他の陽イオンと置換しやすいといわれている．フッ化物とハイドロキシアパタイトの反応はフッ素濃度によって異なり，高濃度の場合（歯面塗布剤など）は，歯面にはまずフッ化カルシウム（CaF_2）が生成され，そのフッ化カルシウムから溶出したフッ化物イオンとハイドロキシアパタイトが反応してフルオロアパタイトを生成する．フルオロアパタイトは齲蝕予防の関係で論じられるにすぎなかったが，IPS e.max ZirPress の熱膨張係数と透光性の制御のための分散結晶として添加されているため，ガラスセラミックスの構成成分としても注目されている．

文　献

1) 荒井康夫. 新版　セラミックスの材料化学. 大日本図書, 1975；17-24.
2) ニューセラミックス懇話会編. ニューセラミックス－材料とその応用－. 日刊工業新聞社, 1977；1-4.
3) 伴　清治. 歯科用セラミックスの基礎. 歯科技工別冊／臨床技工材料学の本（中込敏夫, 伴　清治編）. 医歯薬出版, 2012；64-74.
4) Levien L, et al. Structure and elastic properties of quartz at pressure, P=1 atm. *Am Mineralogist*. 1980; **65**: 920-930.
5) Downs RT, Palmer DC. The pressure behavior of alpha cristobalite, P=room pressure. *Am Mineralogist*. 1994; **79**: 9-14.
6) Aumento F. Stability, Lattice parameters, and thermal expansion of β-cristobalite. *Am Mineralogist*. 1966; **51**: 1167-1176.
7) 長谷川二郎監修. 明解歯科理工学　第2版. 学建書院, 1996；37-45.
8) Anusavice KJ. Phillips' science of dental materials 11th ed. Sounders, 2003; 655-720.
9) Lewis J, et al. Electric field gradients and charge density in corundum alpha-Al_2O_3. *Acta Crystallogr A*. 1982; **38**: 733-739.
10) Phillips MW, Ribbe PH. The structures of monoclinic potassium-rich feldspars. *Am Mineralogist*. 1973; **58**: 263-270.
11) Kreefer KD, Brown GE. Crystal structures and compositions of sanidine and high albite in cryptoperthitic intergrowth. *Am Mineralogist*. 1978; **63**: 1264-1273.
12) Mackert JR Jr, et al. High-temperature X-ray diffraction measurement of sanidine thermal expansion. *J Dent Res*. 2000; **79**(8): 1590-1595.
13) Palmer DC, et al. Structural behavior, crystal chemistry, and phase transitions in substituted leucite: High resolution neutron powder diffraction studies. *Am Mineralogist*. 1997; **82**: 16-29.
14) 星川　武. リューサイト系セラミックの調製とその高熱膨張性. 山本貴金属技術レポート　vol.3. 2012.
15) 太田敏孝ほか. ネフェリン－リューサイト複合焼結体の熱膨張. *JCS-Japan*. 1995；**103**(5)：523-524.
16) Mazzi F, et al. The crystal structure of tetragonal leucite. *Am Mineralogist*. 1976; **61**: 108-115.
17) McCullough JD, Trueblood KN. The crystal structure of baddeleyite (monoclinic ZrO_2). *Acta Crystallogr*. 1959; **12**: 507-511.
18) 伴　清治. ジルコニア系材料の種類と特性. 歯科技工別冊／ジルコニアレストレーション（宮﨑　隆, 三浦宏之, 木村健二編）. 2010；22-37.
19) 伴　清治. 歯科用CAD/CAMシステムで使用する材料. CAD/CAMデンタルテクノロジー（日本歯科CAD/CAM学会, 全国歯科技工士教育協議会監修）. 医歯薬出版, 2012；78-91.
20) 伴　清治. ジルコニアの歯科臨床応用. 日歯理工誌. 2012；**31**：28-31.
21) 伴　清治. CAD/CAM用生体材料の現状. 日本歯科CAD/CAM学会誌. 2013；**3**(1)：2-10.
22) Robinson K, et al. The structure of zircon: A comparison with garnet. *Am Mineralogist*. 1971; **56**: 782-790.
23) Brun MK, et al. Crystal growth and characterization of lithium metasilicate. *J Cryst Growth*. 1979; **47**(3): 335-340.
24) Alemi A, et al. Lithium metasilicate and lithium disilicate nanomaterials: optical properties and density functional theory calculations. *Int Nano Lett*. 2013; **3**: 14.
25) Doha, CH, et al. Analysis on the formation of Li_4SiO_4 and Li_2SiO_3 through first principle calculations and comparing with experimental data related to lithium battery. *J Electrochem Soc*. 2011; **2**(3): 146-151.
26) Smith RI, et al. The structure of metastable lithium disilicate, $Li_2Si_2O_5$. *Acta Crystallogr Sect C*. 1990; **46**: 363-365.
27) Leroy N, Bres E. Structure and substitutions in fluorapatite. *Eur Cell Mater*. 2001; **2**: 36-48.

第 2 章 素材の種類とその特性

2 オールセラミック修復コア用材料

伴 清治

オールセラミック修復にはコア用セラミックスに前装用セラミックスを積層したもの，またはコア用セラミックスだけで修復物全体を構成したものに大別される．前装用は長石系ガラスセラミックス一種と考えてよいので，ここでは多様なコア用セラミックスについて説明する．

コア用セラミックスはガラスセラミックス系，ガラス含浸系，高密度焼結系セラミックスの 3 種類に大別される[1,2]．表1にこれら市販コア用材料の特性比較（メーカー公示値）を示す．

ガラスセラミックス系

長石系ガラス中に，前述したセラミック素材の結晶粒子を分散させ，その複合効果で強度向上を図り，快削性も付与した分散強化型である．

1) 長石系

VITABLOCS が最初の長石系マシナブルセラミックスであり，現在でも VITABLOCS Mark II，TriLuxe（図1）など，多くの歯科用 CAD/CAM システムで使われている．VITABLOCS は電子顕微鏡写真（41頁図2左）に示すように，約 2〜10μm の大きな玻璃長石（Sanidine）結晶 $[(K,Na)AlSi_3O_8]$ がガラス中に約 30vol％分散している[3]．機械的強さはマイカ系と同程度で弱いため，用途はインレー，アンレー，ベニアおよび単冠（フルクラウン）に限定される．熱膨張係数が $9.4×10^{-6}/℃$ と小さいため，前装する場合はアルミナ用陶材が用いられる．

2) リューサイト系

焼付用陶材と類似した微細構造であるが，長石系ガラスのマトリックス中にリューサイト（$KAlSi_2O_6$）結晶粒子が分散されている．リューサイトの光屈折率は 1.51 でマトリックスガラスとほぼ同じ屈折率（42頁表1）であるため，その析出により透明性を低下させることは少ない．また，リューサイトは焼成後の強度の向上に貢献している[4〜6]．

Everest G-Blank の熱膨張係数は $13×10^{-6}/℃$ と焼付用陶材とほぼ同じ値であり，リューサイト含有量も同等である．一方，IPS Empress CAD（図2）はリューサイト含有量が多く，熱膨張係数は $17.5×10^{-6}/℃$ と大きい．電子顕微鏡写真（図3）に示すように，約 5〜10μm のリューサイト結晶粒子が約 45wt％と多量に含まれている．曲

表1 オールセラミック修復コア用材料の特性比較（メーカー公示値）

組成分類		商品名	最終焼成温度 (℃)	曲げ強さ (MPa)	破壊靭性 (MPa·m$^{1/2}$)	弾性係数 (GPa)	硬さ (VHN)	熱膨張係数 (10^{-6}/℃)	密度 (g/cm^3)
長石		VITABLOCS Mark II	-	113 ± 10	1.7 ± 0.1	63.0 ± 0.5	640 ± 20	9.4 ± 0.1	2.44 ± 0.01
リューサイト		Everest G-Blank	-	>125	-	-	-	13.0	-
		¶IPS Empress Esthetic	¶¶1075	160	1.3	62	620	17.5	-
		IPS Empress CAD	-	160	1.3	62	620	17.5	-
フルオロアパタイト		¶IPS e.max ZirPress	¶¶900-910	110	-	-	540	9.9	-
リチウム2ケイ酸		¶IPS e.max Press	¶¶920	400	2.75	95	580	10.5	2.5
		IPS e.max CAD	#840-850	360	2.25	95	580	10.5	-
リチウム1ケイ酸		Celtra Duo	$820	370	2.0	70	700	11.8	2.6
ジルコン		Everest HPC	#1575	340	-	-	-	4.1	4.0
含浸ガラス	スピネル	In-Ceram Spinell	##1100	400	2.7	185	-	7.7	3.57
	アルミナ	In-Ceram Alumina	##1100	500	3.9	280	1122	7.4	3.84
	ジルコニア	In-Ceram Zirconia	##1140	600	4.4	258	1122	7.8	4.74
アルミナ		Procera Alumina	1700	580	4.16	395	1900	7	3.95**
		ZENOTEC Al Crown	1500	360	3.5	380	1650	7.3	>3.9
		In-Ceram AL	1500	>500	3.5	380	-	7.3	-
TZPジルコニア	従来型	IPS e.max ZirCAD	1500	900	6	-	1300	10.8	6.05
		Cercon base	1350	1050	6.3	210	1275	10.5	6.1
		In-Ceram YZ	1520	>900	5.9	210	1200	10.5	-
		inCoris ZI	1500	>900	5.9	-	-	11	6.05
		Everest ZH	1450	>1200	8	210	-	10.0	-
		Everest ZS	1450	>1200	8	210	-	10.0	-
		Lava Frame Zirconia	1500	1272	10	210	1250	10.0	6.08
		ZENOTEC Zr Bridge	1450	1100	7	210	<1300	10.5	>6.0
		カタナジルコニア	1375	>900	-	-	-	-	-
		Metoxit Z-CAD White	1450	>800	-	-	-	-	-
		ベレッツァ プレミアム ホワイト	1450	1159	-	-	1275	-	6.07
		Aadva ST	1450	1200	-	200	1250	10.3	6.05
		C-Pro ナノジルコニア	1450	1400	17	240	1150	10.0 ± 0.5	5.50
		ceramill zi	1450	>1200	-	>200	-	10.4 ± 0.5	>6.07
		KZR-CAD ジルコニア T	1450	1200	-	-	-	-	>6.05
		ジレスト CAD	1450	1200	-	-	1300	10.5	6.03
	高透光性	Cercon ht	1500	-	-	210	-	10.5	-
		inCoris TZI	1500	>900	6.4	-	-	10.4	6.08
		ZENOSTAR ZR	1450	1200	>5	210	1300	10.5	>6.0
		Zirkonzahn Prettau	1600	1000-1200	-	-	1250	10.0	6.0
		Aadva EI	1450	1200	-	200	1250	10.3	6.09
		Lava Plus	1450	1250	-	-	-	-	-
		C-Pro HT ジルコニア	1450	1400	5.5	210	1300	10.5 ± 0.5	6.05
		Metoxit Z-CAD THL	1450	>800	-	-	-	-	-
		ベレッツァ プレミアム TL	1450	1086	-	-	1290	-	6.08
		Adamant	1450	1100	-	-	1250	10.5	6.08
		ceramill zolid	1450	>1200	-	>200	-	10.0 ± 0.5	>6.06
		BruxZir	1530	>1000	-	-	-	11.0 ± 0.5	-
		松風ディスク ZR-SS	1450	1456	-	-	-	10.9	6.06
PSZ ジルコニア		カタナ HT & ML	1500	>900	-	-	-	-	-
		ベレッツァ ハイトランス	1450	650	-	-	1330	-	6.05

¶ 圧入型，¶¶ 圧入温度，# 結晶化温度，## ガラス含浸温度，$ グレージング温度，*2軸曲げ強さ，** 工業用アルミナ緻密焼結体の値

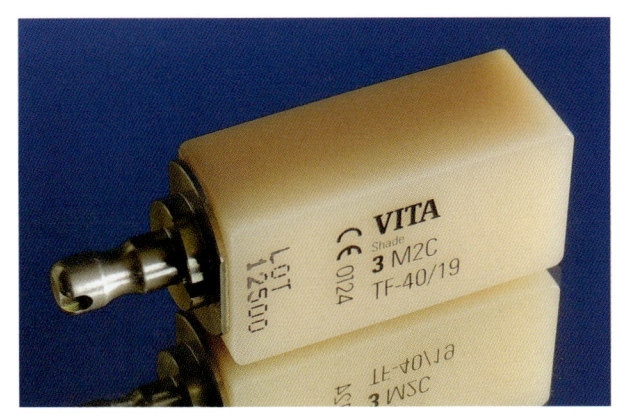

図1　VITABLOCS TriLuxe ブロック

図2　IPS Empress CAD ブロック

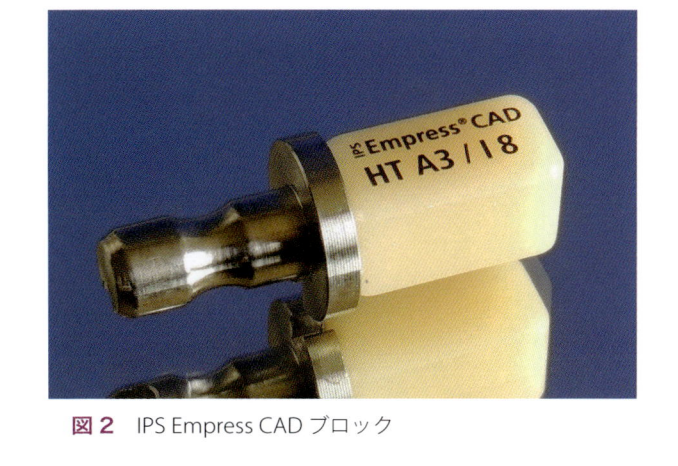

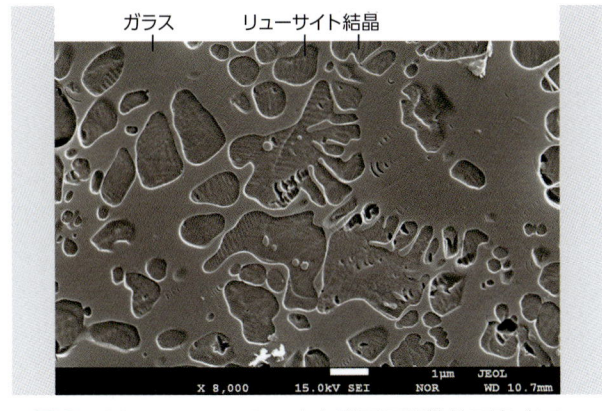

図3　IPS Empress CAD の走査型電子顕微鏡写真（0.5％フッ酸で60秒間エッチング）

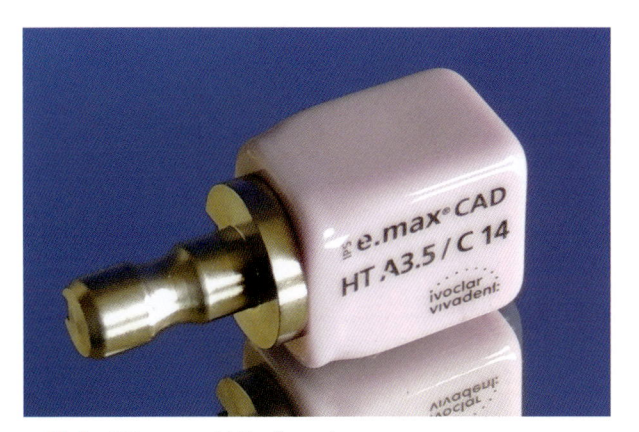

図4　IPS e.max CAD ブロック

げ強さも後者の方が大きい．長石系と同様に，リューサイト系も透明性は高いが，機械的強さは不十分であるため，用途はインレー，アンレー，ベニアおよび単冠（フルクラウン）に限定される．IPS Empress Esthetic は IPS Empress CAD と同じ材質であるが，前者は圧入成形用，後者は切削用である．

3）リチウム2ケイ酸系

　IPS e.max CAD が該当する．処理前のブロックの状態では約 0.5μm のリチウム1ケイ酸（Li_2SiO_3）結晶がガラス中に約40％分散し，バナジウムイオンにより青く着色されている（図4）．電子顕微鏡写真（図5）に示すように切削加工後の加熱処理（840〜850℃で20〜30分）により，約 1.5μm の細長いリチウム2ケイ酸（$Li_2Si_2O_4$）結晶に成長・結晶化して約70％が結晶質になり分散し，色が歯冠色になり機械的特性は大幅に改良される[7]．3本ブリッジまでの適用が可能とされている．

　IPS e.max Press は IPS e.max CAD と，ほぼ同じ組成であるが成形は圧入方式（圧入温度は920℃）であり，圧入した段階で結晶化が完了している．リチウム2ケイ酸結晶は 3〜6μm と IPS e.max CAD よりも大きく，曲げ強さも 400MPa と約10％大きい値である．

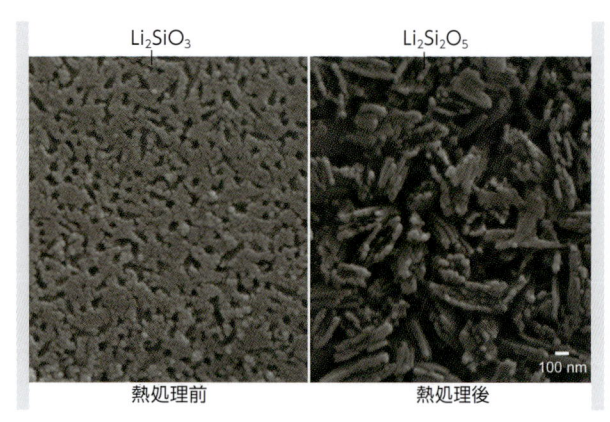

図5 IPS e.max CAD の走査型電子顕微鏡写真（5%フッ酸で5秒間エッチング）

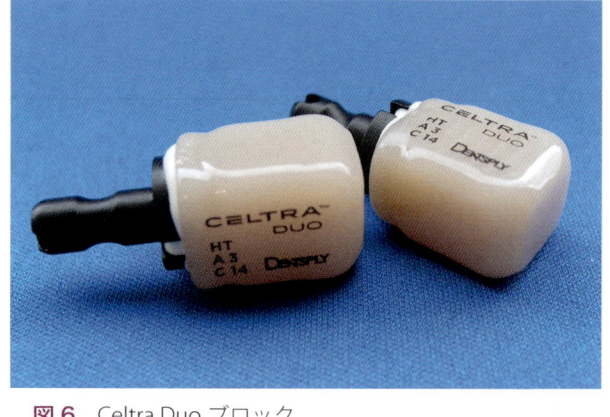

図6 Celtra Duo ブロック

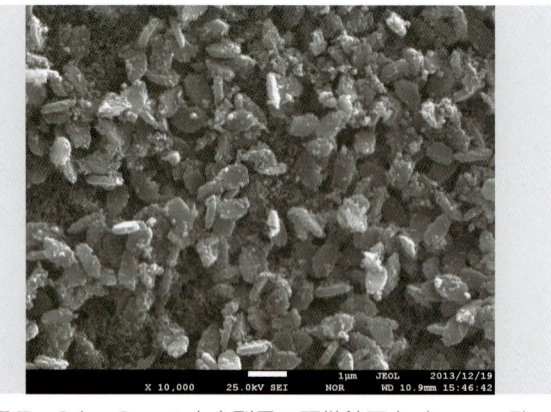

図7 Celtra Duo の走査型電子顕微鏡写真（5%フッ酸で60秒間エッチング）

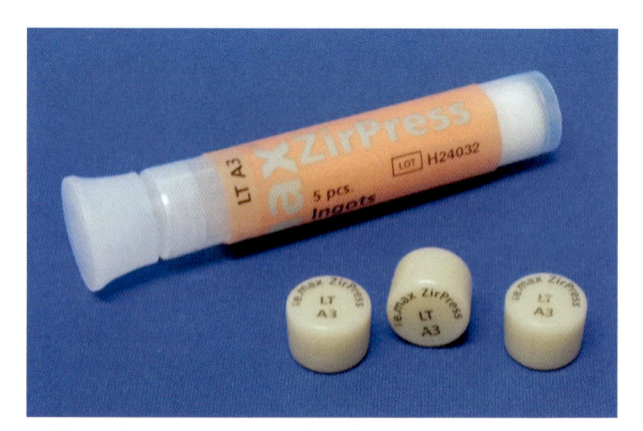

図8 IPS e.max ZirPress インゴット

4）リチウム1ケイ酸系

Celtra Duo が該当する（図6）．Celtra Duo は，酸化リチウム Li_2O と二酸化ケイ素 SiO_2 のほかに，ガラス相内に約10%のジルコニア ZrO_2 が分子レベルで含有されており，ZLS（Zirconia-reinforced Lithium Silicate）ガラスセラミックスとメーカーは呼称している．ジルコニアは，より低いエネルギーでの結晶核の形成を促進する効果を有しており，小さな結晶をより多く生成することになり，0.6〜0.8μmの顆粒状のリチウム1ケイ酸（Li_2SiO_3）結晶が多量に生成することになる（図7）．IPS e.max CAD あるいは IPS e.max Press のリチウム2ケイ酸（図5）に比べてかなり小さい[8]．研削・研磨後の曲げ強さは210MPaであるが，必要に応じ，グレージングのための熱処理（820℃）で370MPaまで向上することができる．また，結晶が小さいため透光性は良好である．

5）フルオロアパタイト系

IPS e.max ZirPress（図8）はフルオロアパタイト結晶粒子を含むガラスセラミックインゴットであり，ジルコニアコアにプレスにより前装するのに適している．フルオロ

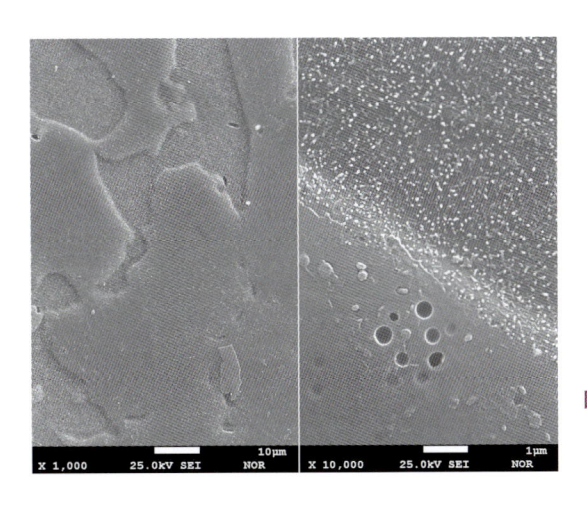

図9　IPS e.max ZirPress の走査型電子顕微鏡写真．右は左中央部の拡大（5％フッ酸で10秒間エッチング）

アパタイト結晶は微細な棒状を中心に，さまざまなサイズおよび形態で存在し（図9），ジルコニアの最適なマスキング結果が得られるように透光性が制御されている．ジルコニアの前装だけではなく，ベニア基材としても用いられる．

ガラス含浸系セラミックス

　約75％の密度の多孔質コアの隙間に，低溶・低粘稠度のケイ酸ランタンガラスを浸透させ，コアの強さの向上を図ったものである．コアの材質としては用途により，アルミナ，ジルコニア，また透光性の高いスピネルが提供されている[9]．多孔質コアの成形は，当初スリップテクニック（耐火模型法）が採用されていたが，現在はCAD/CAM法が主流である．

1）アルミナ

　In-Ceram Alumina のブロックは Al_2O_3 多孔質であり，ケイ酸ランタンガラスによって，その多孔質空間を満たし，フレームの強さを向上させる．最終的には，アルミナ85wt％，ガラス15wt％のガラスセラミックスが製作される．しかし，ガラスとアルミナとの光屈折率は，前者が1.49，後者が1.76とその差が大きいため（42頁表1），粒子界面での光散乱が大きく，透光性は劣っている．

2）スピネル

　In-Ceram Spinel のブロックはスピネル（$MgAl_2O_4$）を用いており，強度は3者のなかでは最も低い．しかし，スピネルの光屈折率は1.716とガラスにより近いため透光性は最も高く，より審美性を必要とする前歯部のコア用として用いられている．

3）ジルコニア

　In-Ceram Zirconia のブロックはアルミナにCeで安定化したジルコニア（Ce-TZP,

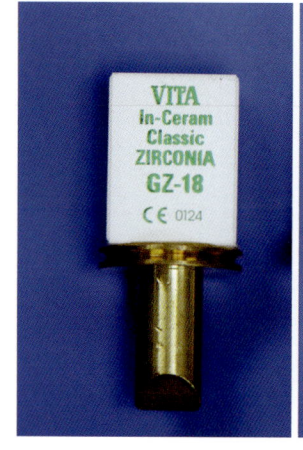

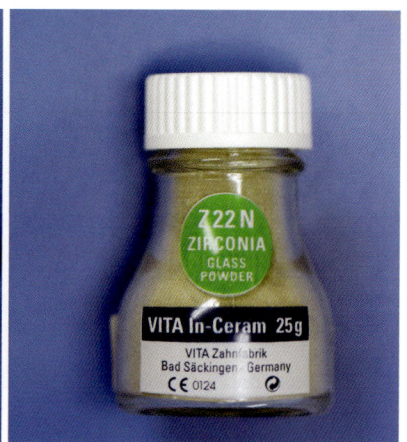

図10 In-Ceram Zirconia ブロックおよび含浸用ガラス粉末

12mol% CeO_2）を33wt%添加したものであり，曲げ特性，破壊靱性ともアルミナ単体のIn-Ceram Aluminaよりも改善されている．しかし，屈折率の大きいCe-TZP粒子を含むため，透光性はIn-Ceram Aluminaよりさらに低下している．一方，弾性係数は低くなっており，ジルコニアの機械的性質の特徴が大きく現れている．ジルコニアという名前が商品名に付与されているが，アルミナを67％含有しており，ジルコニア強化アルミナ（ZTA：Zirconia Toughened Alumina）と呼称すべきである．切削成形後，700℃で5分間焼成し，清浄化してからガラス（図10）をペースト状にして塗布・乾燥し，1140℃で30分間真空焼成してガラスを含浸させる．研磨および形態修正後，さらに1000℃で5分間焼成して完成する．

高密度焼結系

金属酸化物粉末を静水加圧（CIP）または熱加圧（HIP）により，高密度にプレスした状態で焼成することにより，緻密なセラミックス焼結体を得ることができる．しかし，高密度焼結系セラミックスの完全焼結体では加工困難であり，切削工具の消耗が激しく，作業時間も長くなる．したがって，一般には半焼結体が用いられ，切削加工後に最終焼成し，補綴装置や修復物が完成する．

1）ジルコン

VITA HPCおよびEverest HPCはジルコン（$SiZrO_4$）多結晶体であり，曲げ強さは340MPaと，アルミナ，ジルコニアよりも小さいが，ジルコンの光屈折率は1.81〜1.98と，透光性はアルミナに相当する．臼歯部単冠フルクラウンに用いられる．焼成前のブロックは珪化ジルコニウム（$ZrSi_2$），ジルコニア（ZrO_2），ポリメチルシルセスキオキサン（PMSS）で構成されている．CAD/CAM切削後，1575℃で4時間の熱処理により，まずバインダーであるPMSSが熱分解し収縮をする．$ZrSi_2$は酸化し，$ZrSiO_4$とSiO_2が生成し，体積が121％膨張する．この両者の補償により寸法変化のな

い緻密な多結晶体ができあがる[10,11].

焼成前のブロックは珪化ジルコニウムのために黒色であるが，焼成後は白色であり，表面ステインにより歯冠色が再現される．しかし，熱膨張係数は $4.1 \times 10^{-6}/℃$ ときわめて低く，適合する専用前装陶材（Everest HPC Stains）を使う必要がある．

2）アルミナ

Nobel Procera Alumina は，スキャナーにより支台歯模型の3次元形状を測定し，コンピュータで形状をデジタル化し，CAD/CAM により耐火模型が製作される．この耐火模型に高純度アルミナを約7トンで圧縮成形し，その塊状物が研削されたのち約1700℃で焼成され，高密度に焼結したアルミナフレームが完成する．一方，VITA In-Ceram AL および ZENOTEC AL Crown はアルミナの半焼結ブロックを CAD/CAM 切削し，1500℃で最終焼成するシステムである．

焼成前は $0.2 \sim 0.4 \mu m$ の微粒子で構成されている多孔質体であるが，最終焼成により粒径 $1\mu m$ 前後の高密度焼結体になり，約16％線収縮する．Nobel Procera Alumina よりも焼成温度が低いため，透光性が劣り，ジルコニアに比較し，機械的強さが劣るため，単冠および前歯ブリッジのコアにのみ適用可能である．熱膨張係数は $7 \times 10^{-6}/℃$ 程度と小さいためアルミナ専用前装陶材が用いられる．

3）ジルコニア

（1）従来型 TZP 系

歯科用ジルコニアはいわゆる部分安定化ジルコニアであり，C-Pro ナノジルコニア（図11）を除き，ほかは Y_2O_3-ZrO_2 系（Y-TZP）である（図12）[12〜17]．CAM 装置への固定方法が各社で異なるため，ブロックの形態はさまざまであるが，直径98mmで厚み $12 \sim 25mm$ の円盤状ブロックが共通化したサイズ・大きさになりつつある．ジルコニアは CAD/CAM 法でのみ成形可能であり，ブロック全体が均質で，焼結収縮が均等に生じることが前提条件であり，冷間静水圧成形（CIP：Cold Isostatic Press）により，粉末をプレス成形し，1000〜1100℃で仮焼した半焼結体（グリーンボディ）ブロックが提供されている．

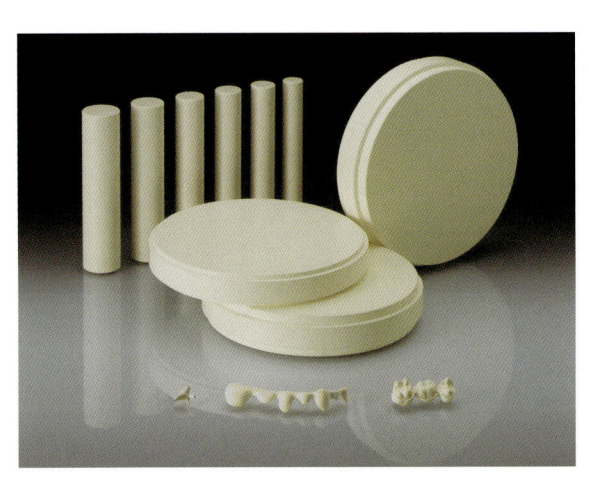

図11　C-Pro ナノジルコニアブロック

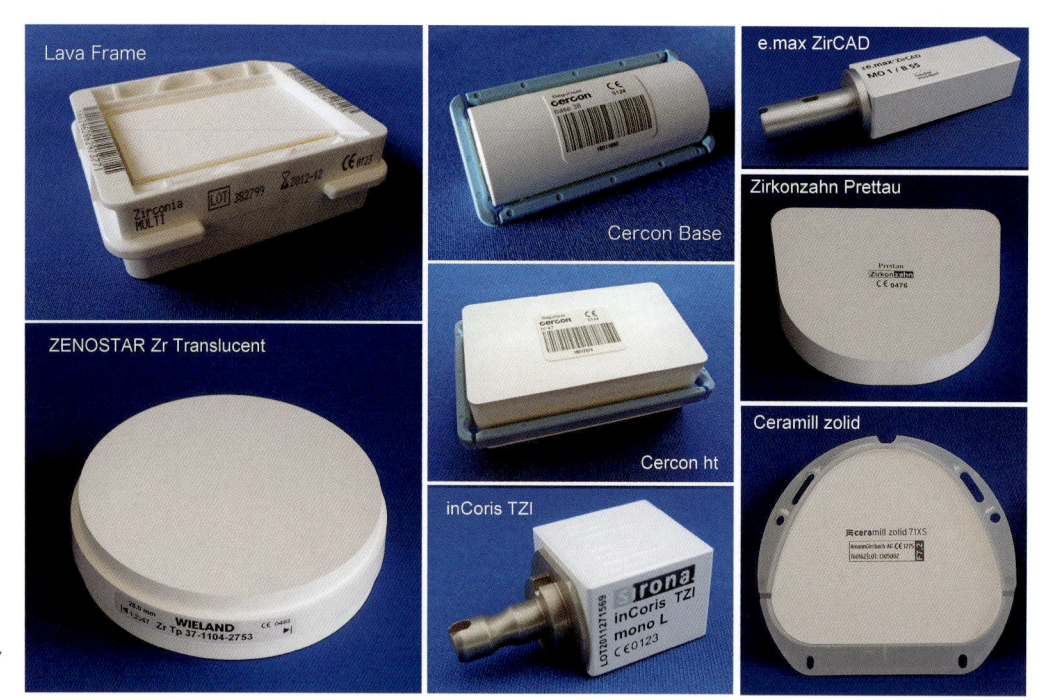

図12 Y-TZP系ジルコニアブロック

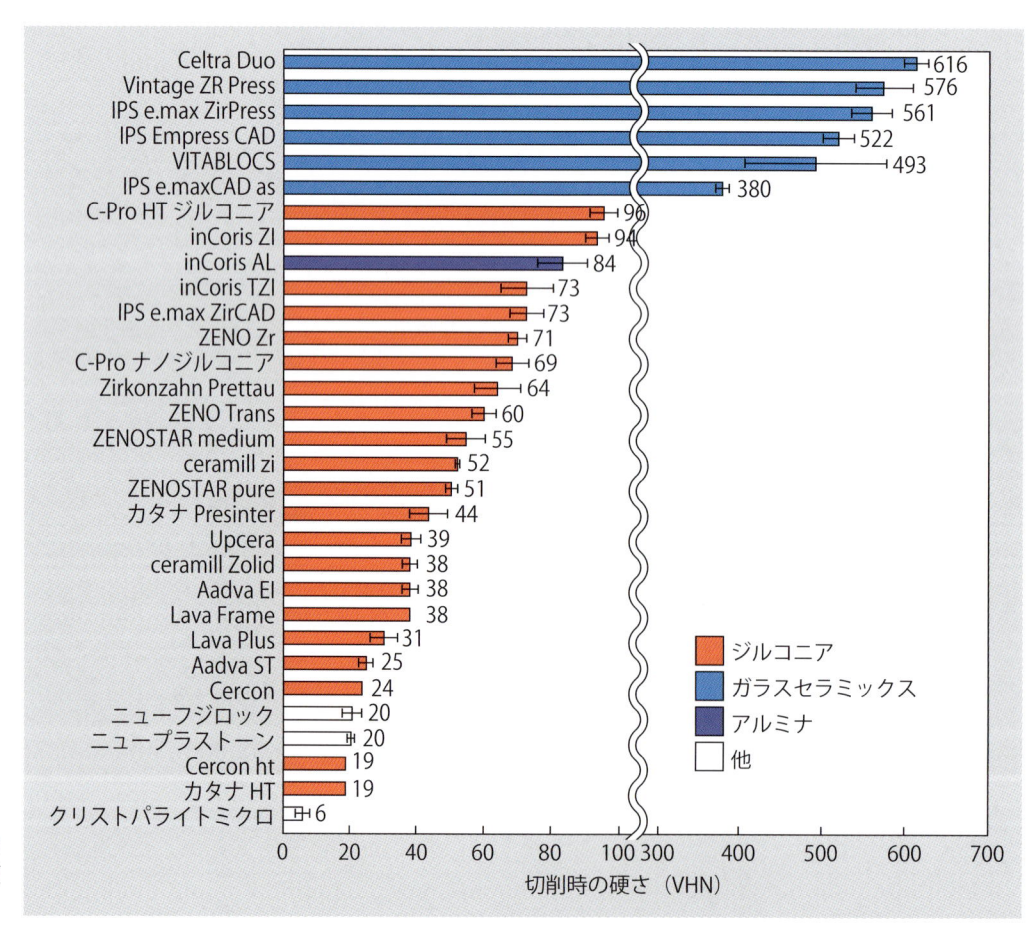

図13 CAD/CAM用材料の切削時の硬さ

材料	切削時の硬さ (VHN)
Celtra Duo	616
Vintage ZR Press	576
IPS e.max ZirPress	561
IPS Empress CAD	522
VITABLOCS	493
IPS e.maxCAD as	380
C-Pro HT ジルコニア	96
inCoris ZI	94
inCoris AL	84
inCoris TZI	73
IPS e.max ZirCAD	73
ZENO Zr	71
C-Pro ナノジルコニア	69
Zirkonzahn Prettau	64
ZENO Trans	60
ZENOSTAR medium	55
ceramill zi	52
ZENOSTAR pure	51
カタナ Presinter	44
Upcera	39
ceramill Zolid	38
Aadva EI	38
Lava Frame	38
Lava Plus	31
Aadva ST	25
Cercon	24
ニューフジロック	20
ニュープラストーン	20
Cercon ht	19
カタナ HT	19
クリストパライトミクロ	6

凡例: ジルコニア / ガラスセラミックス / アルミナ / 他

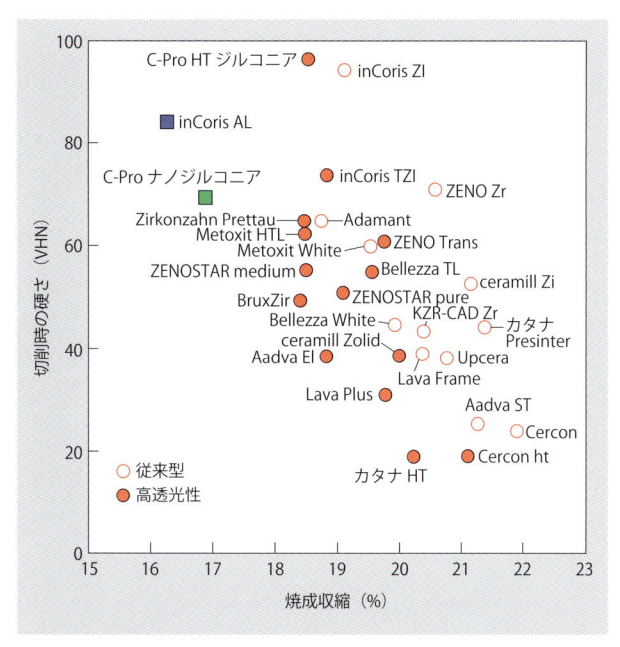

図14 ジルコニアブロックの切削時の硬さと焼成収縮値との関係

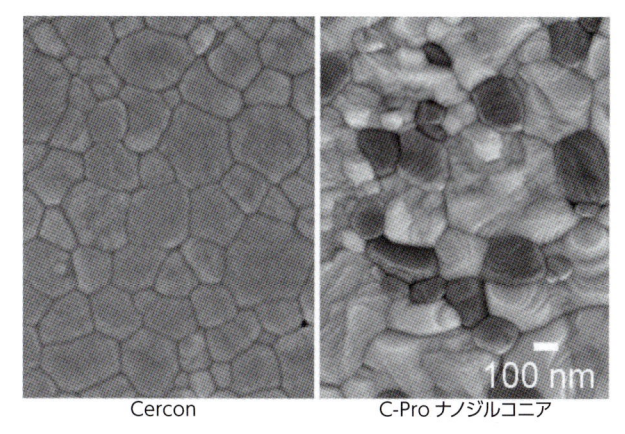

図15 CerconおよびC-Proナノジルコニアの走査型電子顕微鏡写真（1250℃で30分間熱エッチング）

　これらの焼成前のジルコニアブロックの切削時のビッカース硬さは100以下であり，一部のものは硬質石膏および超硬質石膏と同程度であり（**図13**），切削が容易で，切削工具の消耗防止，切削時間の低減に貢献している．1350〜1600℃で行われる切削後の最終焼成により，18〜22％収縮し，緻密な焼結体が得られる．焼成前のブロックの硬さが硬いほど，収縮値が小さくなる傾向を示す（**図14**）．この収縮値は原料粉末粒度，結晶性，プレス圧力，プレス方法，仮焼結温度によって変化する．さらに，同じシステムでもロットにより異なっている可能性もあるため，ブロックごとに収縮値が表示または情報が保存されているフラッシュメモリーまたはメモリーチップが付帯されている[18]．

　前述したように，歯科用ジルコニアはY_2O_3-ZrO_2系（Y-TZP）が大勢を占めている．CeO_2-ZrO_2系（Ce-TZP）はY-TZPに比較して，高い破壊靱性値を示すが，曲げ強さと硬さが低く，これまで実用化されていなかった．これらの欠点を克服するために，Ce-TZPにAl_2O_3粒子を第2層として分散させた複合材料が検討されたが，有効には強度改善が実現されなかった．C-Proナノジルコニアは双方向ナノ複合化という概念により，特性改善が達成された[19]．すなわち，Ce-TZP粒内に数百nmサイズのAl_2O_3粒子が，さらにAl_2O_3粒内にも数十nmサイズの微細なCe-TZP粒子がそれぞれ取り込まれた組織に複合化した（**図15**）．このC-ProナノジルコニアはY-TZPと同等以上の曲げ強さを示し，さらに靱性値はきわめて高い値を実現した．

　従来型ジルコニアの場合はコアとして用いられ，長石系陶材が前装される．前装方法は従来の築盛法だけでなく，プレス法[20]，CAD/CAM法など選択肢をもてるようになった．

（2）高透光性TZP系

　2011年から2012年にかけて，各社から高透光性ジルコニアが提供されてきた．こ

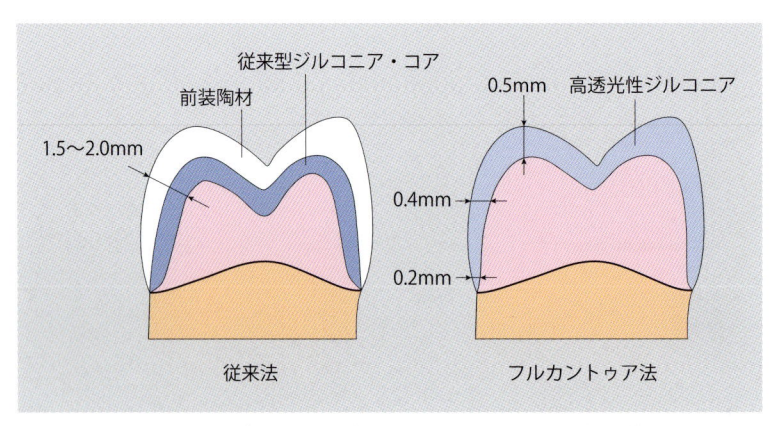

図16 従来型および高透光性ジルコニアを用いた修復物の模式図
　　　フルカントゥア型で表示した数字は，Cercon ht を使用したときに推奨されている最小肉厚

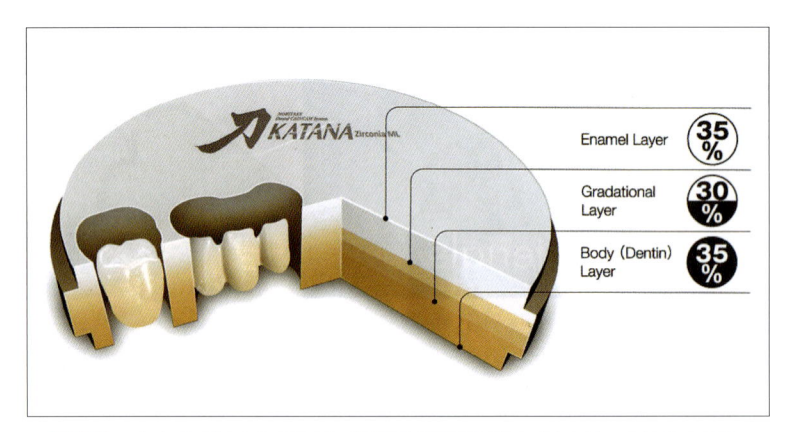

図17 カタナジルコニア ML の積層構造模式図（クラレノリタケデンタル提供）

れらの高透光性ジルコニアの透光性は従来型に比較して 40 ～ 50％改善されており，ジルコニアだけで最終形態にまで成形し，部分的に表面ステインだけで色を合わせるという，いわゆる"フルカントゥア"が適用可能である．歯科臨床におけるジルコニア製オールセラミッククラウンの不具合のほとんどは，コアのジルコニアの破折ではなく，前装した陶材のチッピングと報告されている[21,22]．長石系陶材を使うかぎり，前装した陶材の強度向上には限界があり，フルジルコニアは一つの解決策となる．また，陶材を前装するための層の厚みが不要となるため，歯質削除量が少なくなるという利点もある（図16）．さらに，切削成形後で最終焼成前に着色液に浸漬または塗布後に焼成することにより，多様な色彩に部分的な着色が可能となっている．色調をあらかじめ着色されたブロックを用いることができる．

　ジルコニアが口腔内に露出した場合，懸念されるのは対合歯の摩耗であるが，鏡面研磨したジルコニアに対合するエナメル質の摩耗は少ない[23]．

（3）PSZ 系

　2013 年 10 月，最終焼成後の色彩が異なる 4 層より構成された高透光性ブロック（カタナジルコニア ML）がクラレノリタケデンタルから提供された（図17）．このブロッ

第 2 章　素材の種類とその特性

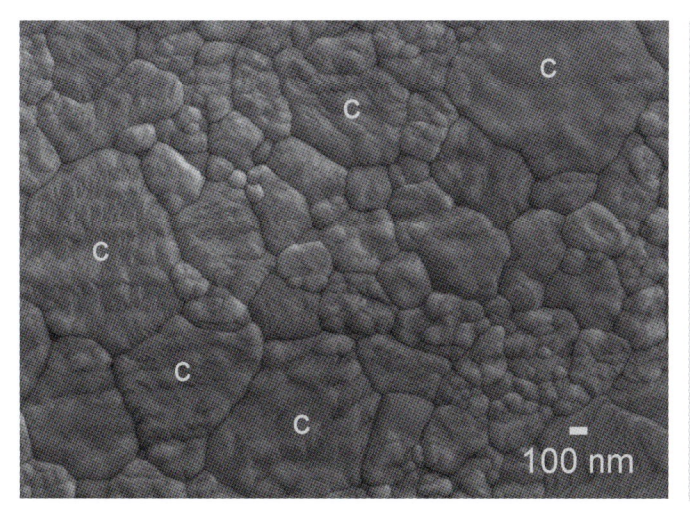

図18　カタナジルコニア HT の走査型電子顕微鏡写真
（1250℃で30分間熱エッチング）
大きい結晶粒（Cと示す）が立方晶と推定される

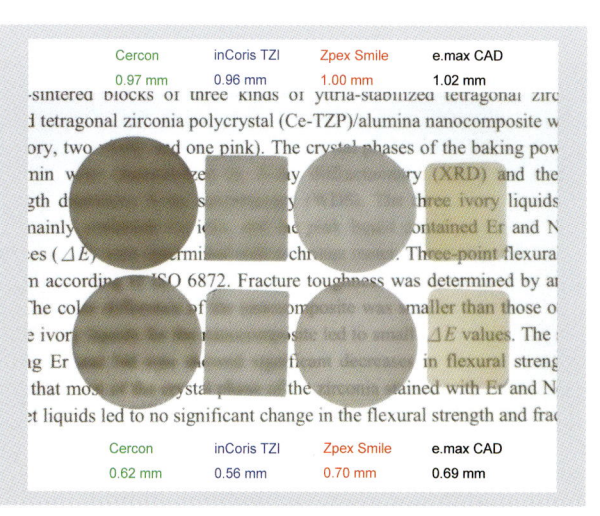

図19　Zpex Smile と既製品との透光性の比較
左 よ り Cercon，inCoris TZI，Zpex Smile，IPS e.max CAD．上段の厚みは1mm 前後，下段は 0.56〜0.70mm

クは，Y-TZP 系よりも Y 含有量が多く，立方晶が共存しており，PSZ 系に分類される（図18）．Y 含有量の増加されたため，耐低温劣化特性が Y-TZP 系よりも，有意に改善されている．

　しかし，高透光性ジルコニアといえども，前歯部修復物としての透光性は不十分であるといわれている．そこで，新たに東ソーは Zpex Smile という，さらに飛躍的に透光性の高いジルコニア焼結体用粉末の提供を 2014 年 3 月より開始した（図19，表2）[24,25]．高透光性ジルコニアがアルミナ含有量を少なくした Y-TZP 系であることは前述したが，Zpex Smile は Y の含有量を増やし，立方晶を共存させることにより透光性を飛躍的に改善したものであり，いわゆる従来から知られている Y-PSZ 系に相当する．正方晶が一軸性光学異方体であることに対し，立方晶は光学的等方体で光散乱が少なく，焼成体の透光性を高めることができる[26]．また，Y 含有量が多いため，耐低温劣化特性にすぐれており，140℃で 72 時間の過酷な放置条件においても，変態は観測されていない．反面，曲げ強さは 615MPa と TZP 系の約半分しかない（表2）．しかし，Zpex Smile の曲げ強さは IPS e.max Press，IPS e.max CAD，Celtra Duo の値よりは高く（表1），透光性は劣っているものの（図19），これらの材料に競合できうる十分な特性を有している．

　透光性のみを追い求めるのであれば，すべて立方晶の透明ジルコニアが市販されている[27]．しかし，曲げ強さは 250〜300MPa であり，Zpex Smile のさらに半分になってしまう．

　PSZ 系の透光性は高いが，強度的には TZP 系に劣ることから，歯科修復物への応用は敬遠されてきた．わずかに Denzir M（Dentronic AB，Sweden）という Mg 部分安定化型（Mg-PSZ）だけが市販されている[16,17]．しかし，Mg-PSZ の焼成は 1800℃という，きわめて高い焼成温度を必要とし，30〜40μm と大きな気泡が残留しやすく[28]，低温劣化特性も十分ではない．整形外科領域では 1990 年代に Y-TZP 系に取っ

表2 ジルコニア粉末特性および焼結体特性の比較（東ソー提供）

		低温焼結グレード TZ-3YB-E	汎用グレード TZ-3YSB-E	透光感グレード Zpex	前歯部用 Zpex Smile
組成	Y_2O_3	3 mol% (5.4 wt%)	3 mol% (5.4 wt%)	3 mol% (5.4 wt%)	9.35 wt%
	Al_2O_3 wt%	0.25	0.25	0.05	0.05
粉末特性	粒子サイズ nm	40	90	40	-
	結晶子サイズ nm	27	36	36	31
	密度 g/cm³	1.1	1.2	1.2	1.23
	比表面積 m²/g	16	7	13	11.9
焼結体特性	焼成前密度 g/cm³	3.04	3.14	3.22	3.25
	焼成温度 ℃	1350〜	1450〜	1400〜	1450
	焼成後密度 g/cm³	6.06	6.07	6.08	6.046
	3点曲げ強さ MPa	1,100	1,400	1,100	615
	破壊靱性 MPa·m^0.5	5	5	5	2.4
	硬さ (Hv10)	1250	1250	1250	1250
	透過率	-	35	41	49

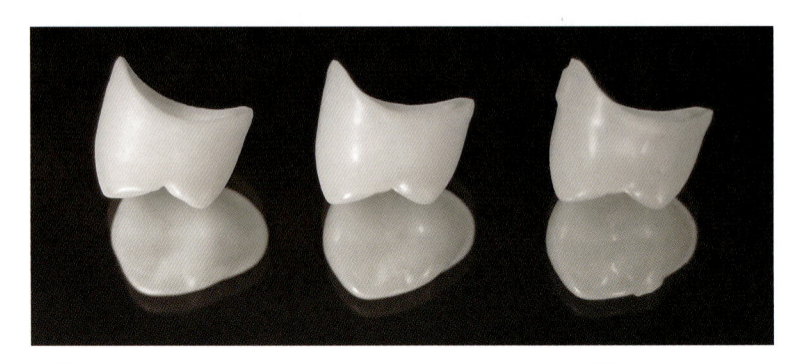

図20 フルカントゥアジルコニア小臼歯クラウンの外観写真
左より，従来型（ceramill zi），高透光性（ceramill zolid），PSZ系（ベレッツァ ハイトランス ジルコニア）

て代わられている．歯科領域へのジルコニアの応用は1990年代末期であり，当初よりY-TZP系が採用されてきた．しかし，より透光性の高いジルコニアに対する要望が高く，強度よりも透光性を優先してY-PSZが，今回発表されたものと推定される．Zpex SmileはY-PSZであり，Mg-PSZとは異なり，焼成温度も1450℃とY-TZP系と変わらない．

切削時のビッカース硬さは42，焼成温度は1450℃で2時間，焼成収縮は約19%と，Y-TZP系の半焼結ディスクと同様な加工・焼成条件が適用できる．現在，各社からこの材料を用いた半焼結のCAD/CAM用ブロックが次々と提供されている．たとえば，2014年6月にZirkonzahnはPrettau Anteriorを，日本国内では2014年9月にアイキャストがベレッツァ ハイトランス ジルコニアを発売開始した．さらに，山本貴金属がKZR-CAD ジルコニア SHTを2014年10月に発売予定である．このY-PSZはきわめて透光性が高いため，審美性の高い修復物が得られる（図20）．今後の進展が期待される．

文　献

1) ニューセラミックス懇話会編．ニューセラミックス－材料とその応用－．日刊工業新聞社，1977；1-4.
2) 伴　清治．歯科用セラミックスの基礎．歯科技工別冊／臨床技工材料学の本（中込敏夫，伴　清治編）．医歯薬出版，2012；64-74.
3) Deany IL. Recent advances in ceramics for dentistry. *Crit Rev Oral Biol Med.* 1996; **7**(2): 134-143.
4) 伴　清治ほか．リューサイト，ガラスおよび歯科用陶材の熱膨張挙動．歯科材料・器械．2000；**19**：318-325.
5) Tinschert J, et al. Structural reliability of alumina-, feldspar-, leucite-, mica- and zirconia-based ceramics. *J Dent.* 2000; **28**(7): 529-535.
6) Denry I, Holloway JA. Ceramics for dental applications: A review. *Materials.* 2010; **3**: 351-368.
7) Ivoclar/vivadent. IPS e.max CAD Scientific documentation. 2005.
8) Celtra Duo Brochure. http://www.dentsply.it/docs/NOVITA/2013/CELTRA/CELTRA%20Duo%20Brochure_English.pdf
9) Vita. Vita In-Ceram Alumina. Directions for use, fabrication of the frame work in the slip-casting technique. 2004.
10) Hennige VD, et al. Shrinkage-free $ZrSiO_4$-ceramics: Characterization and applications. *J Eur Ceram Soc.* 1999; **19**: 2901-2908.
11) Heydecke G, et al. Material characteristics of a novel shrinkage-free $ZrSiO_{(4)}$ ceramic for the fabrication of posterior crowns. *Dent Mater.* 2007; **23**(7): 785-791.
12) 伴　清治．ジルコニア系材料の種類と特性．歯科技工別冊／ジルコニアレストレーション（宮﨑　隆，三浦宏之，木村健二編）．2010；22-37.
13) 伴　清治．歯科用CAD/CAMシステムで使用する材料．CAD/CAMデンタルテクノロジー（日本歯科CAD/CAM学会，全国歯科技工士教育協議会監修）．医歯薬出版，2012；78-91.
14) 伴　清治．ジルコニアの歯科臨床応用．日歯理工会誌．2012；**31**：28-31.
15) 伴　清治．CAD/CAM用生体材料の現状．日本歯科CAD/CAM学会誌．2013；**3**(1)：2-10.
16) Kelly JR, Denry I. Stabilized zirconia as a structural ceramic: an overview. *Dent Mater.* 2008; **24**(3): 289-298.
17) Denry I, Kelly JR. State of the art of zirconia for dental applications. *Dent Mater.* 2008; **24**(3): 299-307.
18) 伴　清治．歯科用ジルコニアの材料科学入門　第2回　ジルコニアの臨床応用はどこまで広がっているのか？　補綴臨床，**46**（5）：534-549, 2013.
19) Nawa M, et al. Tough and strong Ce-TZP/alumina nanocomposites doped with titania. *Ceramic Intern.* 1998; **24**: 497-506.
20) 山田和伸．ジルコニアオールセラミックス修復の技工－築盛法とプレステクニック応用の注意点－．日補綴会誌．2011；**3**：119-125.
21) The Dental Adviser: 3M ESPE Lava crowns and bridges (7 years). 2010; **27**(7).
22) Della Bona A, Kelly JR. The clinical success of all-ceramic restorations. *J Am Dent Assoc.* 2008; **139** Suppl: 8S-13S.
23) 伴　清治．ジルコニア製フルカントゥア歯冠修復物の研磨仕上げと対合歯の摩耗について．*QDT*．2012；**37**：26-40.
24) 藤崎浩之ほか．歯科材料に適した透光感ジルコニア焼結体用粉末「Zpex」．東ソー研究・技術報告．2012；**56**：57-61.
25) Tosoh Zirconia Powder Technical Bulletin, Technical Data Sheet Zpex Smile. 2014.
26) 伴　清治．歯科用ジルコニアの材料科学入門　第4回　ジルコニアは透明にできるのか？　補綴臨床．2014；**47**(1)：90-105.
27) Yamashita I, et al. Development of highly transparent zirconia. *Tosoh Res Tech Review.* 2012; **56**: 11-16.
28) Piconi C, Maccauro G. Zirconia as a ceramic biomaterial. *Biomaterials.* 1999; **20**(1): 1-25.

第 2 章　素材の種類とその特性

3　コア用セラミックスの特性

伴　清治

物理的性質

　セラミックスの一般的な熱的性質として，熱容量大，熱伝導小，熱膨張小，高融点などがあげられる．そのなかでも，ジルコニアの熱的性質はきわめて特異的である．ジルコニアは熱伝導度がきわめて低い（**図 1**）．比熱はセラミックスのなかでは比較的小さく，チタンに近似している．熱膨張係数はセラミックスのなかでは比較的大きく，チタンよりわずかに大きい（**図 2**）．

　修復材料としてのセラミックスの利点として，審美性の良いことがあげられるが，こ

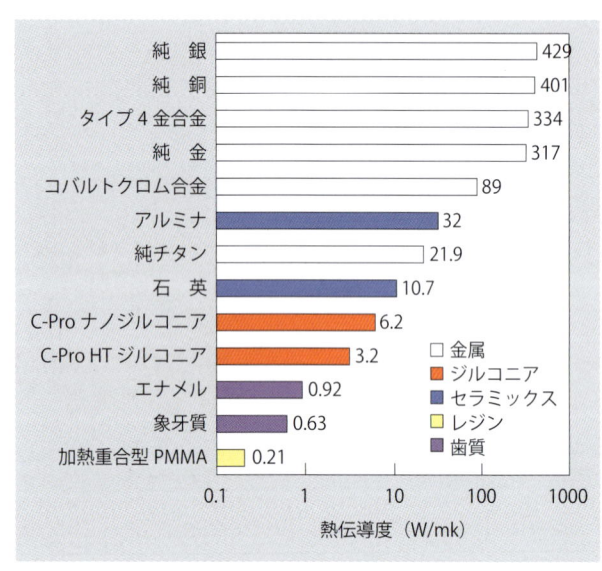

図 1　各種歯科材料および歯質の熱伝導度

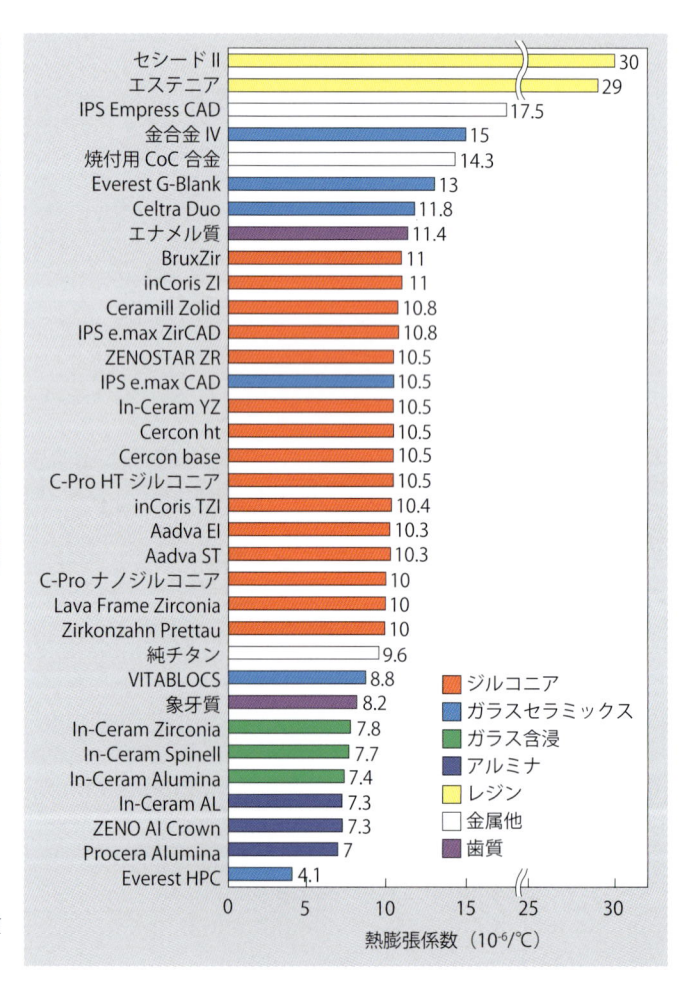

図 2　各種歯科材料および歯質の熱膨張係数

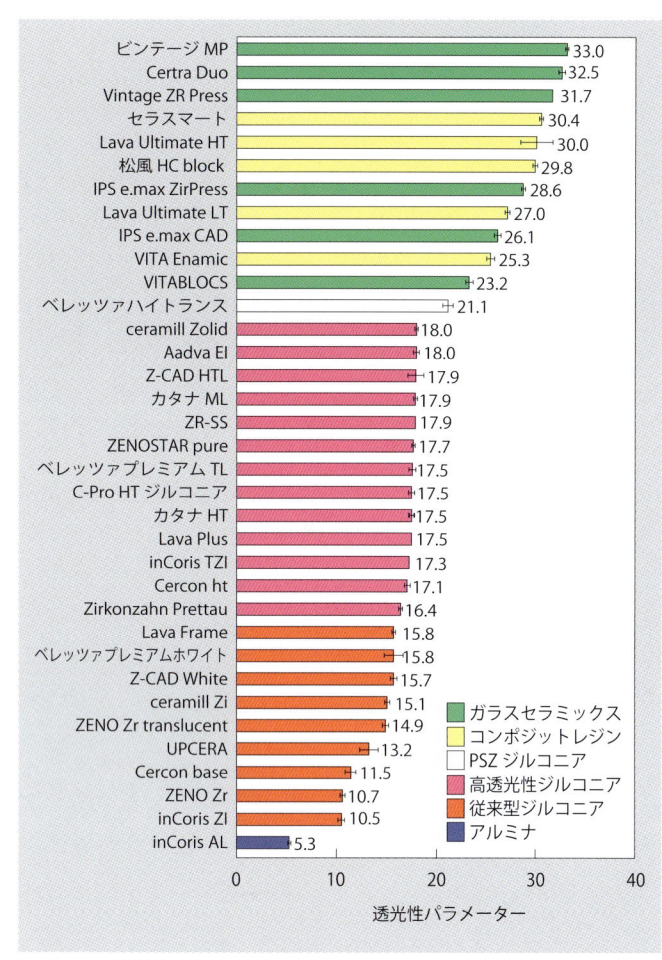

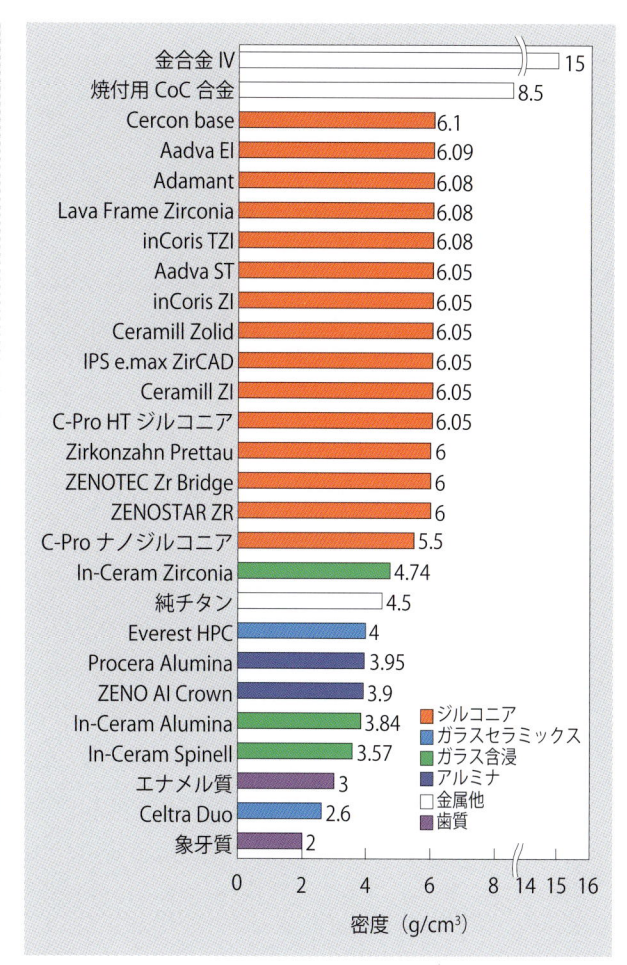

図3 各種歯科材料の透光性パラメーター

図4 各種歯科材料および歯質の密度

れはその光学的性質による．ガラスは均一で，光はガラス中を直進し，透明にみえる．

ガラスセラミックスの場合は，分散されている結晶粒子により，光散乱が生じる．ガラスと結晶の光屈折率の差が大きいほど散乱が大きくなる．リューサイトの屈折率は長石系ガラスに近似しており（42頁**表1**），リューサイト系の修復物は透光性の良いことがわかる．

ジルコニアやアルミナは多結晶体であり，構成する各結晶粒の結晶格子配列は結晶粒ごとで異なるため，光入射方向に対しそれぞれの結晶の屈折率が異なり結晶粒界で散乱が起こることになる．また，空孔が存在すると結晶と空孔との屈折率の違いのため，その境界で多重反射が起こる．屈折率が大きいほど，この現象は大きく生じ，透光性を減少させる原因となる．したがって，ガラスセラミックス系修復物に比べ，ジルコニアおよびアルミナの透光性は劣っている（**図3**）．しかし，高透光性ジルコニアの透光性パラメーターは17～18であり，臼歯部のフルジルコニア修復物としては十分に臨床応用可能な透光性を示している．PSZ系はさらに高い透光性パラメータを示し，前歯部修復物としても応用可能なレベルに達している．

大型修復物の場合，その重量が重要になってくるが，ジルコニアはセラミックス系修復物のなかでは，最も大きい密度を示し，チタンよりも大きい値を示す（**図4**）．

機械的性質

　セラミックス製修復物は，一般的に硬いと認識されている．たしかに，セラミックスの硬さはエナメル質より大きいものが多く，特に前述のジルコニアやアルミナはきわめて硬い．したがって，修復物として口腔内に露出した場合，対合歯の摩耗が危惧される．しかし，ジルコニアは表面仕上げさえ適切に行えば，その問題は払拭できる[1,2]．対合歯の摩耗は，修復物の硬さではなく，その微細構造に負うところが大きい．

　さらに，セラミックス製修復物の機械的性質の特徴は，弾性係数（ヤング率）が大きいことである．弾性係数と硬さは相関が高く，弾性係数が大きいために硬いともいえる（図5）．これは，セラミックスがイオン結合や共有結合による3次元的な強い結合で構成されているためである．セラミックスは一般に塑性変形はほとんどみられず，もろく，常温では弾性変形から破壊までの間に金属のように伸びることはない．したがって，引張応力を与えた場合，金属はしだいにくびれて細くなるのに対して，セラミックスはそのままの太さでひびが入る．このために，セラミックスは一般に引張強さが小さく，圧縮強さが大きい．セラミックスの引張強さは曲げ強さにより評価される．

　もう一つのセラミックス製修復物の機械的性質の特徴は，衝撃強さが小さいということである．破壊靱性値は衝撃強さの指標の一つであり，破壊靱性値が高いと衝撃強さが大きいといえる．そして，破壊靱性値は曲げ強さとの相関が高く，一般に曲げ強さが大きいと，破壊靱性値は大きくなる．ジルコニアはセラミックス系修復物のなかで，破壊靱性値と曲げ強さともに最も大きく，大きなブリッジへの適用も可能である（図6）．

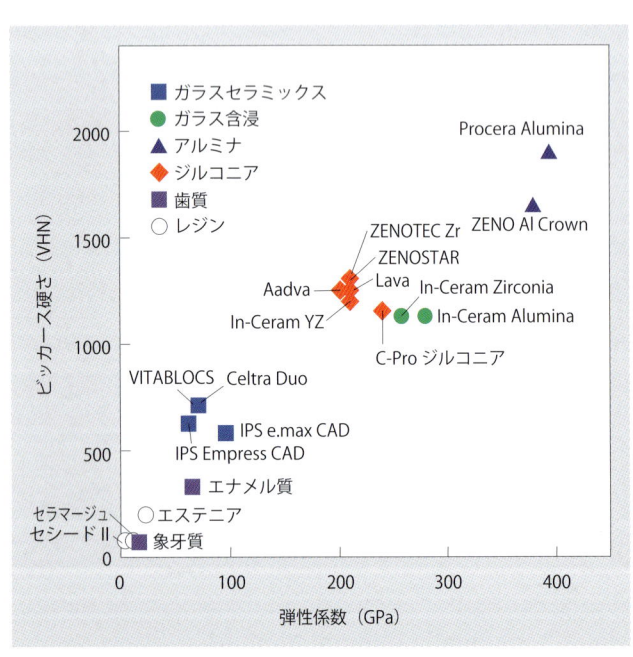

図5　CAD/CAM用セラミックス系材料，歯質，レジン系材料の弾性係数と硬さの関係

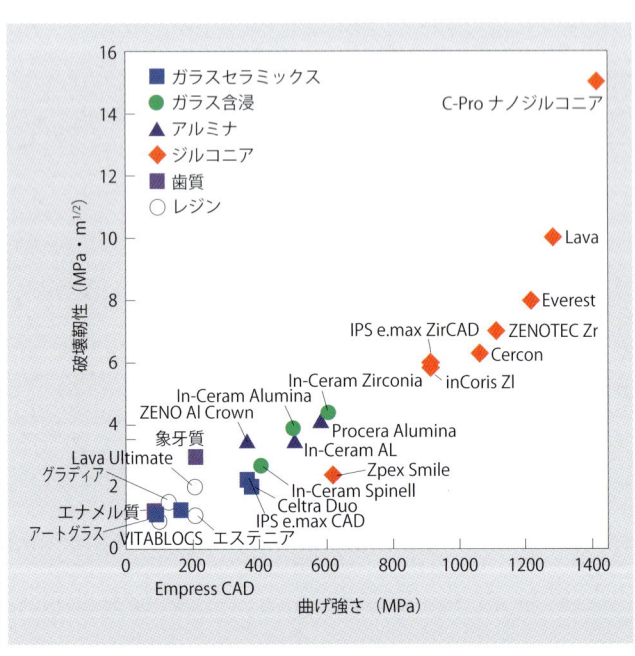

図6　CAD/CAM用セラミックス系材料，歯質，レジン系材料の曲げ強さと破壊靱性の関係

ただし，Zpex Smile を応用した PSZ 系ジルコニアは，透光性はきわめて高いが，曲げ強さおよび破壊靱性とも，従来型および高透光性ジルコニアの値の約 1/2 である．したがって，前歯部へは問題なく使用可能であるが，臼歯部への適用は注意を要する．特に，臼歯部ブリッジへの適用は避けたほうが賢明である．

化学的性質

口腔内に装着される修復物の場合，唾液や飲食物に対する化学的耐久性が要求されるが，陶材，アルミナ，ジルコニアなどは結合力が強く，一般に優れた化学的耐久性を有している．金属は腐食により金属イオンとして溶解し，場合によっては変色を伴うが，歯科修復用セラミックスは化学的に安定であり，長期にわたり良好な審美性を維持できる．このように，口腔内で酸化物のセラミックスが腐食するというのは考えにくい．過酷な環境下では腐食と同じような化学的な現象によって劣化することがある[3,4]．しかし，口腔内では他の金属系およびレジン系修復物に比較して，セラミックス系修復物はきわめて安定であるといえる．

一方，酸素と金属イオンとの電子親和性の大小から判断すると，ジルコニアは SiO_2 や TiO_2 よりも塩基性を生じやすい．したがって，接着性モノマーとして酸性のより強いリン酸エステル系モノマーがジルコニアには有効であるということになる[4]．

生物学的性質

セラミックスの化学的安定性が高いということは，生物学的安全性が高いことを意味する．たとえば，アルミナおよびジルコニアはきわめて安定性が高く，生体不活性セラミックスと分類されている．これは表面張力が小さく撥水性ということに起因しているが，歯科修復物としては歯垢が付着しにくいという利点になる．

セラミックス系素材は CAD/CAM システムの活用により，使用可能な素材は多様化し，修復物の適合精度も年々向上してきている．さらに，オープンシステム化が進み，システムにかかわらず，素材は選択できる時代になってきた．オールセラミック修復物も単一素材から複合または積層したものまで，種々の構成が選択可能である．さらに，接着材，陶材・レジン前装システム，電気炉などの周辺技術・材料の進歩も著しく，審美歯科修復技術がますます進展していくものと期待される．

文 献

1) 伴　清治．ジルコニア製フルカントゥア歯冠修復物の研磨仕上げと対合歯の摩耗について．*QDT*．2012；**37**：26-40.
2) Miyazaki T, et al. Current status of zirconia restoration. *J Prosthodont Res*. 2013; **57**(4): 236-261.
3) Chevalier J. What future for zirconia as a biomaterial? *Biomaterials*. 2006; **27**(4): 535-543.
4) 伴　清治．歯科用ジルコニアの材料科学入門　第5回　ジルコニアは劣化するのか？　補綴臨床．2014；**47**(2)：207-221.

第3章 失敗しないための臨床応用のポイント

　メタルフリー修復は，今日ますますその需要が高まるなか，どのようなセラミック材料をどの部位に使ったらよいのか，多くの情報があるものの，臨床の現場では逆に混乱しているのが現状となっている．本章ではまず，高い審美性が求められるオールセラミック修復に欠かすことのできないファイバーポスト併用レジンコア支台築造，支台歯形成について述べる．そして，臨床における成功例を示すことだけでなく失敗例を示すことによって，各症例における選択基準を解説する．

第3章 失敗しないための臨床応用のポイント

1 オールセラミック修復を成功させるための臨床的ポイント

坪田有史

　クラウンブリッジによる歯冠補綴は，オールセラミック修復が選択されたとしても臨床における治療術式に大きな違いがあるとはいえない．他の処置と同じく，歯冠補綴の原則を遵守し，治療過程における各ステップを精確に進めることが重要である．症例の選択，オールセラミック修復に必要な材料に関する知識，各種システムの選択，支台築造，支台歯形成，プロビジョナルレストレーション，印象採得，ラボコミュニケーション，咬合調整，研磨，そして装着時の接着テクニックなどの各ステップに十分な配慮を払えば，患者の十分な満足が得ることができる．換言すれば，臨床ステップのいずれかに不備があれば，予後が不良となる可能性がある．

　オールセラミック修復では，メタル修復と比較して特に二つの注意点があげられる．一つは高い審美性が求められるため，個々の症例に応じた形態ならびにシェードマッチングを目指すことが重要である．もう一つの注意点は，脆性材料であるセラミックスの破折への対策を考慮することである．これら留意事項を前提に，本項では支台築造，支台歯形成，プロビジョナルレストレーション，印象採得，またラボコミュケーションの臨床ステップを中心に，オールセラミック修復を成功させるためのポイントを解説する．

支台築造

　支台築造は生活歯，根管処置歯を問わず，歯質欠損を補い，補綴装置を装着するために適正な支台歯形態へ回復し，その土台となることから高い臨床的意義を有する．歯質欠損があってクラウンやブリッジによる歯冠補綴が必要な場合，装着する補綴装置の種類を問わず前処置として支台築造が必要である．

　オールセラミック修復が選択された場合，レジン支台築造を選択できれば審美性の面から大きな問題は生じない．しかし，金属鋳造による支台築造（鋳造支台築造）を選択しなければならないケース（図1）や，支台歯自体の変色のケース（図2）など，支台歯の色調から受ける影響に配慮しなければならないケースがある．これらのケースでは，補綴装置の選択，オールセラミック修復のシステムの選択，支台歯形成におけるデザイン，装着材料の選択などの対策を講じる必要がある．

　オールセラミック修復を含め，歯冠補綴においてその土台となる支台築造は，基本的な原則が遵守されなければならない．したがって，支台築造の原則を解説し，そのうえでオールセラミック修復における支台築造について述べる．

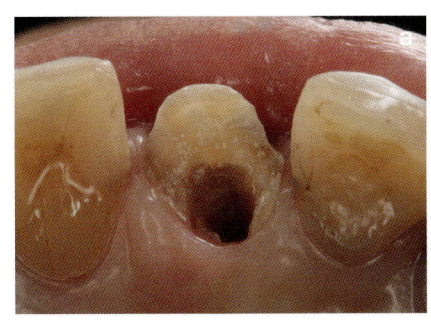

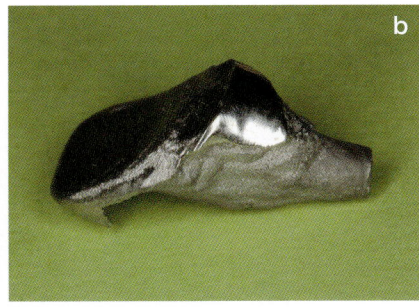

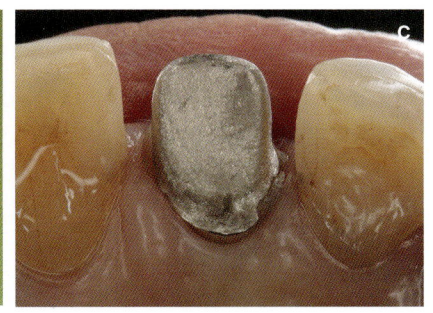

図1　a：1| 築造窩洞形成終了時．口蓋側の歯質欠損は歯肉縁下 3mm に及んでいる
　　　b：金属鋳造による築造体．歯肉縁下の部分は研磨面，補綴装置のフィニッシュラインは歯肉縁上の築造体に設定（ダブルマージン）
　　　c：歯肉縁下への対応はレジン支台築造では困難であり，必然的に鋳造支台築造が選択される

図2　a：|4 築造窩洞形成終了時．歯質の変色が高度であり，補綴装置の選択に注意が必要である
　　　b：シリカ系のプレッサブルセラミッククラウン（IPS e.max Press）を選択すると，高い透過性から支台歯の変色に影響を受ける

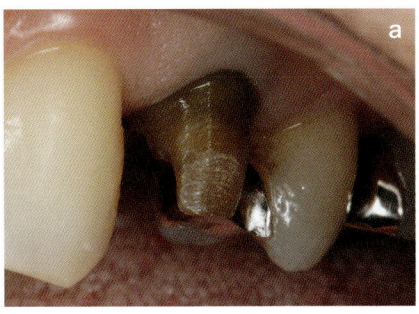

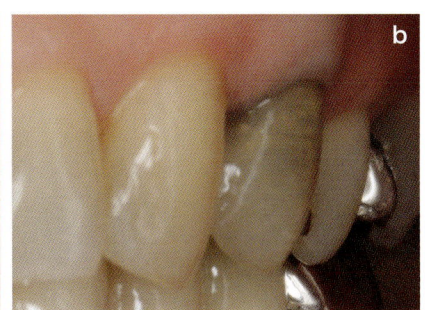

　生活歯のケースでは接着性材料を活用し，Minimal Intervention（MI）のコンセプトを実践することに疑問の余地はない．したがって，実質欠損を信頼性の高いボンディングシステムを使用してコンポジットレジンで修復することで対応することが基本となる．

　しかし，根管処置歯の支台築造ではMIをすべての点で実践するには問題となるケースがある．歯種，残存歯質量，補綴装置の種類，審美性あるいは咬合など，さまざまな状況を考慮して歯冠修復の方向性を決定しなければならない．ここでは，根管処置歯の支台築造について解説する．

1）支台築造の構成要素

　根管処置歯に支台築造を行う際，構成要素であるコア部とポスト部とを分けて考える必要がある（図3）．支台築造の目的は，その後の歯冠修復のために適正な支台歯形態を構築することであり，歯冠部歯質を回復するコア部が最も重要となる．歯冠部残存歯質があるレベルで残存し，コアが歯冠部歯質だけで保持されるのであればポストは必要ない．すなわち，ポストは歯冠部残存歯質が少なくコアがポストなしで保持できない場合に，やむを得ず設置するものである（ポスト保持型）．

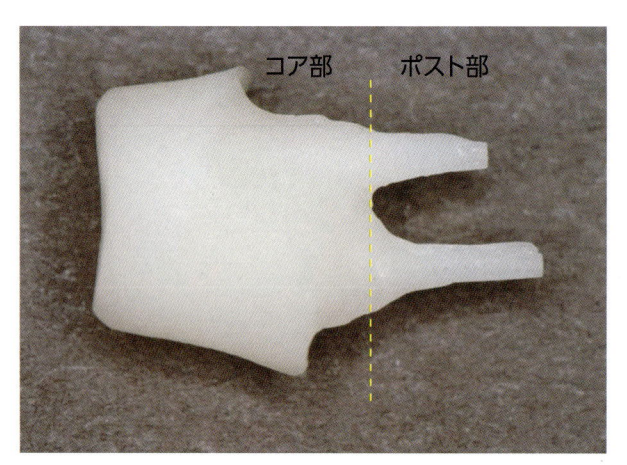

図3 間接法で製作したファイバーコア（|5）．支台築造の構成要素にはコア部とポスト部とがある

表1　髄腔保持型支台築造の利点

ポスト孔形成による歯根部歯質の損失がない
ポスト孔形成による穿孔のリスクがない
築造操作が容易になる
コロナルリーケージのリスクが減る
再根管処置が容易になる
重篤な歯根破折のリスクが減る

　これまでの研究によって，ポストは歯根を強化することができず，逆にポストの設置は歯根部歯質を内側から失うことにつながるとともに，歯根部に応力を伝播し，結果として歯根破折などの重篤なトラブルを惹起する可能性が高いことが示されている．したがって，すべてのステージで健全歯質の保存を意識し，可能なかぎり歯質を残存させたうえで接着性材料を活用して，コア部の保持力を高めることが推奨される．すなわち支台築造においては，ポストの設置を回避し，髄腔保持の支台築造（髄腔保持型）とすることが望ましい（**表1**）．臨床では，歯冠修復の種類を決定した後，まず築造窩洞形成によって歯肉縁上の残存歯質量を決定し，そこで保持力の向上が必要と判断された場合にかぎってポスト孔形成（ポスト保持型）を行うという手順となる．

　以上の考慮事項は，オールセラミック修復が選択されたとしても何ら影響されない支台築造の原則である．

2）根管処置歯の支台築造の臨床的ガイドライン[1]

　過去においては，根管処置歯の歯冠修復の原則として，特に臼歯部では咬頭被覆が必要であり，レジン充填あるいは内側性インレー修復は避けるべきであるとされてきた．信頼性の高い接着性材料を使用することができる現在においても，咬合力に起因する破折を防止するために咬頭被覆が選択される症例は少なくない．しかし，レジン充填，インレーあるいは部分被覆で経年的に問題が生じていないケースもある．このような観点から，修復方法を選択する際の基準は明確に示されているとはいえず，臨床的なガイドラインが必要である．

　根管処置歯を歯冠部残存歯質量によって分類し，さらに修復法と関連づけた報告は多くはないが，代表的な論文を基に単独歯での修復，ブリッジあるいは部分床義歯の支台歯における臨床的ガイドラインを**表2**にまとめた．このガイドラインは，良好な歯質接着の獲得が前提で残存歯質量を歯肉縁上の残存壁数によって5クラス（クラスⅠ〜Ⅴ）に分類している．残存壁数の判定基準は，歯質の厚径が1mm以上，高径が2mm

表2-a 根管処置歯の支台築造の臨床的ガイドライン（単独冠支台歯）

クラス	残存壁数	部位	ポスト	コア	歯冠修復装置
クラスI	4壁残存	前歯群・臼歯群	設置なし	コンポジットレジン	種類を選ばない
クラスII	3壁残存				
クラスIII	2壁残存				
クラスIV	1壁残存	前歯群	ファイバーポスト	コンポジットレジン	クラウン
		臼歯群	ファイバーポスト or 金属ポスト	コンポジットレジン or 鋳造金属	アンレー or クラウン
クラスV	0壁残存	前歯群・臼歯群	ファイバーポスト or 金属ポスト	コンポジットレジン or 鋳造金属	クラウン

残存壁数の判定基準：歯質厚径1mm以上・フィニッシュラインから歯質高径が2mm以上

表2-b 根管処置歯の支台築造の臨床的ガイドライン（ブリッジ・部分床義歯の支台歯）

クラス	残存壁数	部位	ポスト	コア	歯冠修復装置
クラスI	4壁残存	前歯群・臼歯群	設置なし	コンポジットレジン	Br：コンポジットレジン以外種類を選ばない PD：種類を選ばない
クラスII	3壁残存				
クラスIII	2壁残存	前歯群	ファイバーポスト	コンポジットレジン	クラウン
クラスIV	1壁残存	臼歯群	ファイバーポスト or 金属ポスト	コンポジットレジン or 鋳造金属	アンレー or クラウン
クラスV	0壁残存	前歯群・臼歯群	ファイバーポスト or 金属ポスト	コンポジットレジン or 鋳造金属	クラウン

残存壁数の判定基準：歯質厚径1mm以上・フィニッシュラインから歯質高径が2mm以上

以上とし，残存壁が全周にあれば4壁残存（クラスI），1壁が欠損していれば3壁残存（クラスII）となり，全周で厚径1mm未満，高径2mm未満であれば，0壁残存（クラスV）と分類する．なお，残存歯質の高径については多くの研究でフェルール効果として1.5～2.0mmが必要とされているが，本ガイドラインでは上限の2.0mmを採用している．

なお，ポストの設置は，単独支台歯でクラスIV以上，ブリッジあるいは部分床義歯の支台歯でクラスIII以上のケースで必要となる．このことは残存歯質量の重要性，さらにどのステージでも可能なかぎり歯質の保存を意識し，可及的にポストの設置を回避することを目指している．

審美性が重視されるオールセラミック修復の場合，可能であれば，修復部位や残存歯質量にかかわらずレジン支台築造を選択し，ポスト保持型であればファイバーポストを併用することが推奨される．

3）鋳造支台築造とレジン支台築造

表3に鋳造支台築造とレジン支台築造との比較を示す．両者はそれぞれの長所と短所とを有しているが，長期間にわたった高いエビデンスは少なく，現状では一概にその良否を論ずることが困難である．残存歯質量の点からみると成形材料であるレジン支台築造のほうが有利であるが，歯肉縁下に及ぶ歯質欠損があるケースでは鋳造支台築造を選択したほうが確実性が高い症例もある．

鋳造支台築造を行った支台歯にオールセラミック修復を行う場合，金属色の遮蔽が必要になる．その場合，遮蔽性の高いアルミナかジルコニアコーピング・フレームのオールセラミッククラウン・ブリッジを選択し，アルミナで0.6mm以上，ジルコニアでは0.5mm以上のコーピング・フレームの厚みを確保すれば審美性に大きな障害をもたらすことがない（図4）．したがって，補綴装置の厚みを考慮して支台歯形成を行えば解決できる可能性が高くなる．

表3 鋳造支台築造とレジン支台築造の比較

	鋳造支台築造	レジン支台築造
健全歯質の保存	×	◎
確実性	○	△
機械的強度	◎	△
象牙質に対する弾性係数	×	○
歯質における応力集中	×	○
吸水性・溶解性	◎	×
審美性	×	◎
歯肉・歯質の着色	△	○
再根管治療の難易度	△	○
金属アレルギー	×	○
経済性	×	△
硬化時収縮	—	有
技工操作	有	無（直接法）
		有（間接法）
来院回数	2回	1回（直接法）
		2回（間接法）

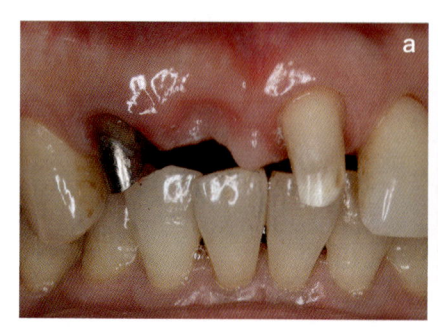

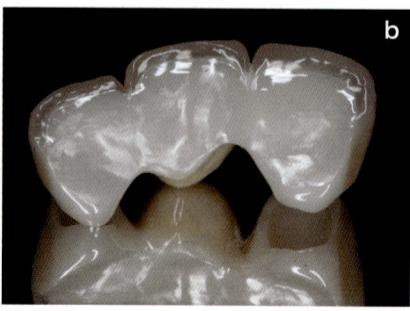

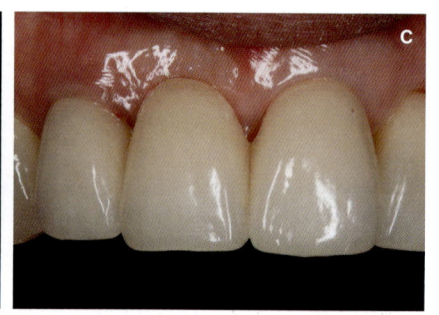

図4　a：②1｜① ブリッジ製作．2|が鋳造支台築造
　　b：2|のジルコニアフレームの厚径を唇側0.5mmで製作するように指示
　　c：②1｜① ジルコニアフレームオールセラミックブリッジのセット

もちろん，変色歯症例においても同様である．また，これらの症例においては，必ず支台歯の情報を正確にラボサイドに伝達する必要がある．

4）レジン支台築造

鋳造支台築造とレジン支台築造との比較（**表3**）をみると，レジン支台築造においては「健全歯質の保存」と「審美性」が特に有利な点であるといえる．また，これらの利点をオールセラミック修復に活用する臨床的視点が必要である．

表4に現在，市販されている主な支台築造用コンポジットレジンの関連製品を含めたシステムを発売年順に示した．1995年に発売されたクリアフィルDCコア（クラレ）以降から，レジンペーストの重合様式はデュアルキュア型を採用した製品が多くなった．しかし，1980年に支台築造用として初めて市販された化学重合型のクリアフィルコア（クラレ）は，化学重合型ボンディングシステムとともに現在でも臨床応用されている．

ボンディングシステムは，デュアルキュア型として1987年にクリアフィルフォトボンド（クラレ）が発売されたが，前処理はリン酸水溶液によるエッチング処理であった．その後，クリアフィルDCコアが発売された際，ボンディングシステムに初めてセ

表4 主な市販支台築造用コンポジットレジンシステム開発の歴史（メーカー名は発売当時の名称）

年	メーカー	支台築造用コンポジットレジン	レジンの重合様式	ボンディングシステム
1980	クラレ	クリアフィルコア	化学重合型	
1984	クラレ			クリアフィルコアニューボンド
1986	クラレ	クリアフィルフォトコア	光重合型	
1987	クラレ			クリアフィルフォトボンド
	三金工業	コアーマックスⅡ	化学重合	コアーマックス ボンディングエージェント
1995	クラレ	クリアフィルDCコア	デュアルキュア型	
1998	クラレ			クリアフィルライナーボンドⅡΣ
2002	ジーシー	ユニフィルコア	デュアルキュア型	ユニフィルコア セルフエッチングボンド
2004	クラレメディカル	クリアフィルDCコア オートミックス	デュアルキュア型	
2006	クラレメディカル			クリアフィルDCボンド
2007	サンメディカル	i-TFCシステム	光重合型	
2009	ジーシー	ユニフィルコアEM	デュアルキュア型	ユニフィルコアEM セルフエッチングボンド
	トクヤマデンタル	エステライトコア クイック	デュアルキュア型	エステライトコア クイック ボンド
2010	DMG（ヨシダ）	ルクサコア Z-デュアル	デュアルキュア型	ルクサボンド
2011	クラレメディカル	クリアフィルDCコア オートミックス ONE	デュアルキュア型	クリアフィルボンドSE ONE
2012	サンメディカル			i-TFCボンド
	松風	ビューティコアシステム	デュアルキュア型	ビューティデュアルボンド
2014	トクヤマデンタル	エステコア	デュアルキュア型	エステリンク
	ビスコ（モリムラ）	コアフロDC	デュアルキュア型	オールボンドユニバーサル
	松風	ビューティコアLC	光重合型	ビューティデュアルボンドEX

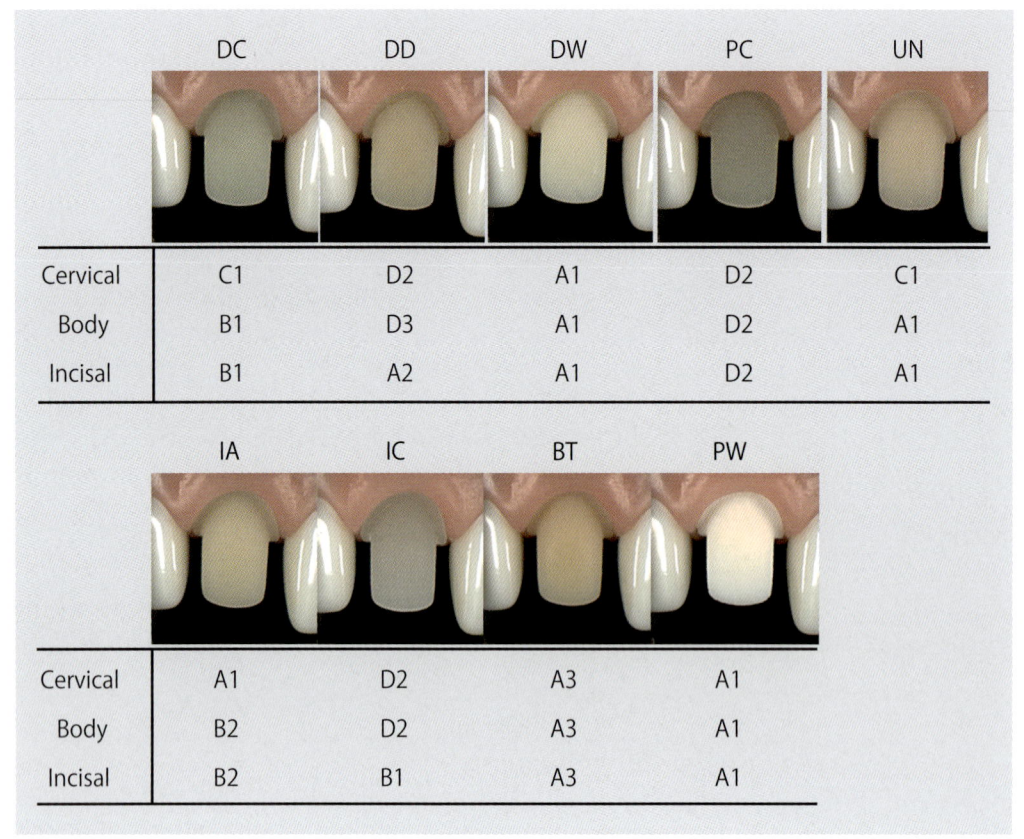

図5 各種レジンペーストを歯科用測色装置 Crystaleye Spectrophotometer (OLYMPUS) を用いて測色した結果を示す．支台歯を歯肉側から切縁側まで3分割（Cervical, Body, Incisal）し，各部位の測色結果を VITA classical Shade Guide の分類で表示している

	DC	DD	DW	PC	UN
Cervical	C1	D2	A1	D2	C1
Body	B1	D3	A1	D2	A1
Incisal	B1	A2	A1	D2	A1

	IA	IC	BT	PW
Cervical	A1	D2	A3	A1
Body	B2	D2	A3	A1
Incisal	B2	B1	A3	A1

ルフエッチングプライマーが採用された．その後に市販された主な支台築造用コンポジットレジンシステムは，すべてセルフエッチングを採用したシステムである．

一方，デュアルキュア型のレジンペーストの練和も，手練和からオートミックス化され操作性が向上した．さらに i-TFC システム（サンメディカル）やビューティコアシステム（松風）では，ポスト用のレジンはポスト孔には填入しやすく，他方，コア用レジンは築盛しやすい操作性とともにポストとコアそれぞれに望まれる機械的性質を備えた 2 種類のコンポジットレジンペーストから構成されている．

また，セルフエッチングシステムも 2 ステップから 1 ステップのシステムが支台築造用でも主流になりつつある．一方，接着前処理としてリン酸水溶液でエッチングを行い，水洗，乾燥するボンディングシステムを有するシステムが現在でも市販されている．さらに同じセルフエッチングシステムでも製品によって，含まれる成分や象牙質接着のコンセプトに違いがある．したがって，処理時間，光照射の時間，エアーブローの方法などに相違があり，各システムの使用方法をよく理解したうえで臨床応用する必要がある．

また，特に透光性の高いオールセラミックスのシステムを選択するケースでは，レジン支台築造自体の色が少なからず影響する場合がある．各種システムのレジンペーストにはそれぞれ特徴的な色調があるため，各システムの色の差を理解しておく必要もある（図 5，表 5）．

表5 測色した各種支台築造用コンポジットレジンペースト

製品	メーカー	略号
クリアフィル DC コア	クラレノリタケデンタル	DC
クリアフィル DC コア　オートミックス　デンティン	クラレノリタケデンタル	DD
クリアフィル DC コア　オートミックス　ホワイト	クラレノリタケデンタル	DW
クリアフィルフォトコア	クラレノリタケデンタル	PC
ユニフィルコア	ジーシー	UN
i-TFC コアレジン　A2	サンメディカル	IA
i-TFC コアレジン　クリア	サンメディカル	IC
ビルトイット FR　A2	ペントロン	BT
ParaCore　White	COLTENE	PW

5）ファイバーコア（ファイバーポスト併用レジン支台築造）

　レジン支台築造で併用される既製ポストの役割は，象牙質に比較して曲げ強さが約2/3程度と低い支台築造用コンポジットレジンの補強が主なものである．既製金属ポストとファイバーポストともにその役割は同じである．しかし，高い破折強度と剛性を目指した既製金属ポストは，弾性係数が象牙質の5倍以上ある製品もあり，その高い剛性が原因で外力により歯根に過度な応力集中が生じ，歯根破折が発生する可能性がある．そこで歯根破折を回避するために，象牙質の弾性係数に近似した既製ポストとして1989年にカーボンファイバーによるファイバーポストが登場した．本邦では現在グラスファイバーとレジン系マトリックスで構成されたファイバーポストが臨床使用されている．

　表6にファイバーポストの特長を示す．歯根破折の対策として金属材料に比較して象牙質に近似した弾性係数を有することが一番の特長であるが，オールセラミック修復を含めたジャケットクラウンの審美性の向上，あるいはメタルフリーの獲得などがあげられ，臨床的に有用性の高い既製ポストである．また，コア部の曲げ強さを向上させる必要がある症例では，複数本のファイバーポストを使用してコア部の補強を図ることが推奨される（図6）．

表6 ファイバーポストの特長

弾性係数が象牙質に近似しているため，応力集中が起こりにくい
レジンセメントやレジンコア材料との接着性に優れている
白色または半透明であるため，ジャケットクラウンの審美性が向上する
腐食抵抗性が高く，歯質の変色が起こらない
支台歯形成に起因するメタルタトゥーが生じない
メタルフリーを獲得することが可能である
金属ポストに比較して容易に削り取ることができるため，再根管治療時の歯質喪失が少ない

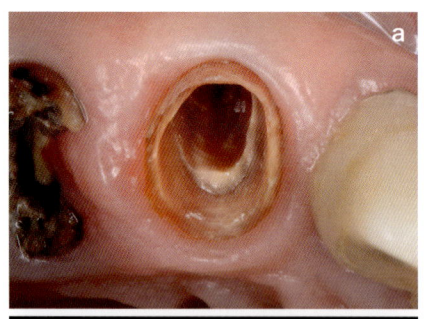

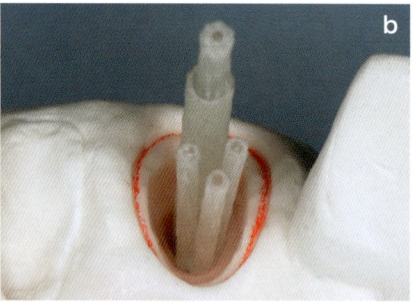

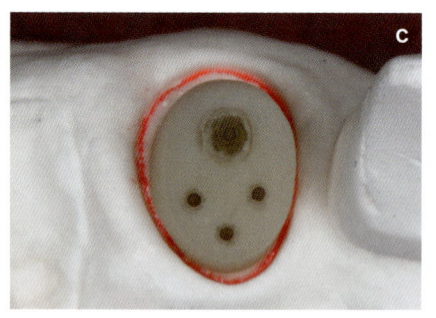

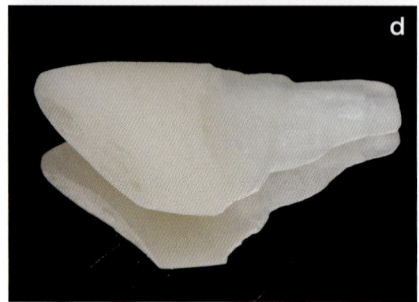

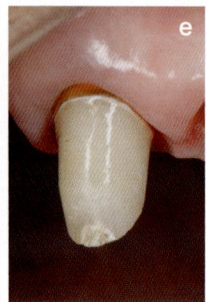

図6 a：3̲｜築造窩洞形成終了．ポスト保持型の間接法レジン支台築造でコアの補強のため複数のファイバーポストを併用する設計
b：i-TFC ポスト（サンメディカル）を4本併用したレジン築造体を製作するため，ポストの試適
c：i-TFC システムのポストレジン，コアレジンを使用．4本のポストの位置が確認できる
d：完成した4本のファイバーポストを併用したレジン築造体
e：スーパーボンド（ポリマー粉末：混和ラジオペーク，サンメディカル）で接着，支台歯概形成後

支台歯形成

　オールセラミック修復における支台歯形成に関しては，基本的原則が提示される（図7）[2]．また，オールセラミック修復のための支台歯形成用ダイヤモンドポイントがセットとして市販されている（図8）．支台歯形成としては，セラミックスの破折への対策として，補綴装置自体の厚みが均一になり，支台に角な部分がなく丸みを帯びた滑らかな面形成が必要とされている（図9）．

　製作法の違いによって，さらに選択される修復システムによって支台歯の形成量や，マージン形態が異なるので注意が必要である．支台歯形成の視点からは，CAD/CAMシステムで強度の高いジルコニアやアルミナを使用するシステム（ノンシリカ系）と，それらに比較すると強度の点で劣るプレッサブルセラミックのプレス法などによるシステム（シリカ系）とに大別することができる．

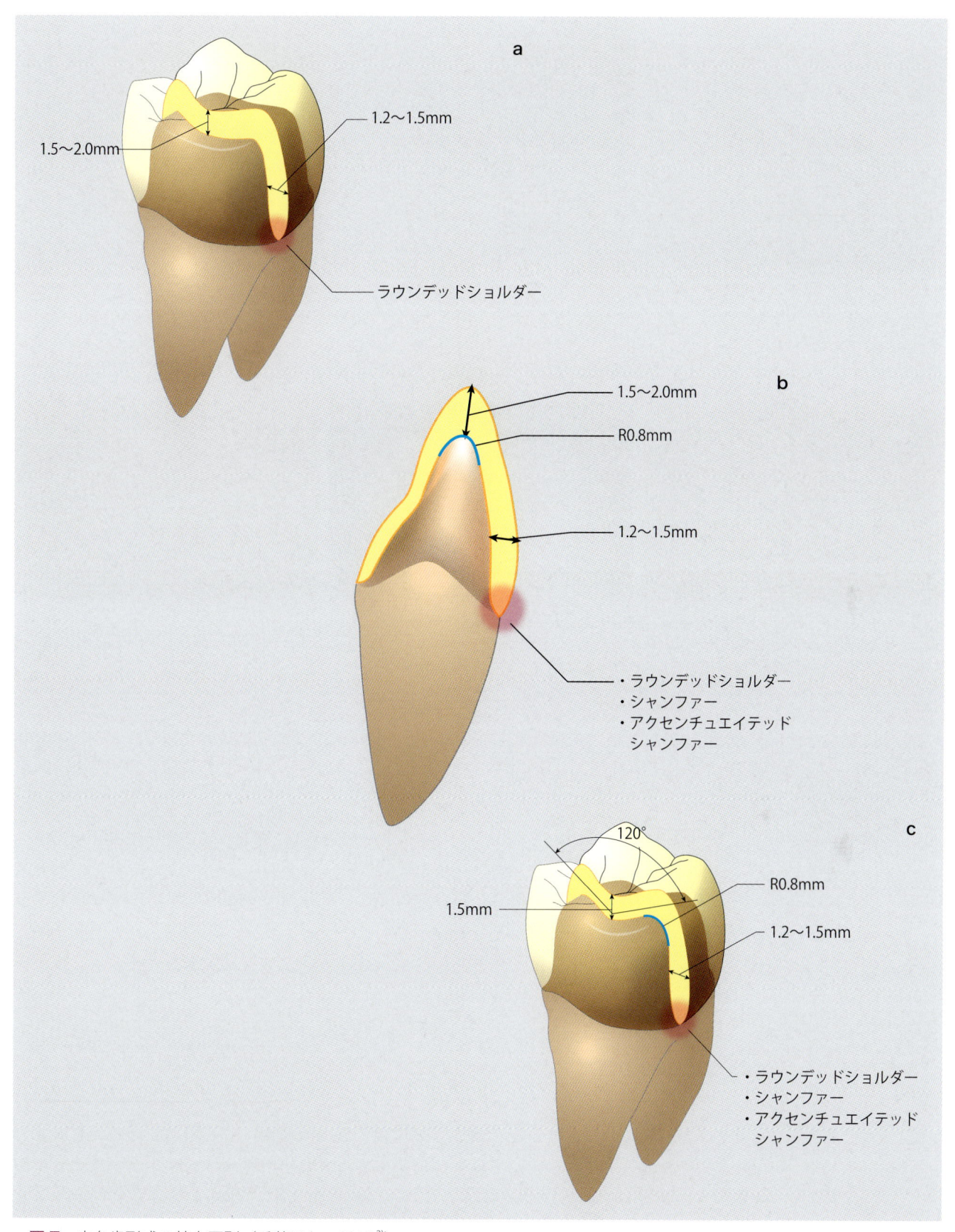

第3章　失敗しないための臨床応用のポイント

図7　支台歯形成の基本原則（千葉ほか，2010[2]）
　　a：シリカ系オールセラミックスの支台歯形成
　　b：ノンシリカ系オールセラミックスの支台歯形成（前歯）
　　c：ノンシリカ系オールセラミックスの支台歯形成（臼歯）

77

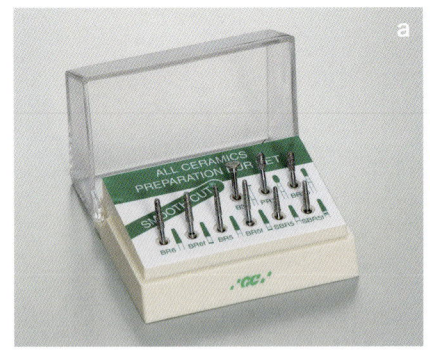

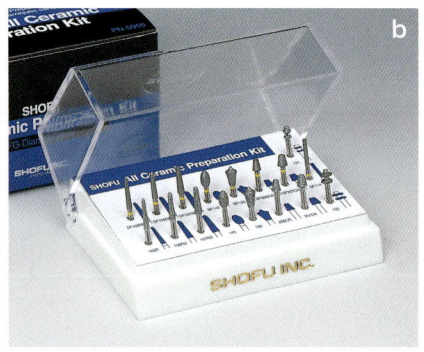

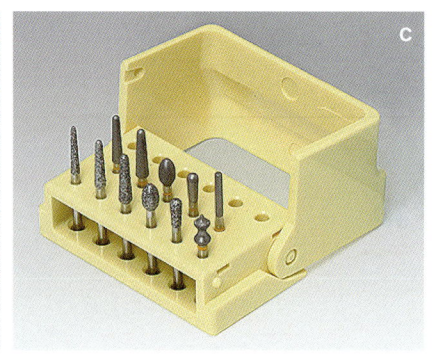

図8　a：オールセラミックス プレパレーション バーセット（ジーシー）
　　　b：オールセラミック プレパレーションキット（松風）
　　　c：CAD/CAM プレパレーションキット（松風）

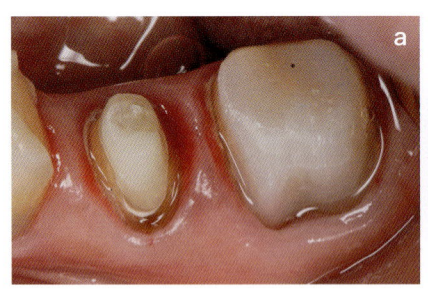

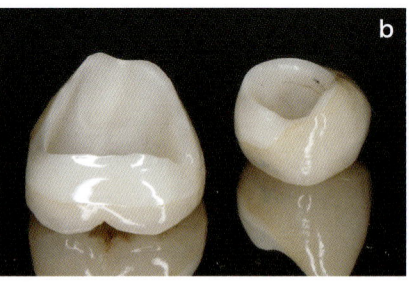

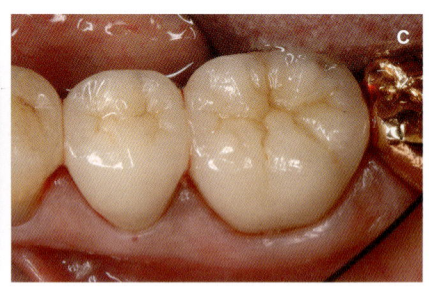

図9　a：└5 6┘の丸みを帯びた滑らかな支台歯形成を意識して支台歯形成
　　　b：製作したジルコニアコーピングオールセラミッククラウン
　　　c：補綴装置の装着時

1) シリカ系

　ノンシリカ系と比較すると強度が低いシステムである．したがって，破折への対策として厚みを確保する必要があり，咬合面は1.5〜2.0mm，軸面は1.2〜1.5mm，マージン形態は全周ラウンデッドショルダーやヘビーシャンファーが推奨される（図10）．
　これらのマージン形態は，歯質の削除量が増加，遊離エナメル質の残存あるいはアンダーカット部の存在などに注意が必要である．

2) ノンシリカ系

　CAD/CAMシステムで製作されるフルジルコニアやそれに準じたシステムの場合，マージン形態がナイフエッジで軸面の形成量が最小0.2mmでも問題がないとされているシステムもある．もちろん，高強度のジルコニアの使用を前提とし，審美性の要求は高くない部位の大臼歯に限られる．しかし，生活歯あるいはクリアランスが確保できず，十分な形成量が得られない症例などで選択することができる（図11）．なお，ナイフエッジのマージン形態では連続的な明確なフィニッシュラインが示せないというデメリットがあるため，シャンファー形態を推奨する．

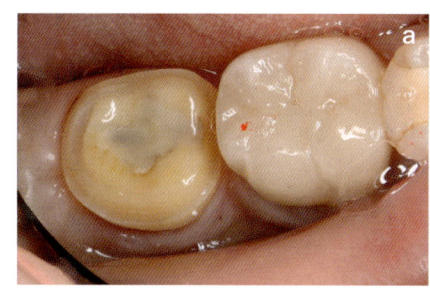

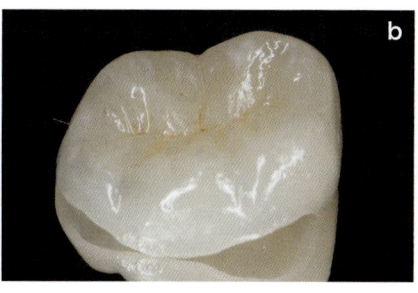

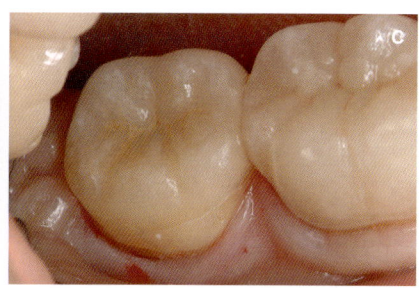

図10 a：7̄のマージン形態をラウンデッドショルダーとして歯肉縁上にフィニッシュラインを設定
b：製作したシリカ系の IPS e.max クラウン
c：装着後

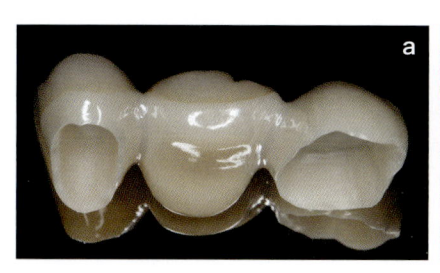

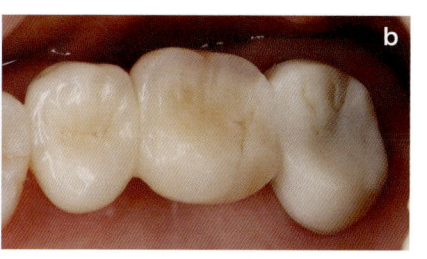

図11 a：⑤6⑦ブリッジ．7̄ は生活歯で形成量が十分に確保できず，フレームとしてフルジルコニアを用いている．マージン形態はライトシャンファーとしている
b：7̄ はクリアランスの問題から前装陶材がないため，色調的に劣る

　一方，CAD/CAM システムで製作されたジルコニアやアルミナのコーピングやフレーム上に陶材を築盛するオールセラミック修復のケースでは，審美性を獲得するために唇頬側のマージン形態はラウンデッドショルダーあるいはヘビーシャンファーとする．一方，舌口蓋側は，適合性が高いジルコニアやアルミナのコーピングマージンで問題が生じないところから，シャンファー形態で形成することができる（図12）．これは，陶材焼付冠と同様なマージン形態であり，ジルコニアフレームのオールセラミッククラウンでは陶材焼付冠より必ずしも歯質削除量が多いということはない．

　また，CAD/CAM システムでは，支台歯形態の測定法として接触式プローブとレーザーによる非接触式のタイプがあるが，いずれも測定には制限が生じる．また，ブロックからコーピングあるいはフレームを削り出す際に，使用するドリル径の制限があるために，隅角の整理が必要となる．このように，選択する各種 CAD/CAM システムで推奨されている形態をよく理解したうえで支台歯形成を行う必要がある．

3）根管処置歯の支台築造での対応

　根管処置歯の場合，間接法のレジン支台築造を選択することによって，適切なクリアランスを作業模型上で付与することができるという利点がある（図13）．

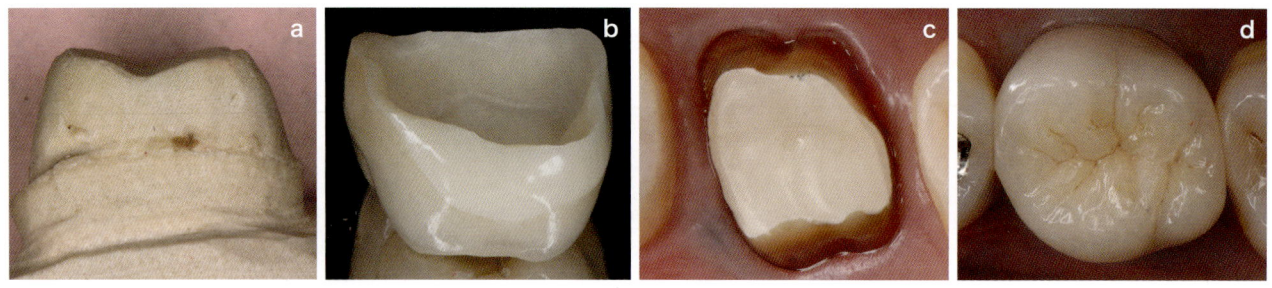

図12 a：⌊6 歯型．頬側（左側）はヘビーシャンファー，口蓋側（右側）はシャンファー
　　b：製作したジルコニアコーピングオールセラミッククラウン（左側が頬側）
　　c：支台歯咬合面観
　　d：ジルコニアコーピングオールセラミッククラウン装着後の咬合面観

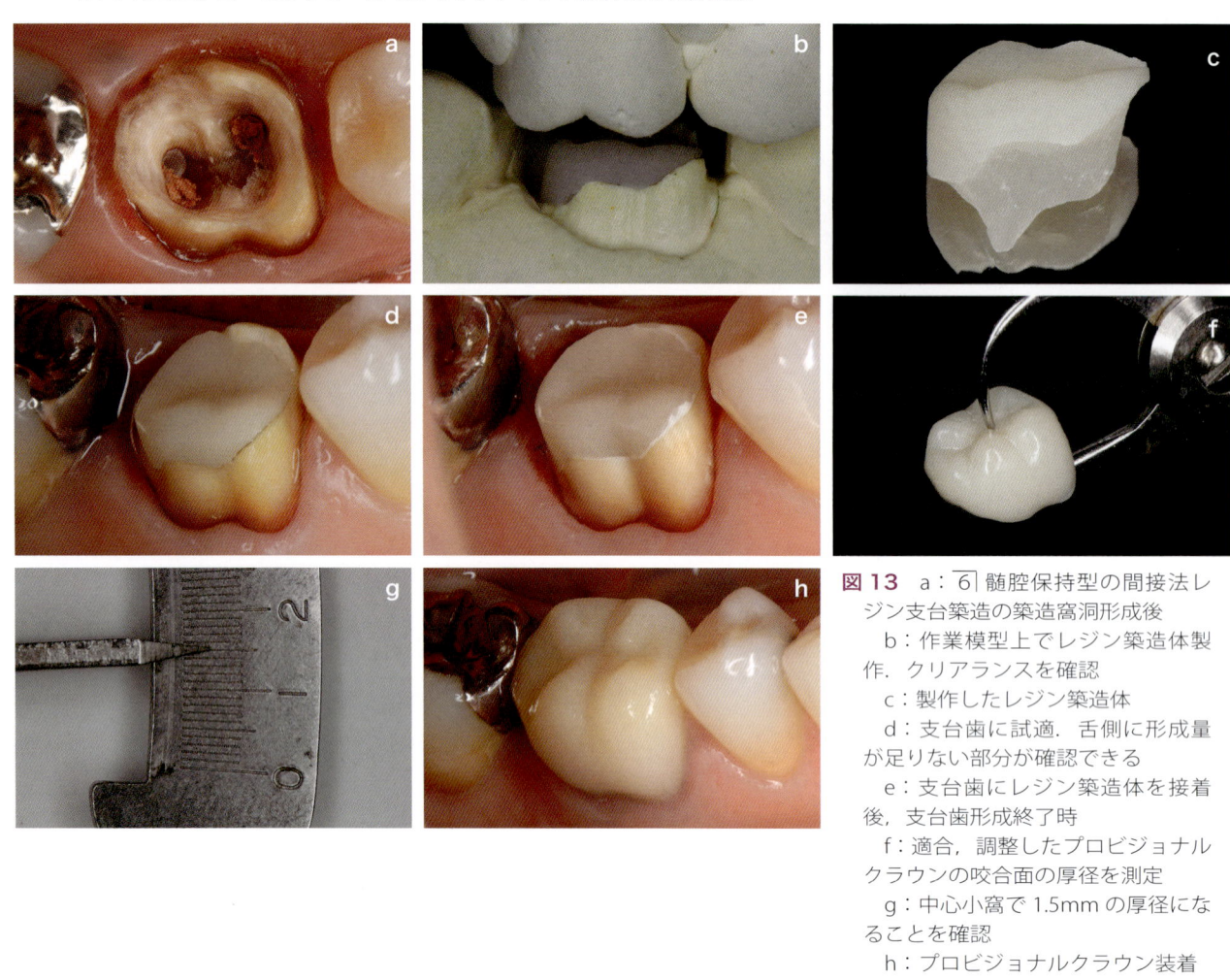

図13 a：⌈6 髄腔保持型の間接法レジン支台築造の築造窩洞形成後
　　b：作業模型上でレジン築造体製作．クリアランスを確認
　　c：製作したレジン築造体
　　d：支台歯に試適．舌側に形成量が足りない部分が確認できる
　　e：支台歯にレジン築造体を接着後，支台歯形成終了時
　　f：適合，調整したプロビジョナルクラウンの咬合面の厚径を測定
　　g：中心小窩で1.5mmの厚径になることを確認
　　h：プロビジョナルクラウン装着

プロビジョナルレストレーション

　同義語であるテンポラリークラウンブリッジは，プロビジョナルレストレーションに比較すると「暫間的」な意味合いが強い．「プロビジョナルレストレーション」は，さらにその機能や形態を最終的な補綴装置に反映させるための設計図としての役割を意識した用語といえる．

歯冠補綴の治療ステップにおいて，プロビジョナルレストレーションの位置づけは重要である．特に歯冠色修復，すなわち審美修復であるセラミック修復において，機能面と審美性を具現化するために行われるプロビジョナルレストレーションで得られる情報量は少なくなく，一連のステップのなかで重要な位置づけといえる．

　表7にプロビジョナルレストレーションの目的を示す．このなかで，特にオールセラミック修復において，最終補綴装置の設計指針となることを強く意識する必要がある．患者と歯冠形態に関する十分な合意を図ること，支台歯の形成量の確認あるいは辺縁歯肉の反応など，有益な情報を得ることができる．また，患者の高い満足を得るため，プロビジョナルレストレーションの重要性を患者にも明確に伝達して十分な理解を得る必要があり，ひいては術後のトラブルの回避にも有効となる．このように考えると，プロビジョナルレストレーションの調整に要する時間は，チェアタイムとして最も多く割かれてもよいステップである（**図14**）．

表7　プロビジョナルレストレーションの目的

- 外来刺激からの保護
- 歯質破損の防止
- 支台歯の汚染防止
- 口腔機能の回復
- 審美性の回復
- 歯周組織の保護
- 歯列の保全
- 対合歯の挺出防止
- 歯肉圧排
- 咬合採得の指標
- <u>最終補綴装置の設計指針</u>

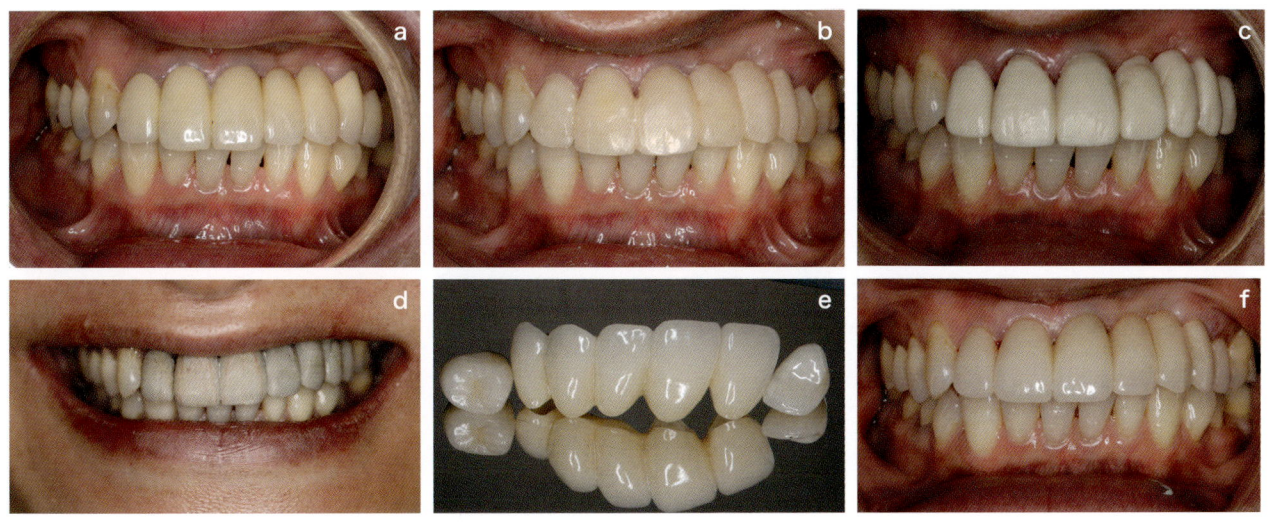

図14　a：②①｜①②③④⑤前装ブリッジの形態不良を主訴として来院
　　　b：計11回，患者の希望を聞きながらプロビジョナルの形態修正を繰り返す
　　　c：患者の同意を得たうえで，印象採得後，メタルフレーム上にワックスアップを行い，最終的な形態の確認
　　　d：ラボサイドに装着時の正面観写真を提供して情報共有
　　　e：完成したジルコニアフレームオールセラミックブリッジとジルコニアコーピングオールセラミッククラウン
　　　f：ブリッジとクラウン装着．患者の高い満足が得られた

印象採得

　高い審美性を要求されるオールセラミック修復は，通常歯肉縁下にフィニッシュラインが設定される．オールセラミック修復にかぎらず，印象採得の成否は，支台歯形成と支台歯の周囲組織のマネージメントに影響を受ける．辺縁歯肉に炎症があれば，エアー乾燥時に辺縁歯肉からの出血などによって精密印象採得が困難となる．健康な辺縁歯肉を獲得して，歯周組織と調和した補綴装置を装着するべきである．そのために，プラークコントロールとともにプロビジョナルレストレーションが重要であり，印象採得前に十分な準備をするべきである（図15）．

　印象採得の目標は，優れた寸法精度と細部再現性である．日常臨床における印象採得において，使用頻度として高い弾性印象材はゴム質とハイドロコロイド印象材がある．印象精度からみるとゴム質が優れており，なかでも付加型シリコーンゴム印象材が高頻度で選択されている．一方，寒天・アルジネート連合印象でも印象採得後に直ちに石膏を注入するなどの基本的留意事項が守られれば，臨床的許容範囲の精度が得られることは知られている．

　歯肉縁下の印象採得に関してはハイドロコロイド印象材では，ちぎれなどを生じる場合がある．また，シリコーンを用いたガム模型が必要な症例や，副歯模型法で作業模型を製作する場合では，石膏の二度注ぎが可能なシリコーンゴム印象材が選択される．

　歯肉縁下にフィニッシュラインを設定した場合，歯肉圧排が必要となる．これには，圧排コード（図16），個歯トレー（図17）あるいは両方を併用する方法がある．これらは，症例に応じて選択されることになる．

図15　a：2 1｜1 2 プレッサブルオールセラミッククラウン．マージン部不適合，形態不良であり辺縁歯肉腫脹が認められ，プロービング時出血した
　b：1｜1 を新製することとなり，｜1 支台築造から再治療．プロビジョナルレストレーション中の 1｜1 支台歯
　c：複数回のプロビジョナルクラウン調整と歯周治療により，プロービング時の出血（－）となり，印象採得が可能
　d：1｜1 オールセラミッククラウン装着

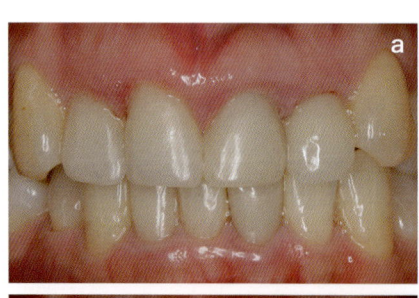

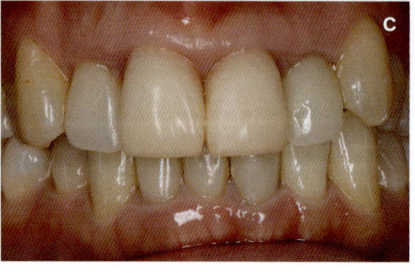

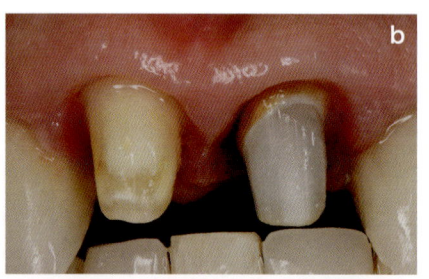

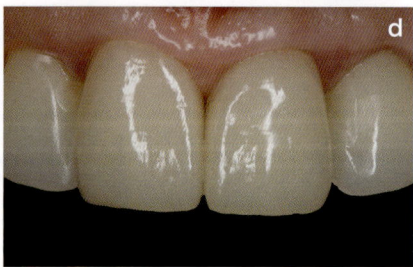

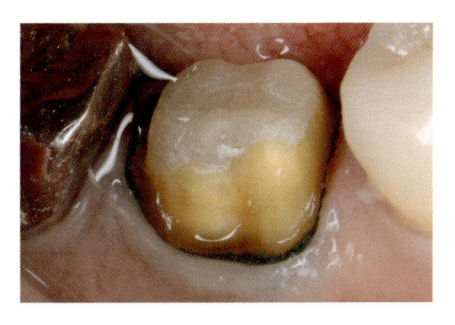

第3章　失敗しないための臨床応用のポイント

図16　圧排コード（シングルコードテクニック）を用いて歯肉圧排を行う

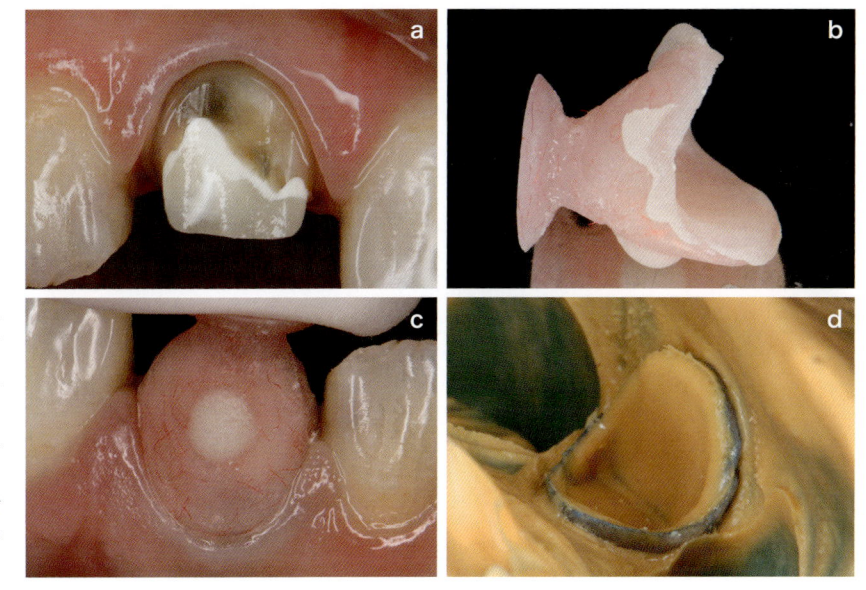

図17　a：印象採得直前の支台歯（1̲|）
　b：個歯トレーを用いて常温重合レジンでマージン部の圧接を行った
　c：余剰部を除去，調整して支台歯に個歯トレーを試適
　d：個歯トレー内のシリコーンゴム印象材の量が少なくなるため，精度の高い印象採得ができる

チェアサイドとラボサイドとのコラボレーション

　高い審美性が要求されるオールセラミック修復では，色および形態に関する情報をチェアサイドとラボサイドで共有することが重要となる．特に，外注技工の場合，技工指示書に書かれた内容だけでは伝達すべき情報が不足する可能性がある．
　最終的なプロビジョナルレストレーションの模型，シェード情報，顔貌，歯列あるいは支台歯などについて写真や歯科用測色装置を用いた記録を得る．特に口腔内写真によってもたらされる情報は，オールセラミック修復では必須といえる（**図18**）．

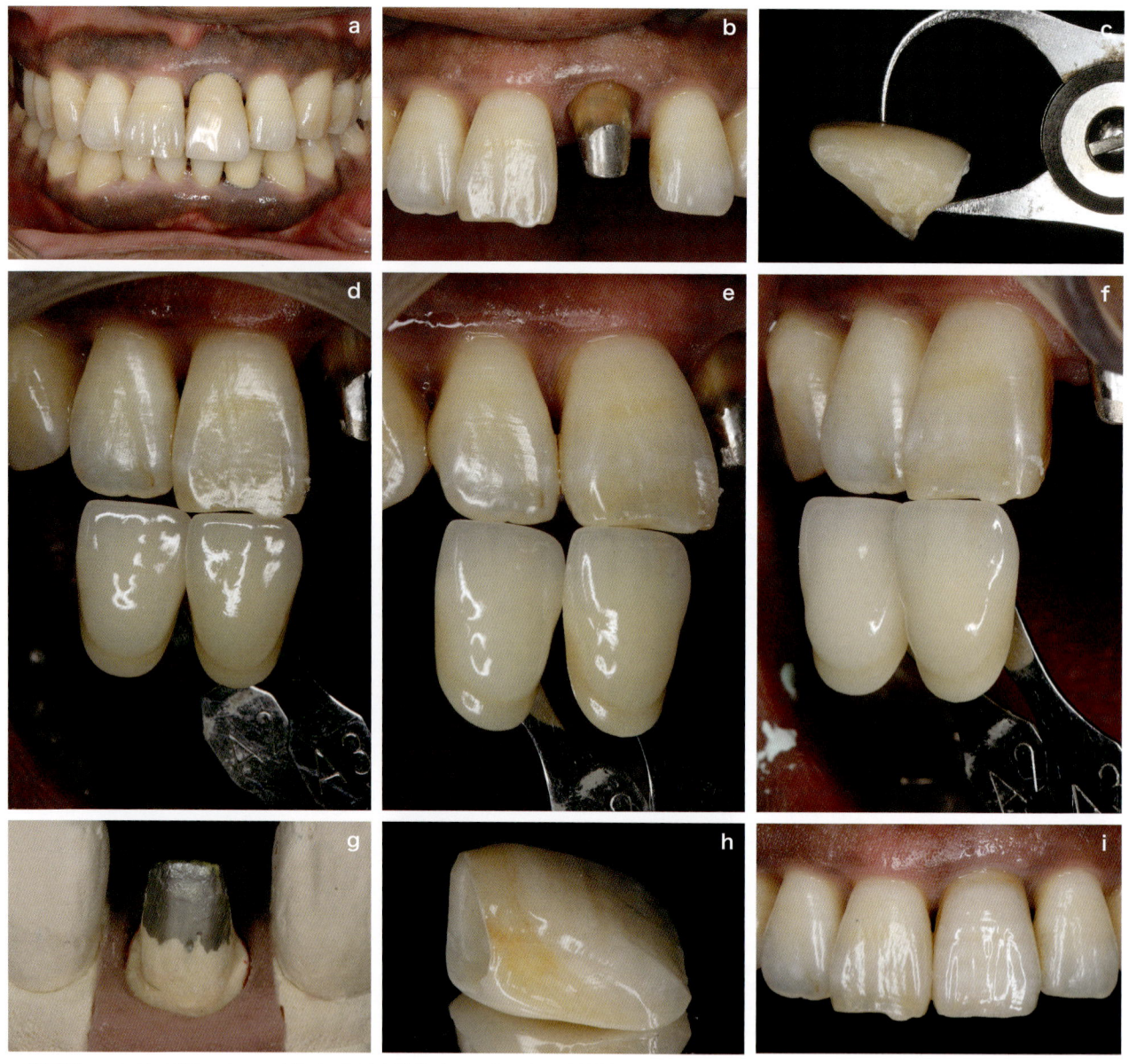

図18　a：1| ブラックマージンによる審美障害．1歯のみの補綴ケースでは，ラボサイドとの情報共有が重要となる
　　　b：鋳造支台築造は除去せずにプロビジョナルレストレーション後の支台歯
　　　c：金属色の遮蔽のため，プロビジョナルクラウンの厚径を測定
　　　d：乾燥による色調の影響を避けるため来院直後に写真撮影
　　　e：フラッシュの影響などを考慮して角度を変えて複数の写真を撮影する
　　　f：シェードガイドのシェード番号を入れて写真撮影
　　　g：支台歯の写真を参考に，ラボサイドで歯型に金属色の部分を着色
　　　h：完成した 1| ジルコニアフレームオールセラミッククラウン
　　　i：高い審美が得られた

文　献

1) 坪田有史．接着と合着を再考する－支台築造を中心に－．補綴誌．2012；**4**(4)：364-371．
2) 千葉豊和，小峰　太編．補綴臨床別冊／オールセラミックス・プレパレーション　支台歯形成の理論と実際．医歯薬出版，2010．

第3章 失敗しないための臨床応用のポイント

2 症例にみる注意点

岡村光信

前歯部単冠

1）変色歯への対応

　生活歯あるいはファイバーポストコアを装着した歯は，支台歯への透過性を期待してガラスセラミックスが第一選択となる（図1～3）．しかし，変色の度合が強い，あるいはメタルコアを装着した歯（取り除くことができない場合）は，変色した歯の色や金属色を遮蔽可能な材料を考えなければならない．

　このような症例では100％アルミナ材料のProcera（Nobel Biocare）やinCoris Alumina（Sirona），70％アルミナ材料のIn-Ceram（VITA）を用いたコーピングの製作および陶材の築盛による前装などが考えられる．また，アルミナ，ジルコニアほどのマスキング効果はないがガラスセラミック材料のIPS e.max CAD LT，IPS e.max Press（Ivoclar Vivadent）なども選択肢となる（図4，5）．

　変色歯にガラスセラミック材料を選択した場合，クラウン唇側面の厚みそしてさらに使用するセメントを考慮しなければならない[1～4]．IPS Empressではセラミックスの厚さ2mm以上とすれば支台歯の色に左右されず，また厚さが1mmのときも，セメントの厚さが0.1mmまたは0.2mmあっても色の大きな変化はないとされている[1]．変色歯へのラミネートベニア修復では，ガラスセラミック材料の厚さが0.3～1.0mmの

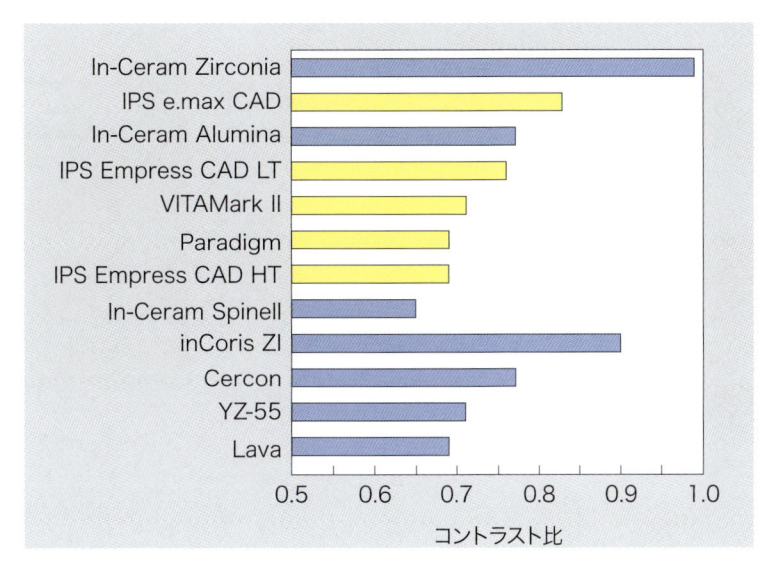

図1　オールセラミックレストレーションコア用ポーセレンの透過コントラスト比
（Alkhunaizi R et al. Translucency comparison of CAD/CAM materials. Abstr No.3154, 86th IADR Tolonto, 2008をもとに作成）

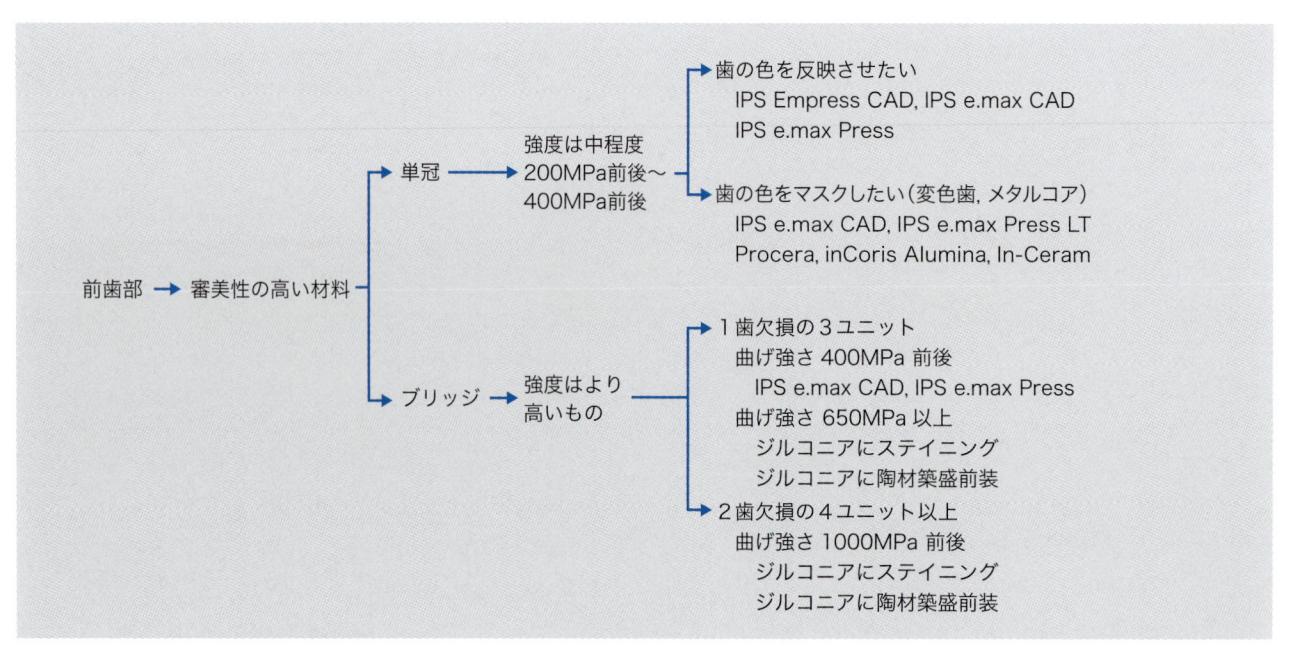

図2 前歯部オールセラミック修復のフローチャート
（**図1**および50頁**表1**も参照）

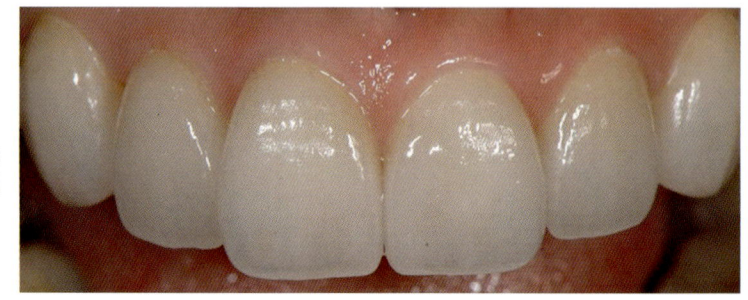

前歯部 → 審美性の高い材料
- 単冠 → 強度は中程度 200MPa前後〜400MPa前後
  - 歯の色を反映させたい
    IPS Empress CAD, IPS e.max CAD
    IPS e.max Press
  - 歯の色をマスクしたい（変色歯, メタルコア）
    IPS e.max CAD, IPS e.max Press LT
    Procera, inCoris Alumina, In-Ceram
- ブリッジ → 強度はより高いもの
  - 1歯欠損の3ユニット
    曲げ強さ 400MPa 前後
    IPS e.max CAD, IPS e.max Press
    曲げ強さ 650MPa 以上
    ジルコニアにステイニング
    ジルコニアに陶材築盛前装
  - 2歯欠損の4ユニット以上
    曲げ強さ 1000MPa 前後
    ジルコニアにステイニング
    ジルコニアに陶材築盛前装

図3 生活歯におけるラミネートベニア，フルクラウンの装着

透光性の高いガラスセラミック材料 IPS e.max Press HT を使って，切縁部はカットバック陶材築盛による．支台歯の天然歯の色を反映させながら，審美性の高い修復となった（ 3 2 | 3 がラミネートベニア）

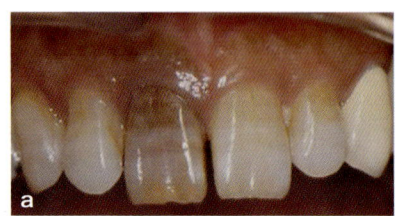

a：歯冠形態が完全でシビアな変色歯

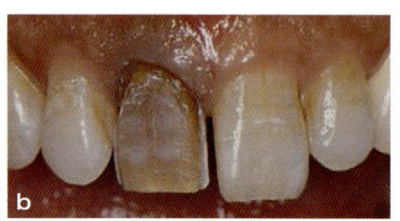

b：エナメル質の範囲内でラミネートベニアの形成

c：ラミネートベニアにより，変色歯はマスキングされている

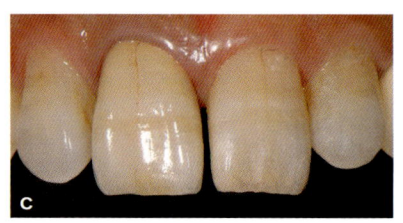

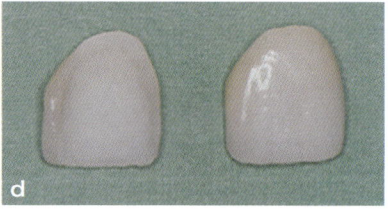

d：左は厚さ 0.3mm の Procera コーピング，右は陶材前装がほどこされたもの

図4 変色歯におけるラミネートベニア

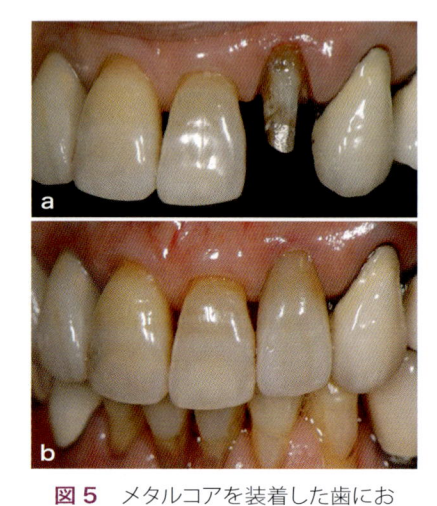

図5 メタルコアを装着した歯におけるクラウン

IPS e.max Press のガラスセラミック材料で，唇側が厚さ約 2mm 以上のクラウン

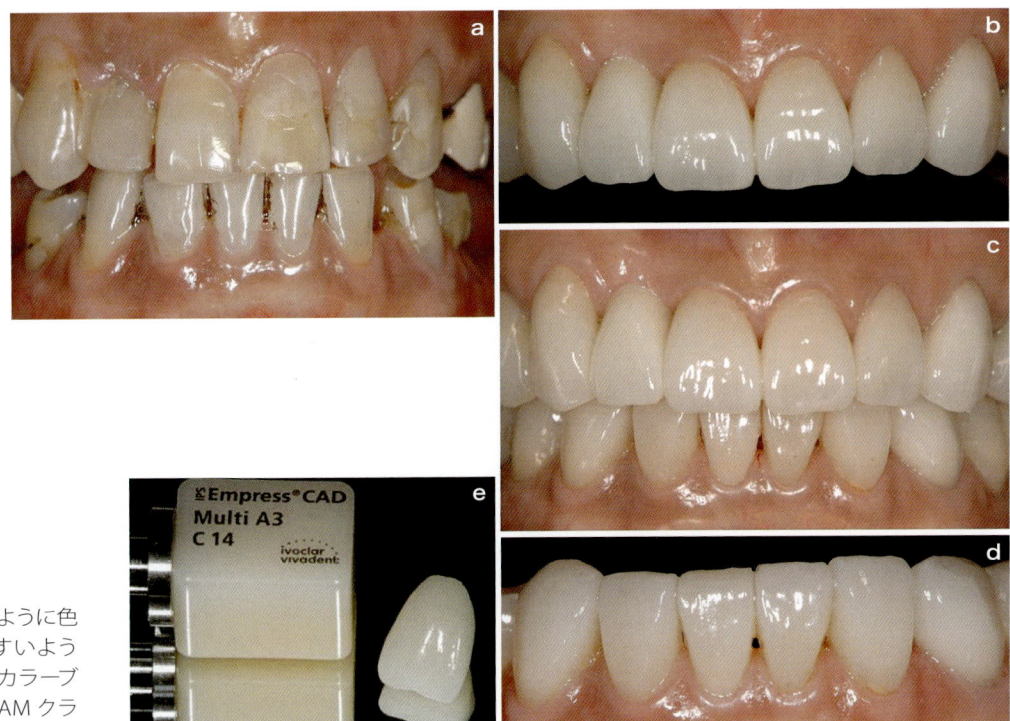

図6 上下顎6前歯のように色がコントロールしやすいような症例では，マルチカラーブロックによるCAD/CAMクラウンも有効な方法

ような場合はその適応とはならない[2]．一方，厚さ0.3mmの100％アルミナ材であるProceraコーピングに陶材前装を施し，全体の厚みを0.7mmとしたラミネートベニア修復のとき，マスキング効果があるとされている[3]．

患者が歯の切削を嫌がる場合，接着が可能な酸化物セラミックスであるアルミナ材料（Procera，In-Ceram）[4]のコーピングに陶材前装を施す方法が選択される．また，ガラスセラミック材料のIPS e.max CAD LTを使用し，1.5mmの厚みでレジンセメントの色ホワイトオペーク（Multilink white opaque, Ivoclar Vivadent）を用いれば，シルバーパラジウムのメタルコアに対してもマスキングの効果があるとされている[5]．

以上のことから，修復のデザイン，使用するセラミック材料と，その厚み，セメントの色と厚みなどが，マスキング効果の大きな要素となる．

2）6前歯へのCADマルチブロックの使用

単冠材料には歯頸部から咬合面（切縁）に向かって次第に透明感のあるものがあり，多数歯を修復する際には，時間の短縮と均一的な補綴装置が得られる．このようなCAD/CAMブロックを使用するのもよい（図6）．

3）咬合関係による材料の選択

咬合関係を考慮しなければいけないのは，上下前歯切端咬合などである．前歯における審美修復ではガラスセラミック材料が第一選択であるが，前装陶材を用いて歯冠の切縁に透明感を出そうとすると，前装陶材の曲げ強さは120MPa前後であるので，チッピングや破折の危険性が高くなる．このような症例では，曲げ強さ，破壊靱性の高いリ

チウム２ケイ酸含有のガラスセラミックスの IPS e.max CAD, IPS e.max Press（360～400MPa）を使用し，フルカントゥアクラウンにステイニングを施すとよい（**図7**）．

前歯部ブリッジ

前歯部ブリッジは，一歯欠損の 3 ユニットブリッジであれば IPS e.max CAD あるいは IPS e.max Press などのガラスセラミック材料が選択される（**図8, 9**）．

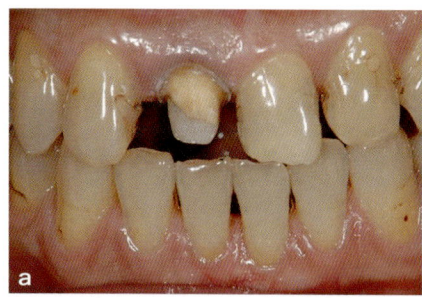

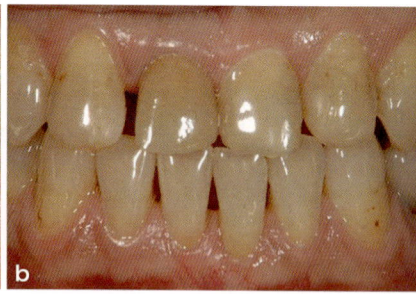

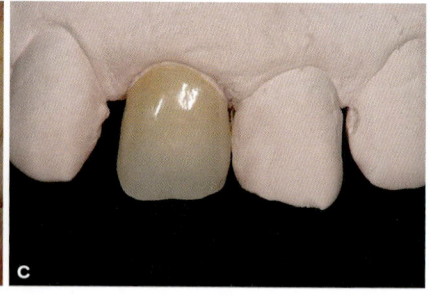

図7 ガラスセラミック材料 IPS e.max Press のフルカントゥアクラウンで，ステイニングのみ施した

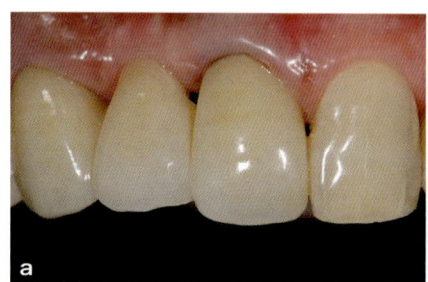

a：IPS e.max Press のガラスセラミック材料で，唇側が厚さ約 2mm 以上

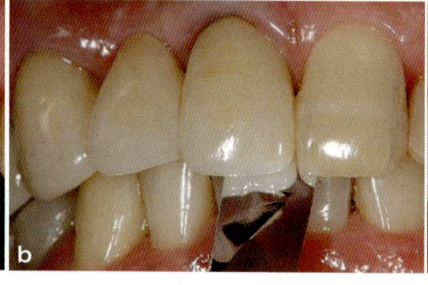

b：前歯部修復については，必ずアンテリアカップリングをつくる．12μm の厚みのオクルーザルレジストレーションストリップスが抜ける程度

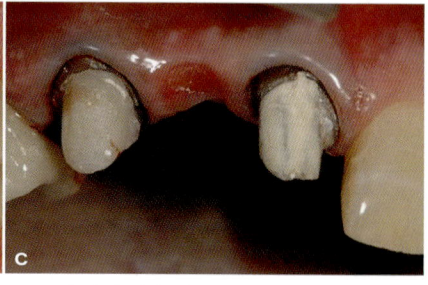

c：支台歯中切歯のメタルコアに接着処理し，オペークレジンが施されている

図8 前歯部ブリッジ

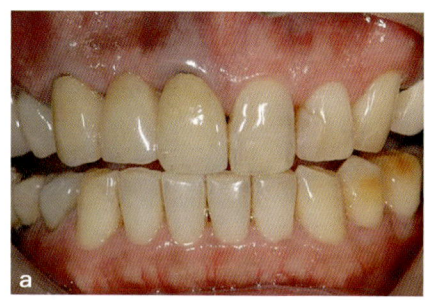

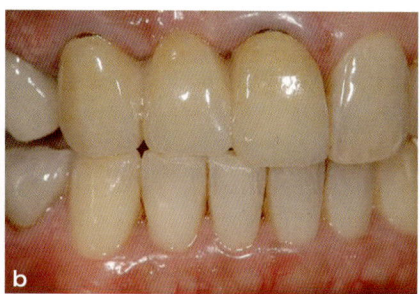

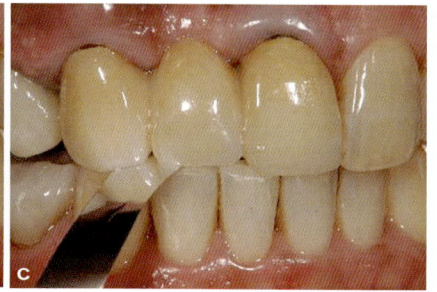

図9 前歯部ブリッジの再製作
オールセラミックブリッジの典型的な失敗である接合部（3 2|間）の破折のため，再製作したもの．破折したブリッジでは作業側のガイドが 2|のポンティックであったことと，アンテリアカップリングが付与されていなかったため咬頭嵌合位での接触が緊密であったことなどが失敗の理由として考えられる．今回，咬合関係は慎重に調整し，側方運動のガイドは 3 2|とし，2|の歯冠形態よりガイドを優先させた

第３章　失敗しないための臨床応用のポイント

　特に運動時におけるポンティック接合部にかかる咬合力の分散には，注意を要する．小臼歯部，大臼歯部では，ポンティック接合部の断面積や大きさなどが問題点であるように，前歯部では運動時に大きな力が加わることも留意したい．
　欠損部が犬歯である症例は注意を要する．できれば複数歯によるガイドも検討し，犬歯ポンティックへの過大な負担を軽減することも考慮する．材料的に強度が十分であるのはジルコニアで，陶材築盛あるいは加圧成形法による前装陶材とジルコニアの組み合わせなどの方法が，現時点では審美性をよくする選択と考える（図10～12）．また，２歯欠損の前歯ブリッジや前歯動揺歯の固定では，ジルコニアフレームオールセラミックブリッジが従来の陶材焼付冠によるブリッジに代わるものとなる．
　今後，PSZ系の高透光性ジルコニアブロックが市販されれば，フルジルコニアブリッジを用いてステイニングを併用することで，審美性の高い補綴装置が得られるであろう．

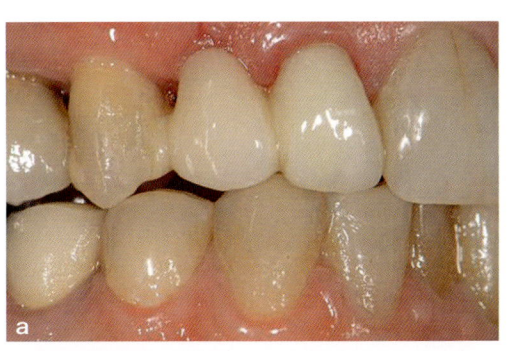

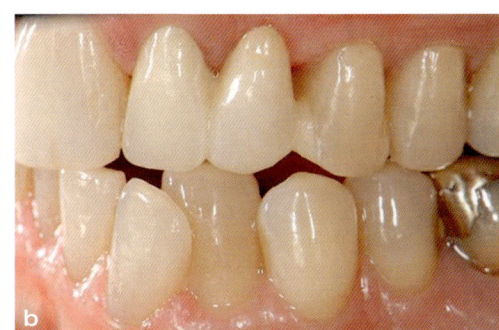

a,b：左右ともガイドは234のグループファンクションである

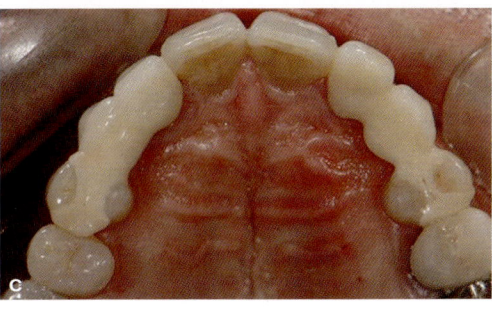

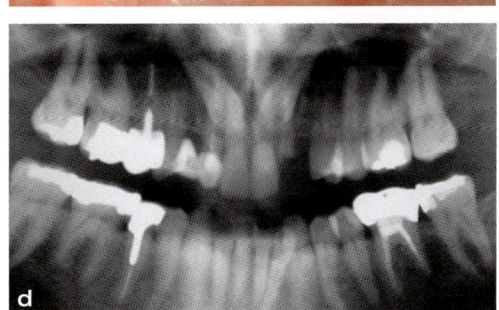

c,d：上顎左右の犬歯は完全埋伏歯であるため，抜歯できないかぎりインプラントの適応にはならない

図10　前歯部ブリッジ
　　　　ブリッジのフレームはジルコニアで加圧成形法による陶材前装を行った

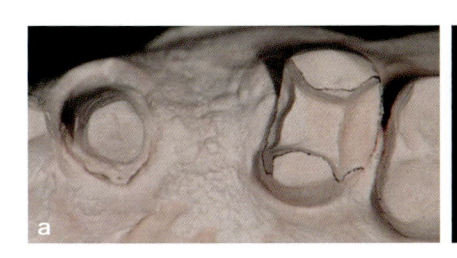

a：支台歯の状態

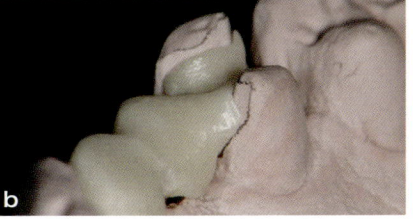

b：接着面となるエナメル質を残している

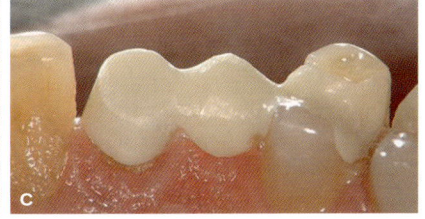

c：ジルコニアフレームの陶材前装前の口腔内試適

図11　前歯部ブリッジ
　　　ジルコニアの接着力の耐久性は信頼性がないため，前装陶材である加圧成形材料のガラスセラミックスの接着力に期待して，エナメル質の部分をガラスセラミックスにした．同時に，ブリッジ接合部の面積をできるだけ大きくするジルコニアフレームのデザインとした．本症例は装着後，５年を経過した

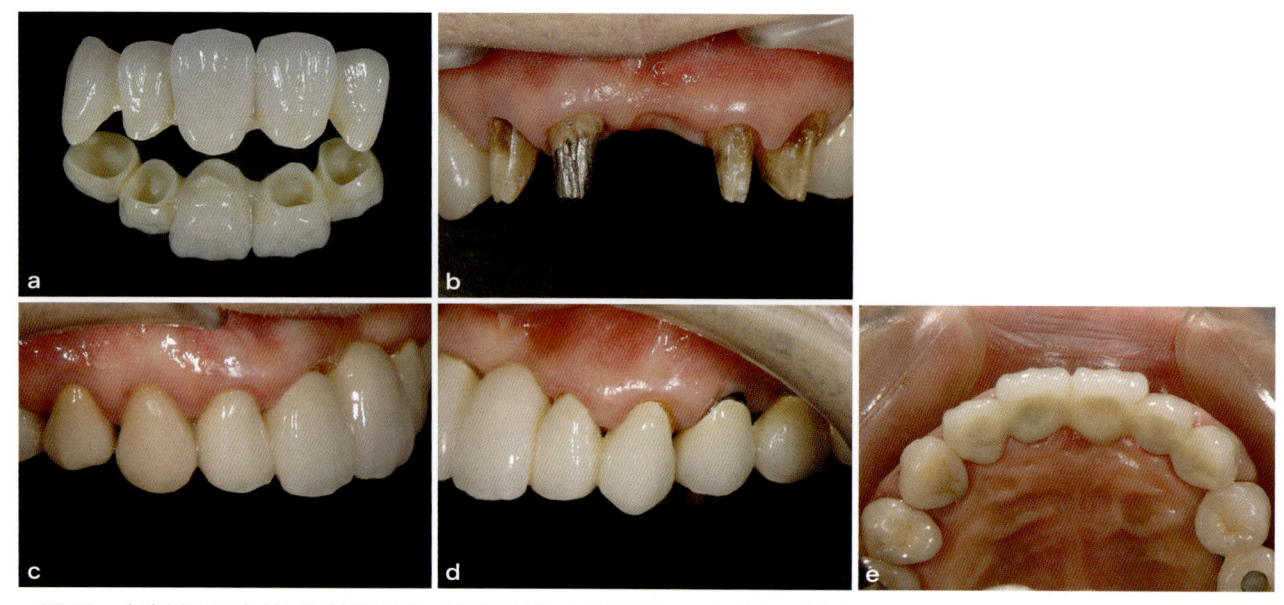

図12 本症例は15年前に陶材焼付冠にて前歯動揺のため固定していたが，|1が抜歯となったため今回ジルコニアフレームオールセラミックブリッジにて再製作した．動揺がある場合に堅固な歯まで延長し，固定を兼ねたブリッジの症例，あるいは動揺歯の固定を目的とする症例では，陶材焼付冠に代わるものとしてジルコニアフレームが選択できる．隣在歯の陶材焼付冠と色調も遜色ない

小臼歯部単冠

　前歯部単冠同様，基本的にはガラスセラミックスでよいが，咬合負担を考慮して曲げ強さ360MPa前後のリチウム1ケイ酸を含有するCeltra Duoやリチウム2ケイ酸塩を含有するIPS e.max CAD，IPS e.max Pressを使用する．

　その他オプションとしてはジルコニアを使用して，上顎の場合はより審美性を考慮して陶材築盛前装，下顎はフルカントゥアにステイニングとする（図13）．しかし現時点では審美性においてはガラスセラミックスに劣るといわざるを得ない（図14，15）．

小臼歯部ブリッジ

　小臼歯部は咬合負担部位であることから，セラミック材料としては現在のところリチウム2ケイ酸塩を含有するガラスセラミックスあるいはジルコニアが選択される．上下顎とも第一小臼歯中間欠損（③4⑤）の3ユニットブリッジであれば，第一選択はガラスセラミックスである（第二小臼歯が最後方歯でない場合）．

　上顎の場合，審美性を特に強調したい症例あるいは隣接面に透明感を付与したい症例は，前歯部同様頬側咬合面側1/3をカットバックする．第二小臼歯が中間欠損で第一大臼歯が最後方支台歯である場合（④5⑥）はジルコニアフレームとし，大臼歯はフルカントゥアのクラウンとする．小臼歯は陶材前装とする．前装形態は頬側面を除いてフルジルコニアでもよい．審美性をさらに優先させたいのであれば，舌側機能咬頭側の

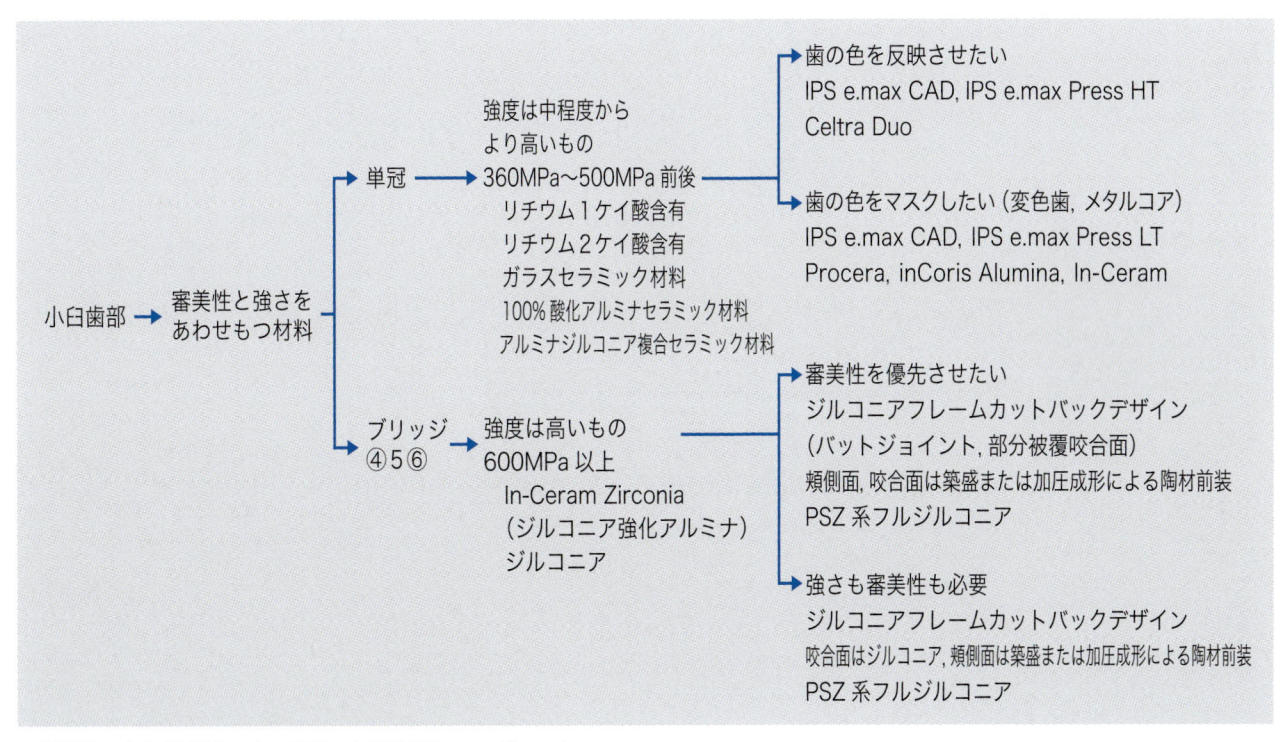

第3章 失敗しないための臨床応用のポイント

```
                                          ┌→ 歯の色を反映させたい
                                          │  IPS e.max CAD, IPS e.max Press HT
                            強度は中程度から    │  Celtra Duo
                            より高いもの      │
                 ┌→ 単冠 →  360MPa〜500MPa前後 ┤
                 │          リチウム1ケイ酸含有 │
                 │          リチウム2ケイ酸含有 └→ 歯の色をマスクしたい（変色歯，メタルコア）
                 │          ガラスセラミック材料    IPS e.max CAD, IPS e.max Press LT
                 │          100%酸化アルミナセラミック材料  Procera, inCoris Alumina, In-Ceram
      審美性と強さを│          アルミナジルコニア複合セラミック材料
小臼歯部→ あわせもつ材料│                         ┌→ 審美性を優先させたい
                 │                         │  ジルコニアフレームカットバックデザイン
                 │                         │  （バットジョイント，部分被覆咬合面）
                 │          強度は高いもの     │  頰側面，咬合面は築盛または加圧成形による陶材前装
                 └→ ブリッジ → 600MPa以上      ┤  PSZ系フルジルコニア
                    ④⑤⑥     In-Ceram Zirconia │
                            （ジルコニア強化アルミナ）└→ 強さも審美性も必要
                            ジルコニア              ジルコニアフレームカットバックデザイン
                                                 咬合面はジルコニア，頰側面は築盛または加圧成形による陶材前装
                                                 PSZ系フルジルコニア
```

図 13 小臼歯部オールセラミック修復のフローチャート
（**図 1** および 50 頁**表 1**も参照）

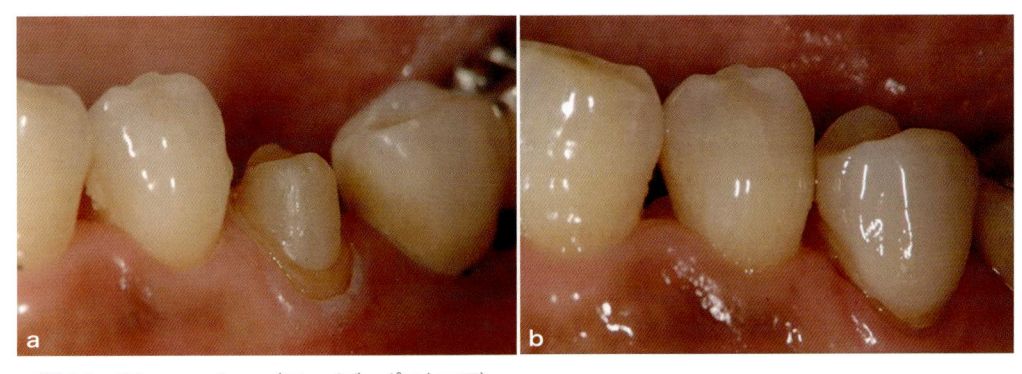

図 14 IPS e.max Press（ファイバーポストコア）

図 15 IPS e.max Press LT（メタルコア）
　4̄ の動揺のため咬合時に力を入れられないという訴えのため，5̄4̄ をクラウンにて連結固定とした．4̄ は支台歯の大きさがクラウン維持に不十分であったため，メタルコアの上に接着処理を施し，コンポジットレジンを築盛後形成印象した．5̄ はメタルコアのままクラウンを装着．頰側面のセラミックスの厚みは，4̄ で 1.0mm，5̄ で 1.3〜1.8mm で，5̄ についてはメタル色のマスキングが十分でないことがわかる．連結冠ではあるが，メタルコアのマスキングの比較がわかりやすいものとして提示した

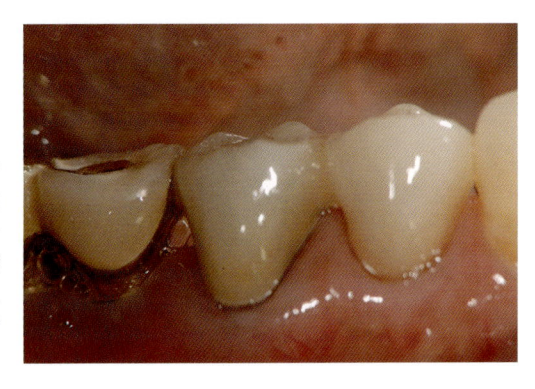

91

カットバックデザインに留意して，頬側から咬合面まで陶材前装を施す[6,7]（図16，17）．

下顎の場合は，小臼歯の舌側部の一部を除いては，審美性を考慮し加圧成形または陶材築盛による咬合面部を含む陶材前装とする．特に大臼歯ではカットバックデザインに留意する．より審美性を求められる場合は最後方歯の遠心部咬合面のオクルーザルコンタクトはジルコニアとしてもよい（図18）．

以下，Marchackら[7]の臨床報告によるジルコニアコーピング，フレームの4種類のデザインを示す．

① Complete-contour polished zirconia crown（陶材前装のないフルジルコニアクラウン）

② Complete-contour characterized and glazed zirconia crown（ステイニングおよびグレージングをほどこしたフルジルコニアクラウン）

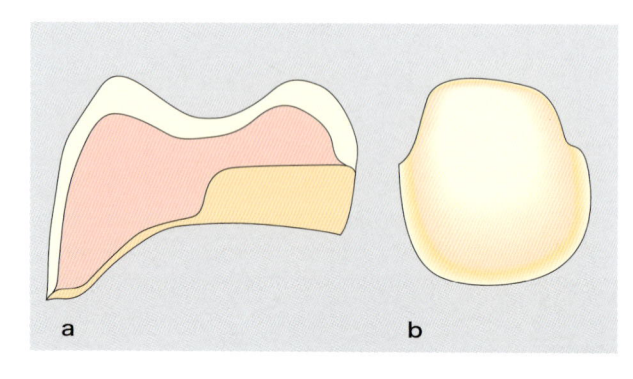

図16　破折を避けるためのデザイン（Marchackら，2008[15]）
a：上顎大臼歯．フルカントゥアのワックスアップを行った後，カットバック．咬合面は適量の均一な陶材の厚みを確保する．クラウンマージンは隣接面，頬側面，舌側面とも，ジルコニアのマージン．機能咬頭である舌側部はジルコニアのカラーを高くし，陶材移行部はショルダーマージンの水平的なバットジョイントとした
b：舌側面，隣接面の前装陶材の移行部は，咬合面荷重を受けるために，ラウンデッドラインアングルのショルダーとする

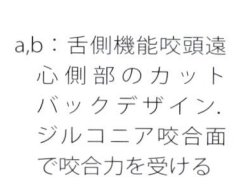

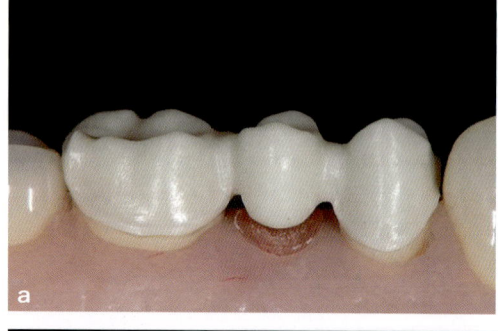

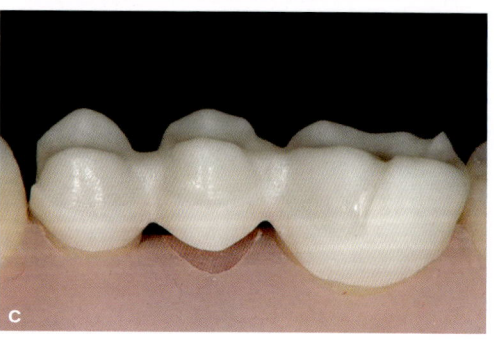

a,b：舌側機能咬頭遠心側部のカットバックデザイン．ジルコニア咬合面で咬合力を受ける

c,d：舌側機能咬頭歯頸側部のカットバックデザイン．バットジョイントで咬合力を受ける

図17　ジルコニアフレームのデザイン

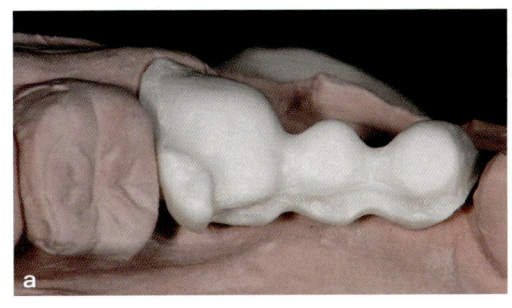

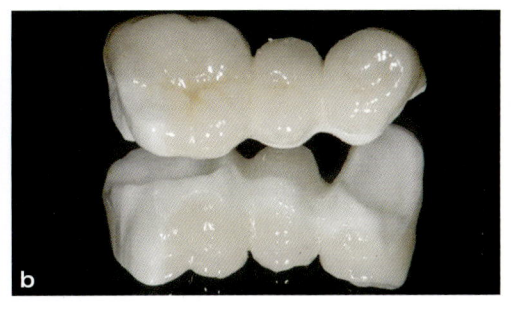

図18 ジルコニアフレームのデザイン
　本症例では対合歯関係で，6̅ 後方咬合接触部は舌側咬頭であり，ジルコニアでオクルーザルコンタクトを回復した．舌側咬頭歯頸側部のカットバックデザインは，バットジョイントで咬合力を受ける．基本的には機能咬頭である頬側歯頸側部もバットジョイントとする

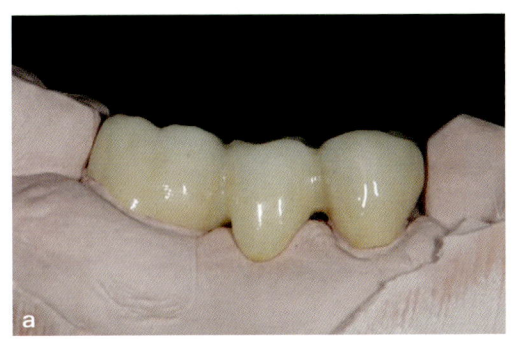

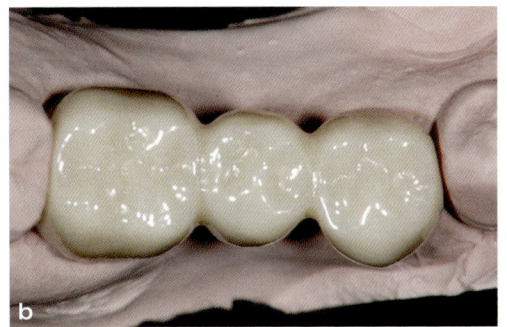

図19 ステイニングおよびグレージングをほどこしたフルカントゥアのジルコニアブリッジ
　Sirona ジルコニアブロック F2 で，VITA シェードの A2 に近いとされている．頬側面はステイニングを施し，咬合面は対合歯の摩耗を考慮して鏡面研磨のみである．ジルコニアの場合，透明感のあるブロックを使用しているが，まだオペーク色は強い

③ Zirconia crown with a buccal porcelain facing（頬側面のみカットバックし咬合面舌側面はフルジルコニアクラウン）

　　上顎では頬側咬頭を前装陶材がオーバーラップ，下顎ではジルコニア咬合面で厚みは最低 1mm とし，カットバック陶材前装とする．前装陶材 - ジルコニアの境界面はバットジョイントとし，ラインアングルはすべてラウンディットラインアングルとした．

④ Zirconia fixed dental prosthesis with a partial porcelain facing

　　②③と同じくブリッジにも同様のデザインとし，最後方である第二大臼歯はフルジルコニアクラウンとした．ポンティック部の粘膜面はジルコニアである．

最近では，フルジルコニアおよびステイニングによる修復方法が多く用いられるが，透明感にまだ難点がある（**図19**）．また，ジルコニア表面の研磨ではなくステイニングを施した場合，グレージング陶材による対合歯の摩耗にも注意しなければならない[8,9]．

大臼歯部単冠

大臼歯では咬合負担が大きくなるために，高い強度の材料を選択する必要がある（図20）．

最後方歯になっていない第一大臼歯で審美性を求める場合，上下顎ともリチウム2ケイ酸含有の IPS e.max CAD または IPS e.max Press が第一選択となる（図21）．

図22 のフローチャートにあるように，変色歯やメタルコアの歯においては，マスキングのためのガラスセラミックの厚みは 2mm 以上[1]を必要とする．歯冠高径が制限される下顎大臼歯では，咬合面形成後の歯冠高径が 4mm 以上必要であり，症例の選択に限りがある（図23）．

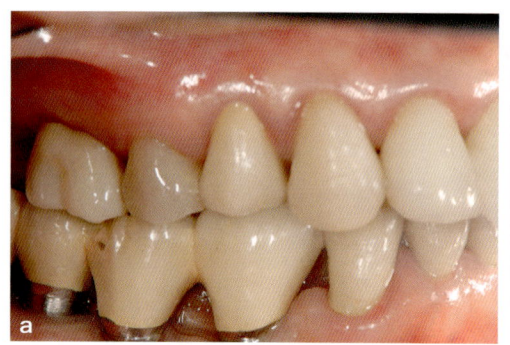

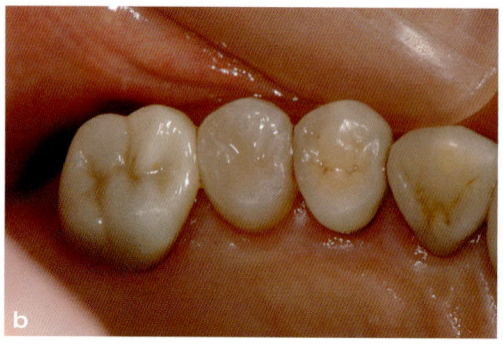

図20　第一大臼歯の修復
15 年経過後の陶材焼付冠の前装陶材の咬耗とチッピングによる再製作．6| は最後方歯となるので，最大強度であるフルジルコニアクラウンを選択する．5| は e.max クラウンでガラスセラミックスのため，ほかの陶材焼付冠，ジルコニアクラウンより透明感があり，やや暗くみえる

図21　上顎第一大臼歯のクラウン修復

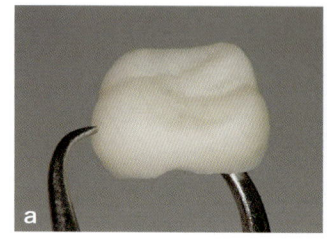

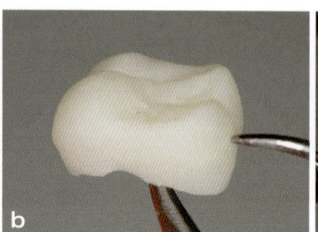

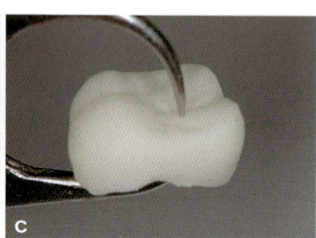

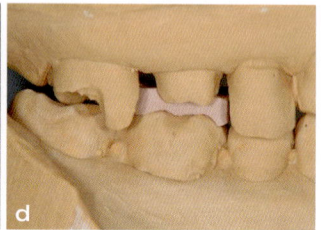

a〜d：6| は最後方歯ではないので，リチウム2ケイ酸の IPS e.max Press を使用した．舌側部は厚さ 2.3mm，頬側部は 2.0mm，咬合面部は 1.8mm．上顎なので形成後の歯冠長は 4mm 以上とれたが，部位によってクラウンの保持がむずかしい

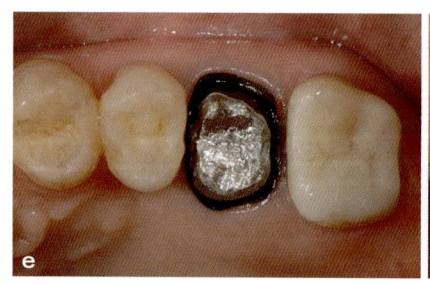

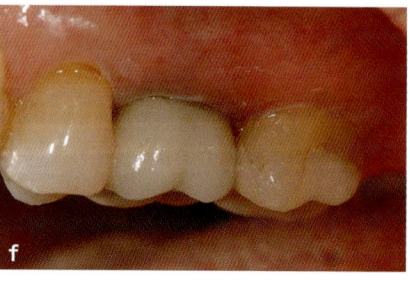

e,f：6| はメタルコアが大部分で，歯の変色も強い．かなりマスキングはできたが，頬側舌側とも歯頸部側は厚み 2mm 以下なので，やや歯の色の暗さが残る

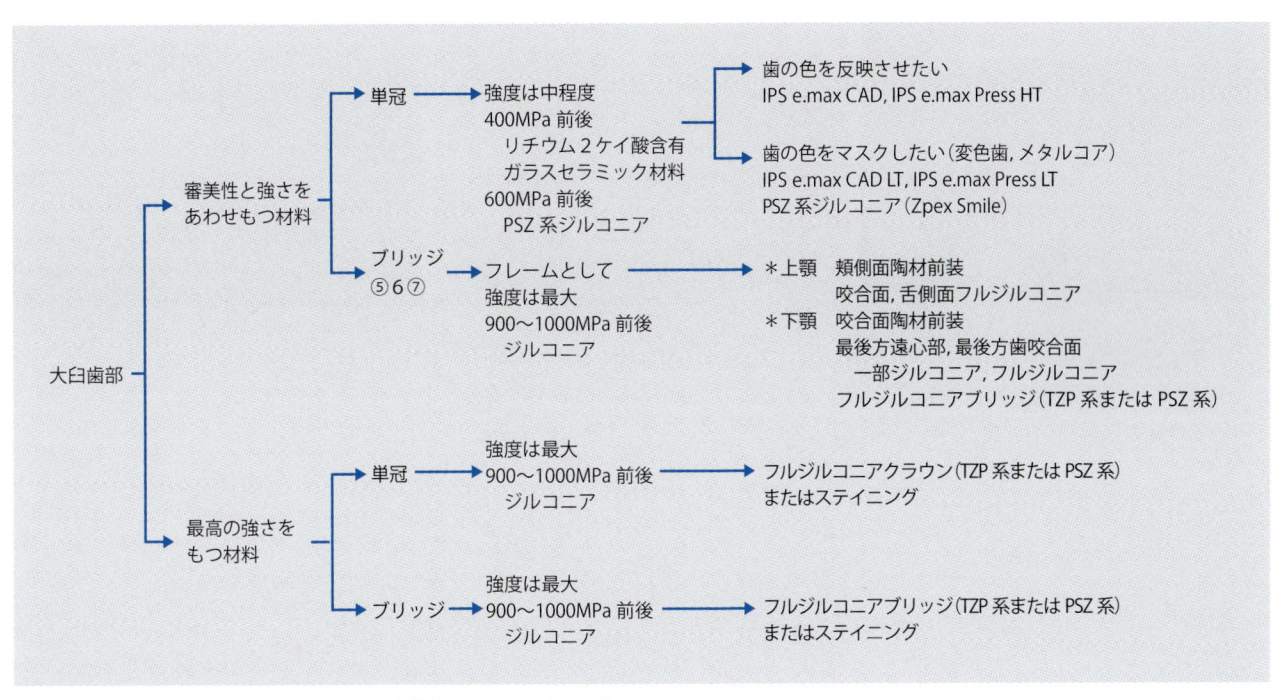

第3章 失敗しないための臨床応用のポイント

```
                               ┌→ 歯の色を反映させたい
                               │  IPS e.max CAD, IPS e.max Press HT
          ┌→ 単冠 → 強度は中程度 ─┤
          │        400MPa 前後   │→ 歯の色をマスクしたい（変色歯, メタルコア）
          │        リチウム2ケイ酸含有  IPS e.max CAD LT, IPS e.max Press LT
審美性と強さを│      ガラスセラミック材料   PSZ系ジルコニア（Zpex Smile）
あわせもつ材料│      600MPa前後
          │        PSZ系ジルコニア     *上顎　頬側面陶材前装
          │                            咬合面, 舌側面フルジルコニア
          └→ ブリッジ → フレームとして →*下顎　咬合面陶材前装
             ⑤⑥⑦     強度は最大          最後方遠心部, 最後方歯咬合面
                       900～1000MPa前後   一部ジルコニア, フルジルコニア
                       ジルコニア         フルジルコニアブリッジ（TZP系またはPSZ系）
大臼歯部 ─┤
          │        強度は最大
          ┌→ 単冠 → 900～1000MPa前後 → フルジルコニアクラウン（TZP系またはPSZ系）
          │        ジルコニア          またはステイニング
最高の強さを│
もつ材料   │        強度は最大
          └→ ブリッジ→ 900～1000MPa前後 → フルジルコニアブリッジ（TZP系またはPSZ系）
                      ジルコニア          またはステイニング
```

図22 大臼歯を含むオールセラミック修復のフローチャート
（**図1**および50頁**表1**も参照）

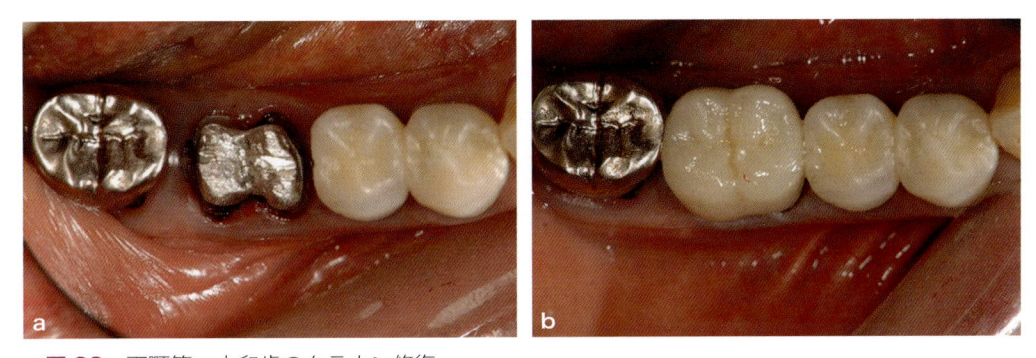

図23 下顎第一大臼歯のクラウン修復
　6̄ はメタルコアが大部分で歯の変色も強いが，ほぼマスキングはできた．頬側舌側とも咬合面部および軸壁部のセラミックスの厚みは2mm以上ある．形成後の歯冠長は4mm以上とれた

　また，大臼歯の直径を10mmとした場合，頬舌方向からの側方力に対する脱離への抵抗のため，歯冠長/歯冠幅の比率≧0.4が十分な保持力の条件となる[10,11]．それ以下の場合は，ボックスやグルーブなど，回転防止のための維持形成が必要となる．歯の色をマスクしたい場合や，あるいは形成後の歯冠長4mmがとれないものでは，クラウンの補助的保持形態の付与を行い，最大強度をもつフルジルコニアを選択する．ただし，その際も咬合面の厚みは機能咬頭で0.5mm以上が必要である．ボックスにしろグルーブにしろ，補助的保持形態にシャープな角などを作らなければ，CAD/CAM加工ができる範囲で試みてもよいのではないか（**図24**）．

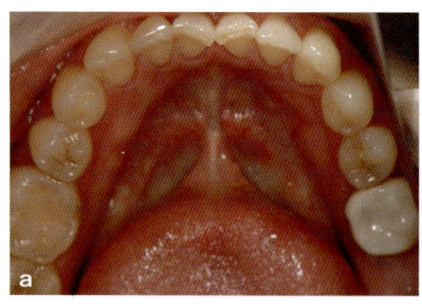

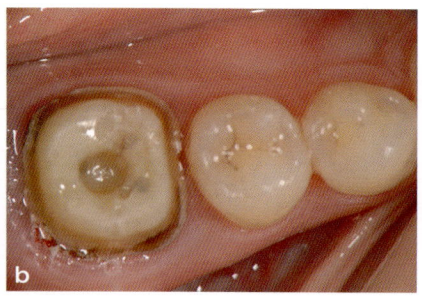

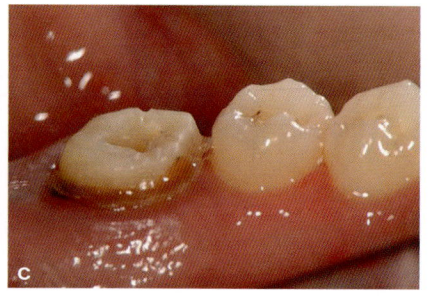

図24 フルジルコニアクラウンにステイニング
 6|は歯冠形成後の歯冠長が約3mmのため維持不足であり，保持孔を形成して咬合時の側方力に対しての抵抗を図った．ジルコニア材料はinCoris F2で，VITAシェードのA2にあたるが透明感には欠けるため，審美性には妥協せざるをえない

　レジンセメントによる接着の効果も考えられるが，長期的予後を考えた場合，咬合力によるストレスがかかる大臼歯歯冠形成では，従来の原則にのっとりながらクラウンの保持を考えた形成を行うことが大前提であると筆者は考える．

　下顎第二大臼歯では，悪習癖や歯ぎしりなどに留意してナイトガードを使用させ，現在のところ IPS e.max のガラスセラミックスなどが選択される（高透光性のジルコニア Zpex Smile の登場まで）．

　上顎第二大臼歯は患者自身でみえにくい部分でもあり，フルジルコニアクラウンでもよい．また，上下顎とも咬合面の厚みが IPS e.max のガラスセラミックスの形成ガイド 1.5mm より小さい場合や，患者が白い歯であれば良いという場合は，フルジルコニアクラウンにステイニングで対応できる．

大臼歯を含むブリッジ

　図22に示したフローチャートにあるように，材料としては最大の強度を有するジルコニアであるが，患者が審美性を望んでいるかどうかでフレームデザインも決まる．

　上顎の場合，⑤6⑦または④56⑦では審美性とともに，強度も必要な部位でもある．ブリッジ接合部における断面積 6〜16mm^2 は[12,13]，上顎の歯の形態から十分に確保できるところである．また，咬合圧は垂直方向に負荷されることから，接合部のデザインは水平的幅より垂直的高さが大きくあることが望ましく[14,15]，上顎ではその要件を満たしている．

　上顎第二大臼歯については，フルジルコニアにする．もしくは咬合面部をフルジルコニアとし，頬側面部をカットバックデザインとし陶材前装とするか，頬側面から咬合面部すべて陶材前装とするかである（図25, 26）．その際，舌側機能咬頭部カットバックデザインは，サポートをしっかりとるためにバットジョイントする[16]（図16）．また，ジルコニアフレームは解剖学的形状により前装陶材をサポートすること[17,18]（図27, 28）で，咬合力からの剪断加重による前装陶材のチッピング，破折，剥離などの防止を図る．このように，フレームのデザインは，材料の選択と同様に重要な要素の一つでもある．

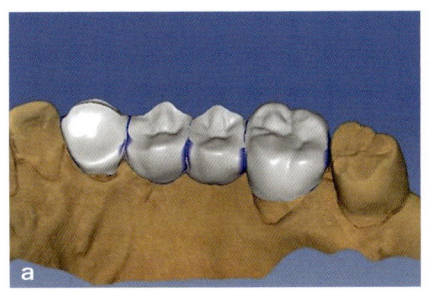

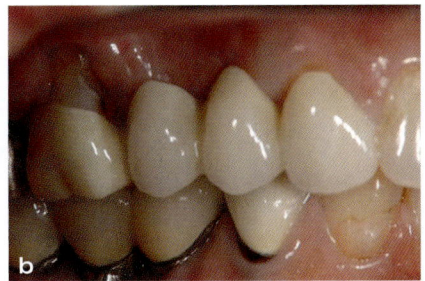

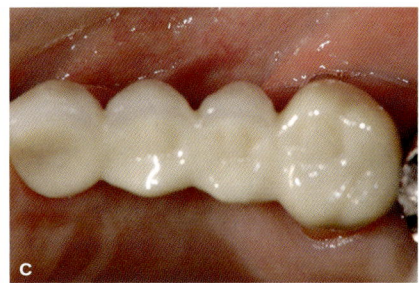

第 3 章 失敗しないための臨床応用のポイント

図 25 頰側面部をカットバックデザインとして陶材前装
 5〜3|の頰側面部を陶材前装のためカットバックデザインとし，咬合面部をフルジルコニア，|6 はフルジルコニアクラウンとする

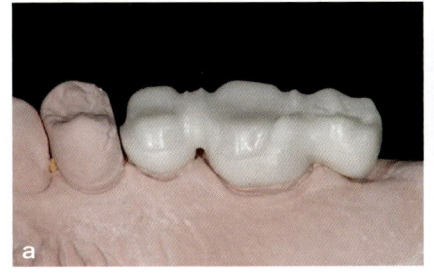

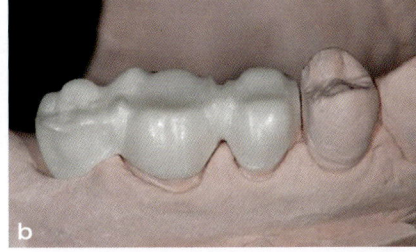

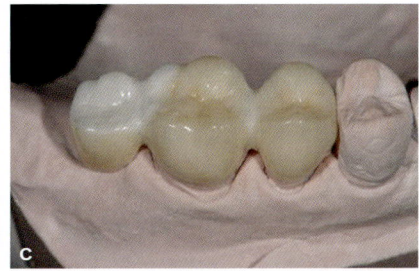

図 26 頰側面部から咬合面部までカットバックデザインとし，陶材前装
 舌側部はバットジョイントとし，咬合力からの剪断加重による前装陶材の破折等を防ぐ．|4 は本章 4 に記述する臼歯根管処置歯のセラミックアンレー修復

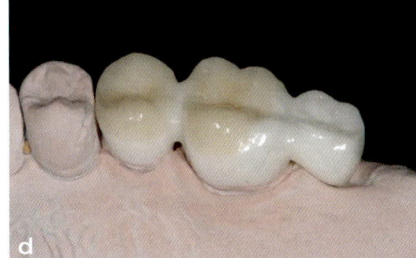

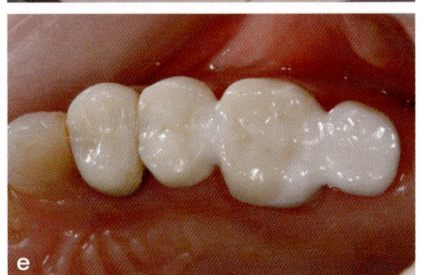

図 27 上部前装陶材の厚みの比較（3M 提供）
 左側の解剖学的形態を考慮したコーピングでは前装陶材のサポートがしっかりなされている．一方，右側の均一な厚みの単純なデザインのコーピングでは前装陶材のサポートは弱いものとなる

陶材の厚みは均一なもので 1〜2mm

軸壁部
ジルコニアフレームの厚み 0.6mm

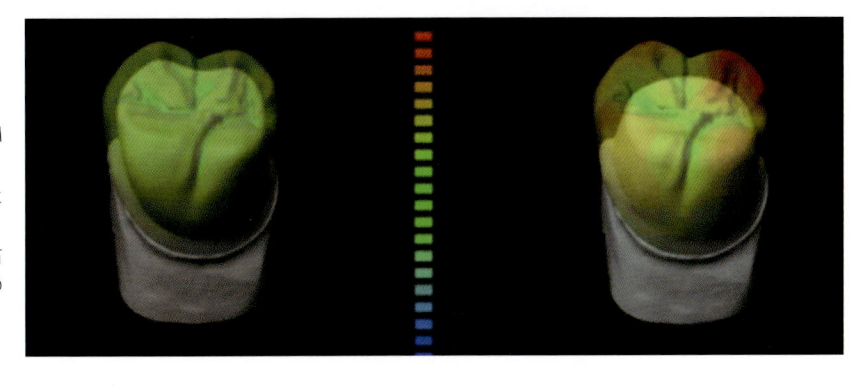

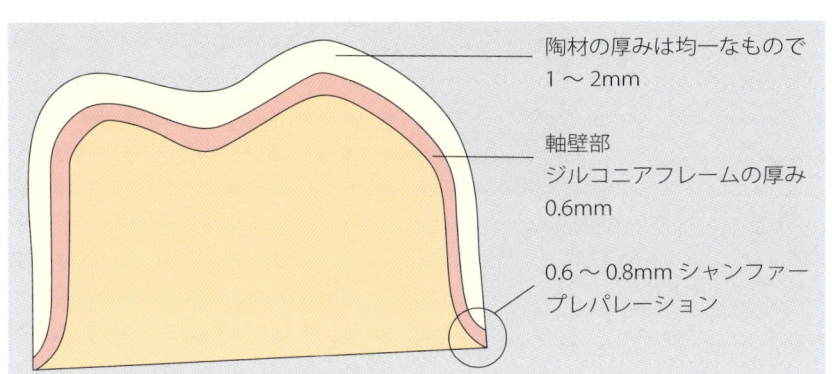

0.6〜0.8mm シャンファープレパレーション

図 28 Tinschert ら（2011）[18] の解剖学的形態に添うジルコニアのコーピングと支台歯形成

これらは1970年代の陶材焼付冠における"前装陶材をメタルフレームが支持するように"[19]"ストレスディストリビューターとして働くように"[20]などの考え方と同じであり，半世紀近くたった今でも通用することが非常に興味深い．

　下顎においても，ジルコニアフレーム形態に注意し，審美性を求めるのであれば，最後方臼歯の咬合面遠心部をフルジルコニアにするのも，陶材焼付冠のときと同じくするのも一つの方法である（図29）．

　また，強度を望むのであれば，舌側から咬合面にかけてフルジルコニアで頬側部のみを前装とすることも考えられるが，審美性にはある程度の妥協が必要であろう（図30）．

　ほかのブリッジ製作方法としては，より複雑となるが，リチウム2ケイ酸含有のガラスセラミックス IPS e.max CAD をジルコニアフレームにレジンセメントでセメンティングするか，IPS e.max CAD-on テクニック[21]を用いてジルコニアフレームに焼付という方法がある（図31）．しかしながらこの方法は，いわゆるダブル冠（内冠と外冠）の製作方法であるため，適応が歯冠高径が十分に確保できる部位に限られる．日本人の歯冠長では下顎ブリッジにおける適応は難しいようである（図32，33）．

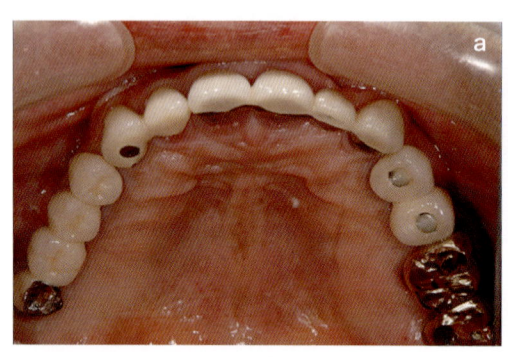

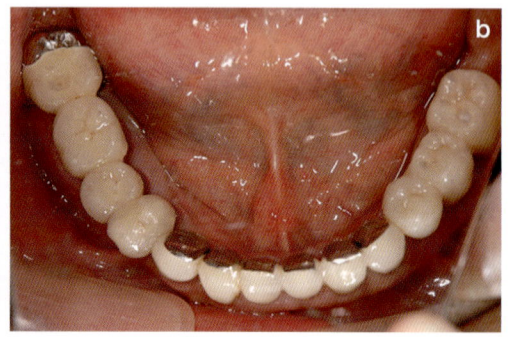

図29　下顎における連結冠
　食いしばりのある患者に ⎿7～4 は，4年前に陶材焼付冠による4連結冠で，最後方歯 ⎿7 の遠心部は金属咬合面．4～6⏌ は，咬合面摩耗による咬合接触点の欠如から，1年前 IPS e.max Press による3連結冠とした．ナイトガードは日中もできるだけ着用している．⎿7 は本年インプラントを埋入した

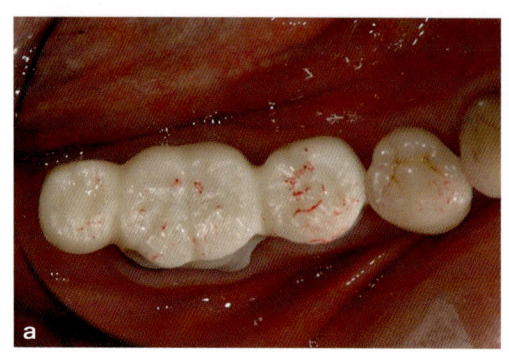

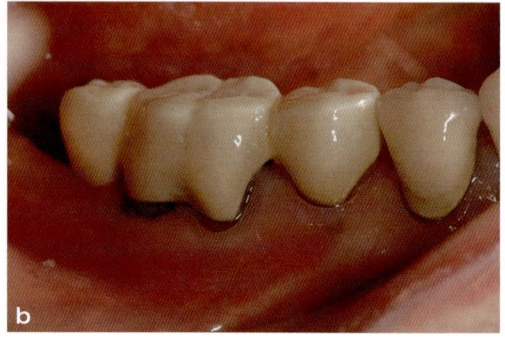

図30　強度を望む場合のフレームデザイン（カンチレバーブリッジ）
　陶材前装前のフレーム試適（a）とブリッジ装着時（b）．⎿7～5 は，Marchackら[6]のデザインにある，頬側面のみカットバックし咬合面舌側面はフルジルコニアフレーム．4⏌ の陶材焼付冠と比較したとき，咬合面の審美性を除けば，頬側面の不透明さはほぼ互角である．上顎で頬側咬頭を前装陶材がオーバーラップし透明感を出せば，十分審美性は確保でき，陶材焼付冠に匹敵する

第3章 失敗しないための臨床応用のポイント

カタナジルコニア ML（マルチレイヤードブロック，クラレノリタケデンタル）を使用すると，ステイニングは不要で透光性もかなり改善されており，審美性も従来のものより期待できる（図34）．

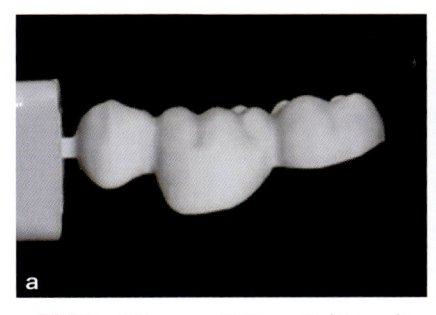

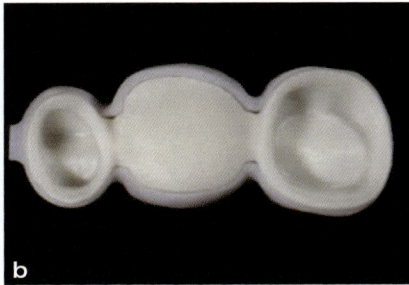

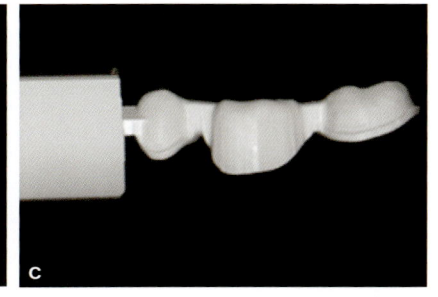

図31 IPS e.max CAD-on テクニック
焼結材として Crystal connect を専用のバイブレーターを介して使用する（Ivoclar Vivadent 提供）

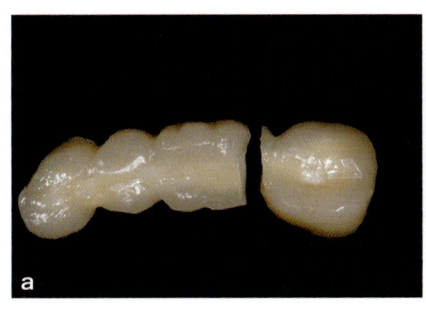

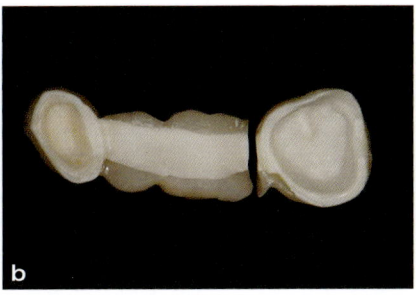

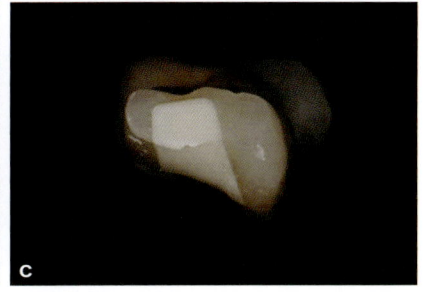

図32 接合部面積不足によるジルコニア破折症例（福岡市開業・橋口眞幸先生のご厚意による）
ジルコニアフレームの破折．IPS e.max CAD-on テクニックを用いても，接合部面積および形状不足と思われる（接合部は縦3mm弱×横4.0mm，縦の長さの不足と考えられる）

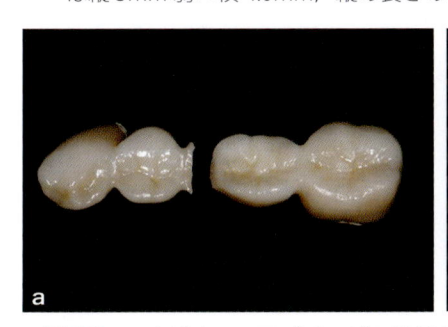

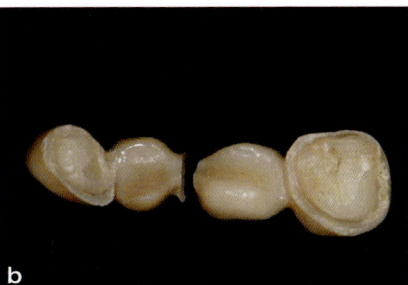

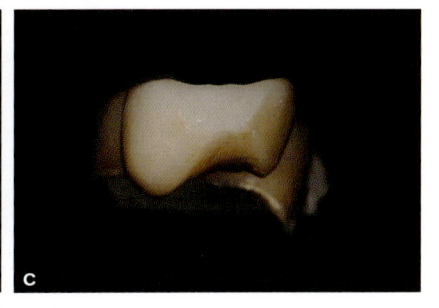

図33 フルジルコニアブリッジの破折症例（福岡市開業・橋口眞幸先生のご厚意による）
IPS e.max CAD-on 破折後，フルジルコニアブリッジとしたが破折．やはり高さ（縦の長さ）の不足と接合部面積の不足を認める．この2本ポンティックの症例では，接合部面積は少なくとも 16mm^2 以上で，接合部は縦 4.0mm は必要ではなかったかと思われる．接合部のデザインは接合部の面積を確保したとしても，咬合力が垂直方向であることから水平的幅より垂直的な高さが大きくあることが望ましい [14,15]

図34 PSZ系ジルコニアによる修復
a：左からPSZ系の透光性のあるカタナジルコニアによるブリッジ，ジルコニアフレームに陶材前装，IPS e.max Press によるブリッジ．b：カタナジルコニアによるブリッジの口腔内装着

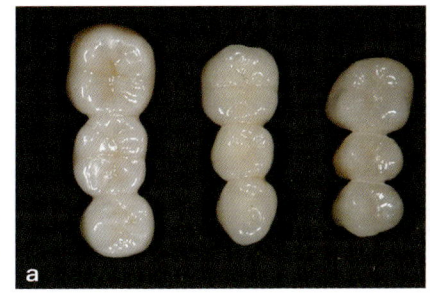

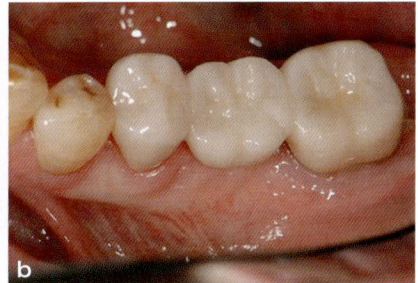

文　献

1) Vichi A, et al. Influence of ceramic and cement thickness on the masking of various types of opaque posts. *J Prosthet Dent.* 2000; **83**(4): 412-417.
2) Azer SS, et al. Effect of substrate shades on the color of ceramic laminate veneers. *J Prosthet Dent.* 2011; **106**(3): 179-183.
3) Okamura M, et al. Application of alumina coping to porcelain laminate veneered crown: part 1 masking ability for discolored teeth. *Dent Mater J.* 2004; **23**(2): 180-183.
4) 岡村光信ほか．プロセラコーピングへの表面処理が接着力に与える影響．日本補綴歯科学会九州支部学術大会，2007．
5) Niu E, et al. Color match of machinable lithium disilicate ceramics: Effects of cement color and thickness. *J Prosthet Dent.* 2014; **111**(1): 42-50.
6) Marchack BW, et al. Customization of milled zirconia copings for all-ceramic crowns: a clinical report. *J Prosthet Dent.* 2008; **99**(3): 169-173.
7) Marchack BW, et al. Complete and partial contour zirconia designs for crowns and fixed dental prostheses: a clinical report. *J Prosthet Dent.* 2011; **106**(3): 145-152.
8) Janyavula S, et al. The wear of polished and glazed zirconia against enamel. *J Prosthet Dent.* 2013; **109**(1): 22-29.
9) 伴　清治．ジルコニア製フルカントゥア歯冠修復物の研磨仕上げと対合歯の摩耗について．*QDT.* 2012；**37**：27-40．
10) Weed RM, Baez RJ. A method for determining adequate resistance form of complete cast crown preparations. *J Prosthet Dent.* 1984; **52**(3): 330-334.
11) 岩田健男．支台歯形成のベーシックテクニック．デンタルダイヤモンド，2011．
12) Raigrodski AJ. Contemporary materials and technologies for all-ceramic fixed partial dentures: a review of the literature. *J Prosthet Dent.* 2004; **92**(6): 557-562.
13) Raigrodski AJ, et al. Survival and complications of zirconia-based fixed dental prostheses: a systematic review. *J Prosthet Dent.* 2012; **107**(3): 170-177.
14) Kamposiora P, et al. Stress concentration in all-ceramic posterior fixed partial dentures. *Quintessence Int.* 1996; **27**(10): 701-706.
15) 三浦宏之．CAD/CAMを応用した歯科治療の現状と今後の展望．日本補綴歯科学会第121回学術大会専門医研修会．2012．
16) Marchack BW, et al. Customization of milled zirconia copings for all-ceramic crowns: a clinical report. *J Prosthet Dent.* 2008; **99**(3): 169-173.
17) Rosentritt M, et al. Influence of substructure design and spacer settings on the *in vitro* performance of molar zirconia crowns. *J Dent.* 2009; **37**(12): 978-983.
18) Tinschert J, et al. Clinical behavior of zirconia-based fixed partial dentures made of DC-Zirkon: 3-year results. *Int J Prosthodont.* 2008; **21**(3): 217-222.
19) Warpeha WS Jr, Goodkind RJ. Design and technique variables affecting fracture resistance of metal-ceramic restorations. *J Prosthet Dent.* 1976; **35**(3): 291-298.
20) Nally JN, et al. Experimental stress analysis of dental restorations. Ⅸ. Two-dimensional photoelastic stress analysis of porcelain bonded to gold crowns. *J Prosthet Dent.* 1971; **25**(3): 307-316.
21) Beuer F, et al. High-strength CAD/CAM-fabricated veneering material sintered to zirconia copings--a new fabrication mode for all-ceramic restorations. *Dent Mater.* 2009; **25**(1): 121-128.

第3章　失敗しないための臨床応用のポイント

3　研磨

伴　清治

　オールセラミック修復物を使用する場合，対合歯の摩耗はきわめて重要で興味深い問題である．対合するエナメル質の摩耗を防止するために，また，化学的耐久性を強化するためにセラミック修復物の表面は鏡面研磨される．しかし，セラミックスは硬く，脆いため，形態修正，研磨仕上げがやりにくいといわれることが多い．特にジルコニアはきわめて硬いため，研磨しにくく，対合歯は摩耗しやすいと誤認されている．さらに，ジルコニアではグレージングが摩耗予防に効果的であると誤解している人もいる．

　しかし，鏡面研磨さえすれば，歯科用セラミックス中でジルコニアは最も小さな表面粗さ，すなわち最も滑沢な表面にすることができる．これは，ジルコニアが均一な微細構造を有しているためであり，滑沢にすることができるということは，対合歯の摩耗が少ないということを意味する[1〜3]．ここでは，これらの観点に基づいて，ジルコニアを含め，セラミック修復物の適切な表面仕上げについて解説する．

セラミックス用研削・研磨器材

　セラミックスの研削加工においては，加工する物質の少なくとも3倍の硬さの砥粒を用いなければならないといわれている．

　ガラスセラミックス系の修復物のビッカース硬さは540〜700であり[4]，それ以上の硬さをもつエメリー，アルミナ（コランダム），カーボランダム，ダイヤモンド砥粒により，研削・研磨が可能である（表1）．ところが，ジルコニアのビッカース硬さは1160〜1300と相当高い．したがって，ジルコニアはダイヤモンド砥粒を含む器具によってのみ処理することができる．ジルコニアに適用可能なダイヤモンドポイントは，ステンレス鋼シャフトに金属，ガラス，合成ゴムでダイヤモンド砥粒が固定されている（表2）．

　一般的なダイヤモンドポイントは，ステンレス鋼シャフトにニッケル-クロムメッキでダイヤモンド砥粒が固定されているが，シンターダイヤはステンレス鋼シャフトに金属を焼結してダイヤモンド砥粒が固定されている．ダイヤモンド粒子が高密度に充填されており，さらに脱落防止により，研削性と耐久性が向上している．ビトリファイドダイヤはガラスでダイヤモンド砥粒が固定されている．コアマスター，ジルコシャイン，アドバポイントZr，セラムダイヤ，プロテックダイヤモンドポイント，スターグロスCA，ポーセレンHi-グレーズはダイヤモンド粒子と他の酸化物粉末を合成ゴムでステンレス鋼シャフトに固定してある（図1）．

表1 研磨砥粒,歯科材料および歯質の硬さ（伴, 2014[2] を改変）

材質または商品名	化学組成	モース硬さ	ヌープ硬さ	ビッカース硬さ
象牙質	コラーゲン・リン酸カルシウム塩	3-4	70	57-60
エナメル質	リン酸カルシウム塩	5	340-431	294-408
ルージュ	Fe_2O_3	5-6	-	-
チタニア（アナターゼ）	TiO_2	5.5-6	-	-
コンポジットレジン	（ハイブリッド）	5-7	55	61-159
松風ブロック HC	シリカフィラー・レジン	-	-	66
GC セラスマート	シリカフィラー・レジン	-	-	74
Lava Ultimate	シリカ・ジルコニア・レジン	-	-	100
VITA Enamic	シリカネットワーク・レジン	-	-	250
IPS e.max ZirPress	フルオロアパタイト・ガラス	-	-	540
IPS e.max CAD	リチウム2ケイ酸・ガラス	-	-	580
IPS Empress CAD	リューサイト・ガラス	-	-	620
Celtra Duo	リチウム1ケイ酸・ガラス	-	-	700
VITABLOCS	長石・ガラス	-	-	708
酸化クロム	Cr_2O_3	6-7	1,700-2,500	-
石英	SiO_2	7	820	-
チタニア（ルチール）	TiO_2	7-7.5	-	-
ジルコン	$ZrSiO_4$	7.5	-	-
Y-TZP ジルコニア	$Y_2O_3-ZrO_2$	8-8.5	1,250	1,200-1,400
エメリー	$Al_2O_3 \cdot Fe_3O_4$	7-9	2,000	-
アルミナ（コランダム）	Al_2O_3	9	2,000	1,800-2,200
Procera Alumina	Al_2O_3	-	-	1900
カーボランダム	SiC	9-10	2,500	-
ダイヤモンド	C	10	7,000-10,000	10,200

表2 セラミックス研削・研磨用器材（伴, 2014[2] を改変）

技工用

分類	名称（製造元）	砥粒組成	結合材組成
研削	ポーセレンマスター（松風）	ダイヤモンド	金属メッキ
	シンターダイヤ（松風）		金属焼結
	コアマスター（松風）		合成ゴム
	アドバポイント Zr（ジーシー）	ダイヤモンド, アルミナ, チタニア（アナターゼ）	
	プロテックダイヤモンドポイント（クラレ・ノリタケ・デンタル）	ダイヤモンド, アルミナ, チタニア（ルチール）	
	スターグロス CA(edenta・モリタ)	ダイヤモンド, アルミナ, チタニア（ルチール）, 炭化ケイ素	
	ポーセレン Hi-グレーズ(Dedeco)	ダイヤモンド, チタニア（ルチール）	

分類	名称（製造元）	砥粒組成	研磨器材
研磨	デュラポリッシュダイヤ（松風）	ダイヤモンド, 珪藻土, ワックス	フェルト
	ジルコンブライト（DVA/茂久田）	ダイヤモンド, アルミナ, 珪藻土, ワックス	フェルト, ブラシ
	ジルコポル（Feguramed/ペントロンジャパン）		
	パールサーフェス Z（クラレノリタケデンタル）	ダイヤモンド, 炭化ケイ素, ワックス	ブラシ

口腔内用（コントラ用）

分類	名称（製造元）	砥粒組成	結合材組成
研削	ダイヤモンドポイントFG（松風）	ダイヤモンド	金属メッキ
	シンターダイヤ（松風）		金属焼結
	ビトリファイドダイヤ（松風）	ダイヤモンド, 炭化ケイ素	ガラス
	ジルコシャイン（松風）	ダイヤモンド	合成ゴム
	セラムダイヤ（モリタ）	ダイヤモンド, アルミナ, チタニア（アナターゼ）, 酸化亜鉛	
	ポーセレン Hi-グレーズ(Dedeco)	ダイヤモンド, チタニア（ルチール）	

分類	名称（製造元）	砥粒組成	研磨器材
研磨	ダイレクトダイヤペースト（松風）	ダイヤモンド, チタニア（アナターゼ）, グリセリン	スーパースナップバフディスク
	ダイヤポリッシャーペースト（ジーシー）	ダイヤモンド, 酸化亜鉛	PTCカップ, フェルト, ブラシ

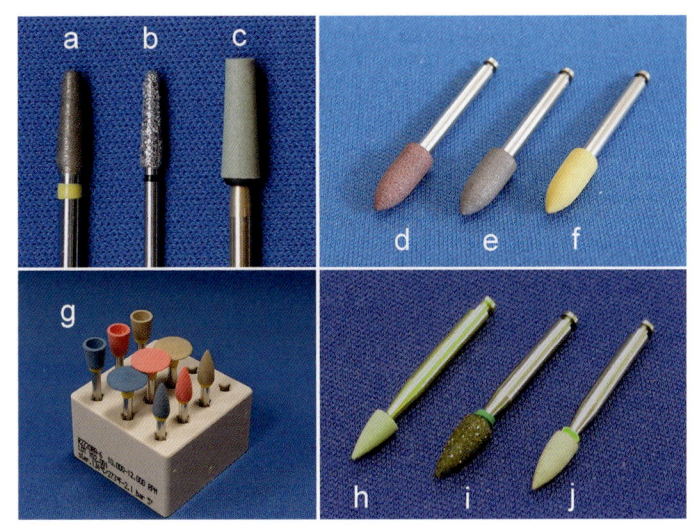

図1 ダイヤモンド研削器具の外観写真
a：シンターダイヤ HP30R，b：スーパーコース SC106RD，c：ビトリファイドダイヤ HP20，d：セラムダイヤ M，e：セラムダイヤ F，f：セラムダイヤ SF，g：スターグロス・ブルー，ピンク，グレー，h：ビトリファイドダイヤ，i：ジルコシャインコース，j：ジルコシャインファイン（伴，2014[2]）を改変）

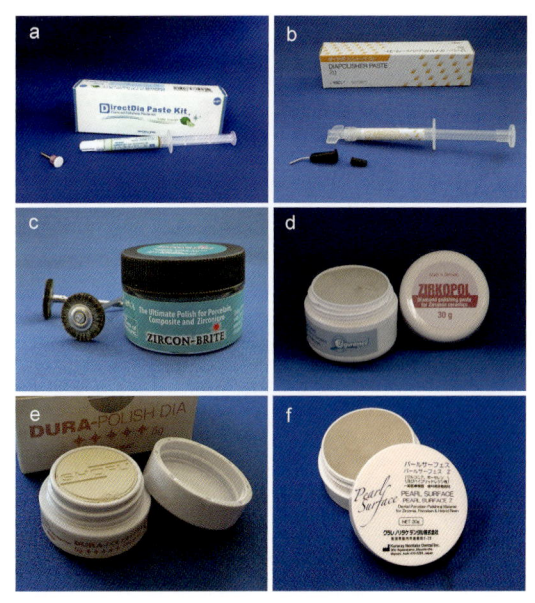

図2 ダイヤモンド研磨材の外観写真
a：ダイレクトダイヤペースト，b：ダイヤポリッシャーペースト，c：ジルコンブライト，d：ジルコポル，e：デュラポリッシュダイヤ，f：パールサーフェース（伴，2014[2]）を改変）

結合材がガラスや金属の剛性材料とゴムのような弾性体では，研削後の表面状態は異なっている[2]．同じ結合材であれば，粒径が大きなダイヤモンド粒子がより高い研削性を示すが，表面の粗さも大きくなる[5]．したがって，砥粒が大きいものから砥粒の小さなものに順次研削していくべきである．順次研削していくことが，最も効率的に表面粗さを軽減することができ，次のステップである研磨に早期に移行することができる．

ジルコニアの研磨はダイヤモンド粉末を含むペースト状またはワックス状の研磨材をバフ布やブラシなどに付着させて行われる．砥粒はダイヤモンド粒子を主体に，アナターゼ（TiO_2），コランダム（Al_2O_3），酸化亜鉛（ZnO），炭化ケイ素（SiC）および軽石（SiO_2）などの微細な酸化物を含有している（**表2，図2**）．ジルコニア用の研削・研磨材であれば，ダイヤモンド砥粒を必ず含んでいるため，すべてのセラミックスに適用できる．

セラミックスの研削・研磨

歯科用セラミックスとして種々の材料が使用されている．**図3**に5種の歯科用セラミックスと5種のジルコニアをセラムダイヤ M，F，SF で順次研削，最終的にジルコンブライトまたはダイレクトダイヤペーストで研磨した後の表面粗さを示す．5種のジルコニアの表面粗さが研削・研磨後最も小さく，滑沢な表面に仕上がっていることがわかる．

これは各セラミックスの微細構造の違いによるものと考えられる．前装陶材（ヴィンテージ ZR）は 5～10μm のリューサイト結晶がガラス中に約 4.5wt％分散している．IPS Empress CAD は 5～10μm のリューサイトが約 45wt％とヴィンテージ ZR の

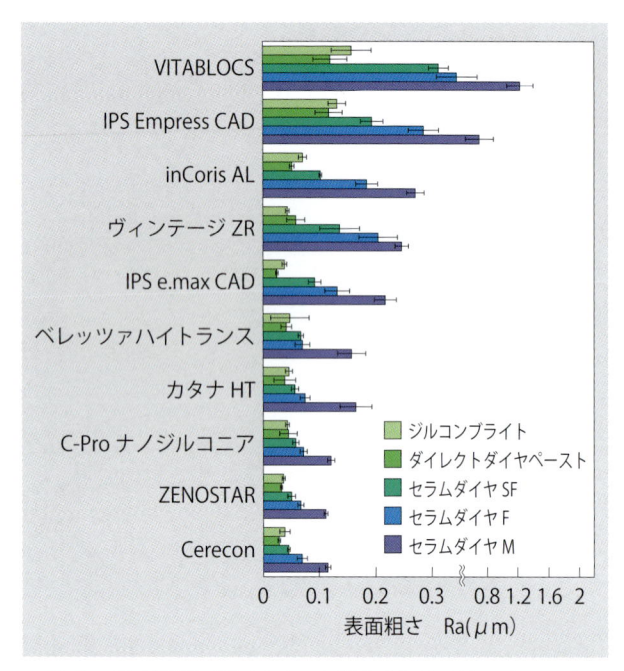

図3 順次研削・研磨した10種歯科用セラミックスの表面粗さ

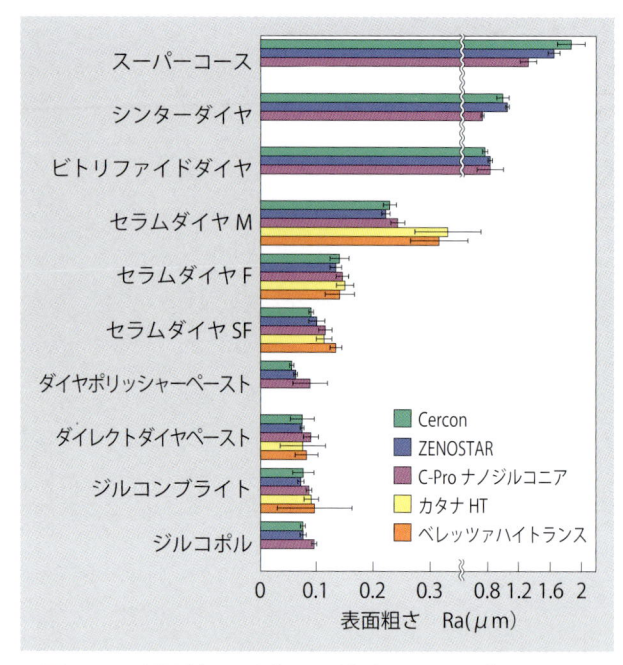

図4 10種研削・研磨後の5種ジルコニアの表面粗さ
なお，研磨はセラムダイヤSFまで順次研削後に，4種研磨材により処置した

10倍量分散している．長石系のVITABLOCSは2〜10μmの長石結晶（Sanidin）粒がガラス中に約30vol％分散されている．inCoris ALは，1500℃で最終焼成され，約1μmの粒径を有する高密度アルミナ焼結体である．IPS e.max CADは約1.5μm程度の細長いリチウム2ケイ酸粒子がガラス中に約70vol％分散されているCAD/CAM用ブロックである．

これらに比較し，以下に述べるように5種のジルコニアは均質な微細構造を有している．Cerconは1350℃で最終焼成され，約0.3μmの粒径である従来型Y-TZP系ジルコニアである．ZENOSTARは1450℃で最終焼成され，約0.4μmの粒径を有する高透光型に分類されるY-TZPジルコニアである．C-ProナノジルコニアはCe-TZP（セリア安定化正方晶ジルコニア）と30vol％のアルミナ粒子で構成されており，それぞれ，サブミクロンサイズのアルミナまたはCe-TZPの粒内にナノメーターサイズで存在し，粒内での相互のナノ分散構造を有している．この複合体の平均粒径は約0.5μmである．ベレッツァハイトランスの結晶相の大部分は立方晶で，平均粒径は約0.9μmのPSZ系である．

図4に，5種の歯科用ジルコニアを10種類の研削・研磨条件で仕上げた場合の表面粗さを示す．金属やガラスという剛性の結合材のダイヤモンドポイント研削材であるスーパーコース，シンターダイヤ，ビトリファイドダイヤは，1μmより大きい表面粗さを示した．一方，合成ゴムが結合材であるセラムダイヤM, F, SFは比較的小さい表面粗さを示した．セラムダイヤM, F, SFで順次研削した後に，ダイヤポリッシャーペースト，ダイレクトダイヤペースト，ジルコンブライト，ジルコポルダイヤモンドで仕上げ研磨すると，さらに表面粗さは低下し，きわめて滑沢な表面を呈した．ジルコニ

アの種類およびダイヤモンド研磨材の種類に有意差は認められなかった．

図5に，歯科用ジルコニアのCerconをセラムダイヤM，F，SFで順次研削した表面，およびダイレクトダイヤペーストで最終鏡面研磨した表面の走査型電子顕微鏡写真を示す．セラムダイヤはダイヤモンド粉末とアルミナ粉末を合成ゴムでステンレス鋼製軸に固着したものであり，M，F，SFのダイヤモンド粒径はそれぞれ100〜200μm，30〜60μm，3〜6μmと順次微細になっている．研削痕が研削砥粒サイズの減少にともない細く浅くなっている．さらに，ダイヤモンドペーストによる研磨で十分に滑沢になっていることが認められる．

研削における砥粒の作用は，金属とセラミックスでは異なっている．金属の場合，連続形の切り屑（チップ）がみられる．一方，セラミックスの場合，粉状チップが加工面から飛散する．この粉状チップは砥粒進行方向だけでなく，通過後加工面からも飛び出す．これは研削時に砥粒との接触応力によって加工面に亀裂（クラック）が生じ，砥粒の通過後，応力の急激な解放によってクラックの肩部が押し上げられ，破片として離脱するものと解釈される[6,7]．

研削性能は砥粒の種類，砥粒の大きさ，砥粒の結びつきの強さ，砥粒率の大小，結合材の種類に影響される[8,9]．結合材をガラスや金属という剛性の物質から，弾性体の合成ゴムに変えることにより，研削と研磨の中間的な表面処理になると考えられる．すなわち，一般的な研削ではダイヤモンド砥粒の先端がセラミックス表面に接触することにより，粉状チップが生じる．ところが，バインダーが合成ゴムの場合は各砥粒がセラミックス表面との接触に伴い，砥粒はゴムに押し込まれ[2]，ある程度接触角度が変化し，摩擦抵抗が小さい状態になって接触する（アタリが軽減する）ものと推定される（図6）．したがって，同じ粒径のダイヤモンド砥粒であっても，結合材がガラスや金属の剛性材料とゴムのような弾性体では，研削後の表面状態は異なってくる．

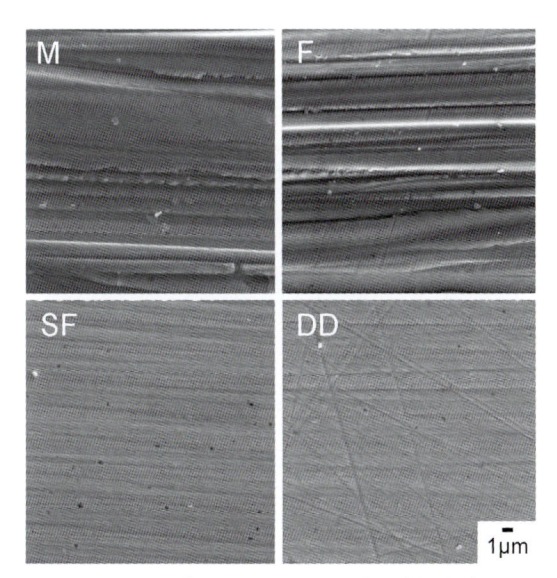

図5 セラムダイヤM，F，SFで順次研削した表面，およびダイレクトダイヤペースト（DD）で最終鏡面研磨したCercon表面の走査型電子顕微鏡像（伴，2014[3]を改変）

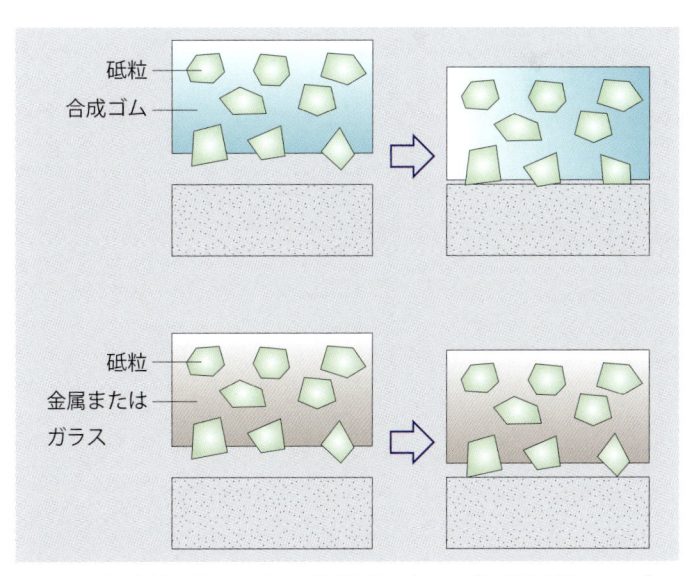

図6 結合材の違いによる研削挙動の違いの模式図（伴，2014[2]を改変）

一般に，ダイヤモンド粒子の大きいほうがジルコニアに対する研削効率の高いことは確認されている．しかし，表面の粗さも大きく，ダイヤモンド粒子の粒径が小さくなるように，研削器具を順次小刻みに変更していくのが，結果的に早く均質な面に仕上がっていき，次の研磨操作に早く移行できることになる．

　一方，研磨は砥粒に約1μm前後の微細なもの，ポリッシャーにはブラシや合成樹脂などの軟質材料が使用される[7]．研磨する砥粒の挙動は，微細な砥粒がポリッシャーに弾塑性的に抱え込まれて，加工物を引っ掻くものと推定されている．砥粒が加工物に浅く作用し，脆性をもつセラミックスに研削時のような粉状チップの生成に至るほどの大きな機械的作用は与えない．この研磨加工機構については諸説あったが，現在では，

① 砥粒による機械的引っ掻きで微視的に切削を生成する

② 加工物が砥粒やポリッシャーと摩擦した際の表面流動によって，凸凹を平滑にする

③ 加工液中に化学的に溶出する

④ 加工物と砥粒の間の直接の化学的反応があって，上述の現象を助長する

などが共存するという説が一般に受け入れられている[6,7]．

　図7に，ダイレクトダイヤペースト研磨後の10種ジルコニアの表面粗さと各素材のビッカース硬さとの相関および結晶粒サイズとの相関を示す．研磨後の表面粗さは，素材の硬さとの相関関係が小さく，含有している結晶粒サイズに強く依存していることがわかる．ヴィンテージZRとIPS Empress CADはほぼ同じ大きさのリューサイト粒子がそれぞれ4.5および45wt％分散している．すなわち，IPS Empress CADにおけるリューサイト分散量が約10倍多く，表面粗さも約2倍大きくなったものと推定される．したがって，結晶粒サイズだけでなく，その含有量も表面状態に関係する．以上のことより，歯科用ジルコニアは他の歯科用セラミックスに比較して均一な微細構造を有しており，きわめて滑らかな表面に研磨仕上げすることができると判断できる．

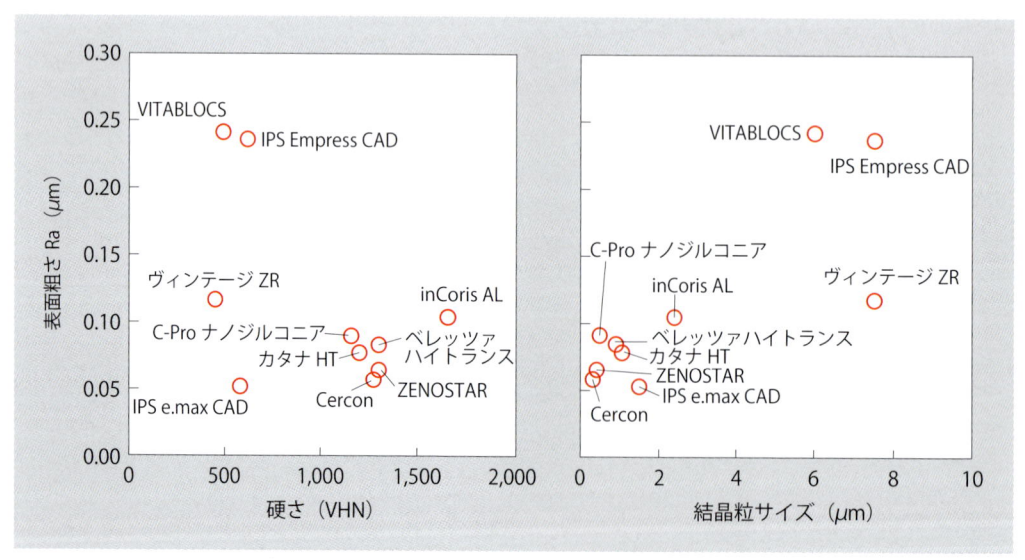

図7 ダイレクトダイヤペースト研磨後の10種ジルコニアの表面粗さと各素材のビッカース硬さとの相関および結晶粒サイズとの相関
　なお，研磨はセラムダイヤM，F，SFまで順次研削後に，ダイレクトダイヤペーストにより研磨仕上げした

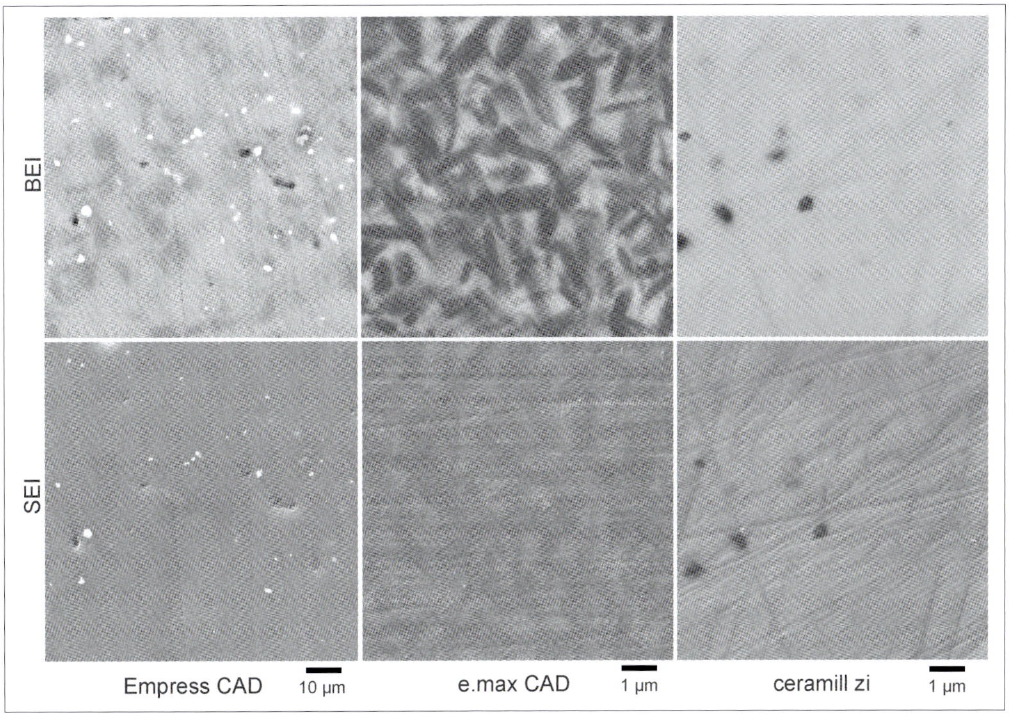

第3章 失敗しないための臨床応用のポイント

図8 ダイレクトダイヤペーストで最終鏡面研磨したIPS Empress CAD, IPS e.max CAD, および ceramill zi（従来型ジルコニア）表面の走査型電子顕微鏡像
SEIは2次電子像で表面の凹凸を反映し，BEIは反射電子像で表面の組成を反映する（輝度の低い部分は構成元素の原子番号が低い領域を表す）

図8に3種の歯科用セラミックスをセラムダイヤM，F，SFで順次研削し，ダイレクトダイヤペーストで最終鏡面研磨した表面の走査型電子顕微鏡写真を示す．前述したように，IPS Empress CADは5〜10μmのリューサイトが約45wt%分散されており，ガラスマトリックスとリューサイトでは硬さが異なるため，鏡面仕上げすると，より硬いリューサイト粒子が浮きでてくる．IPS e.max CADは約1.5μm程度の細長いリチウム2ケイ酸粒子がガラス中に約70vol%分散されており，この粒子も鏡面仕上げにより浮きでてくる．したがって，IPS e.max CAD修復物の研削調整は，できるかぎり修復物が熱処理（クリスタライゼーション）前のブルーステートの段階で行うことが推奨されている．ceramill ziはアルミナが0.25wt%含まれており，反射電子像では輝度の低い粒子として観察される．アルミナはジルコニアより硬いが，ジルコニア粒子とともに0.4μm以下であり，しかも含有量が少ないため，表面の凹凸生成の原因とはならない．

セラミック修復物による対合歯の摩耗

陶材など一見滑沢な修復物は対合歯を摩耗させるはずはないという先入観によるものか，長年の間，陶材による対合歯の摩耗に関する研究は行われてこなかった．ジルコニアが修復物として使用されるようになり，はじめて比較対象として，陶材ほかの歯科用セラミックスの摩耗研究が行われるようになったというのが実情である．

2010年頃までは，硬いジルコニアが対合歯を最も摩耗させるという先入観で結果を導き出した報告が見受けられた[11,12]．しかし，2010年以降は，ジルコニアの鏡面研磨技術および材料が進歩し，ジルコニア修復物と対合歯の摩耗について，客観的な正しい報告がなされるようになってきた[1,3,10]．たとえば，2013年にJanyavulaらは臼歯エナ

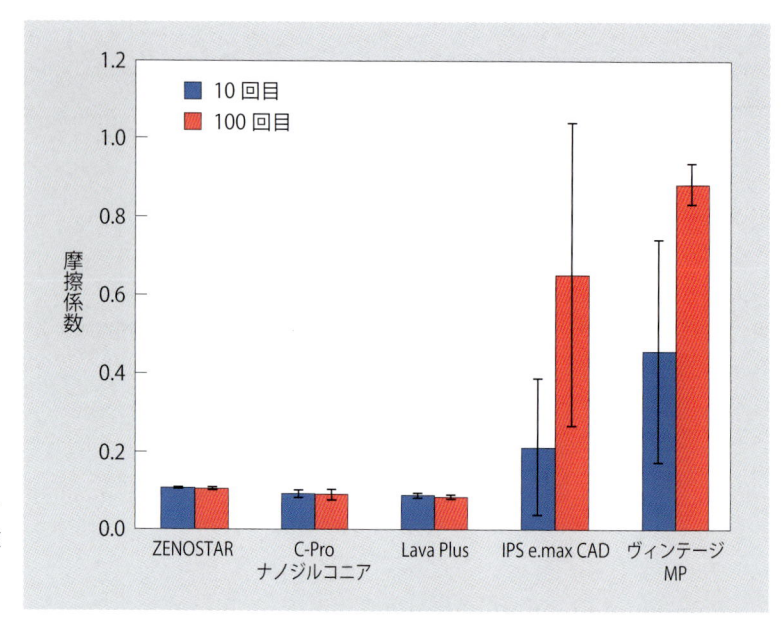

図9 歯科用セラミック材料と小臼歯エナメル質との摩耗係数（Sakakibara ほか，2014[16] を改変）

メル，鏡面研磨，オートクレーブ，陶材を前装したジルコニア（Lava）と臼歯エナメルとの摩耗試験を35％グリセリン溶液中で行った．その結果，鏡面研磨したジルコニアと対合するエナメル質摩耗減量が最も少なかったと報告している[13]．彼らは鏡面研磨したジルコニアがグレージングしたジルコニアよりも望ましいと結論づけている．さらに，Stawarczyk らは咬合シミュレータを使用して，機械研磨，手動研磨，グレージング，噴霧グレーズ，陶材前装したジルコニア（ZENOTEC Zr）および非貴金属系合金（Denta NEM，Co-Cr合金）に対するエナメル質の摩耗減量を測定した．研磨したジルコニアに対するエナメル質の摩耗が最も少ないことを報告している[14]．しかし，対合するエナメル質の亀裂の発生率が高いことも示されている．

筆者らは鏡面研磨したジルコニア（ZENOSTAR，C-Pro ナノジルコニア，Lava Plus），リチウム２ケイ酸（IPS e.max CAD），長石系陶材（ヴィンテージMP）と小臼歯エナメル質との摩擦係数を測定した．その結果，3種ジルコニアが最も安定して小さい摩擦係数を示し，IPS e.max CAD およびヴィンテージMP は大きな摩擦係数を示すとともに，摩擦回数に応じ摩擦係数が増大していくことが確認された（図9）[15〜17]．これは，先に述べたように表面の微細構造の違いによるものと考えられる．すなわち，IPS e.max CAD およびヴィンテージMP は，エナメル質との摩耗によりガラスマトリックスが先に摩滅してゆき，結晶粒子が露出してくることになる．したがって，摩耗回数の増加により，摩耗係数が増大したものと考えられた．一方，ジルコニアは均質で微細な構造を有しており，しかも硬いため，鏡面研磨してあればエナメル質との摩耗係数は小さく，変化はない．しかしながら，鏡面研磨を怠り，研削仕上げだけにしておくと，ジルコニアは"やすり"のような状態になり，当初より摩耗係数が大きく，しかも，摩耗回数の増加により，摩耗係数が増大する．したがって，ほかのセラミックスも同様であるが，特にジルコニアは咬合調整を念入りにした後に，十分に鏡面研磨仕上げすることが推奨される．

文　献

1) 伴　清治．ジルコニア製フルカントゥア歯冠修復物の研磨仕上げと対合歯の摩耗について．*QDT*．2012；**37**：26-40．
2) 伴　清治．歯科用ジルコニアの材料科学入門　第6回　ジルコニアの研磨に用いる器材とは？　補綴臨床．2014；**47**(3)：330-341．
3) 伴　清治．歯科用ジルコニアの材料科学入門　第7回　ジルコニアはいかに研磨すべきか？　補綴臨床．2014；**47**(4)：444-455．
4) 伴　清治．CAD/CAM用生体材料の現状．日本歯科CAD/CAM学会誌．2013；**3**(1)：2-10．
5) Ohkuma K, et al. The grinding efficiency by diamond points developed for yttria partially stabilized zirconia. *Dent Mater J.* 2011; **30**(4): 511-516.
6) 伴　清治．フレーム処理の注意点．補綴臨床別冊／最新CAD/CAMレストレーション（三浦宏之，宮﨑　隆編）．医歯薬出版，2008；86-89．
7) 伴　清治．セラミックスの研磨およびグレーズ．歯科技工別冊／臨床でいきる研磨のすべて（新谷明喜，玉置幸道，仁科匡生　編）．医歯薬出版，2003；94-103．
8) セラミックス材料技術集成編集委員会．セラミックス材料技術集成．産業技術センター，1979；699-732．
9) セラミックス加工ハンドブック編集委員会．セラミックス加工ハンドブック．建設産業調査会，1987；289-297．
10) Miyazaki T, et al. Current status of zirconia restoration. *J Prosthodont Res.* 2013; **57**(4): 236-261.
11) Tambra TR, et al. Wear of enamel opposing YPSZ zirconia core material with two surface finish. 32nd AADR, Abstr No.0915, 2003.
12) Culver S, et al. Wear of the enamel antagonist and five restorative materials. 37th AADR, Abstr No.0367, 2008.
13) Janyavula S, et al. The wear of polished and glazed zirconia against enamel. *J Prosthet Dent.* 2013; **109**(1): 22-29.
14) Stawarczyk B, et al. Two-body wear of monolithic, veneered and glazed zirconia and their corresponding enamel antagonists. *Acta Odontol Scand.* 2013; **71**(1): 102-112.
15) 榊原　亨ほか．歯科用研磨器材の性能比較．日歯理工会誌．2012；**31**：140．
16) Sakakibara T, et al. Abration of enamel against mirror polished zirconia. 29th Annual Meeting Academy of Osseointegration, Abst No.OS-5, 2014.
17) 榊原　亨ほか．対合歯の摩耗にジルコニアの表面性状が与える影響について．日歯理工会誌．2014；**33**：133．

第3章 失敗しないための臨床応用のポイント

4　成功と失敗にみる臨床経過と対応策

岡村光信

臼歯部根管処置歯に対するセラミックアンレー修復

　これまで，臼歯部根管処置歯に対しては，メタルポストコアに全部被覆冠装着という治療が広く行われてきたが，はたしてこの方法が"歯を守る"という意味において適切なのだろうか．

　ポストコアはクラウンを保持することに関わっているのみであるとされており[1]，ポストコアを入れるため，あるいは全部被覆冠を装着するために，健全な象牙質を大きく削除するのではなく，可及的に歯質を保存することが歯の破折を防止することにつながる[2～5]．

　これまで根管治療が行われた歯に対して接着を併用したセラミックアンレー修復を行ってきたが，適応症を守り適切な材料を選択すれば，良好な結果を得ることが可能であった．失活歯修復が全部被覆冠ではなく，部分被覆冠で十分対応できる科学的根拠についても，検討してきた[6,7]．

　Waltonら[8]の報告によれば，歯冠修復物の寿命は8～11年であり，再修復の約3割が二次齲蝕であった．歯質を大きく失ったときに二次齲蝕の少ない全部被覆冠修復を行えば，その歯の寿命を延ばすことができるのではないか（図1～5）．

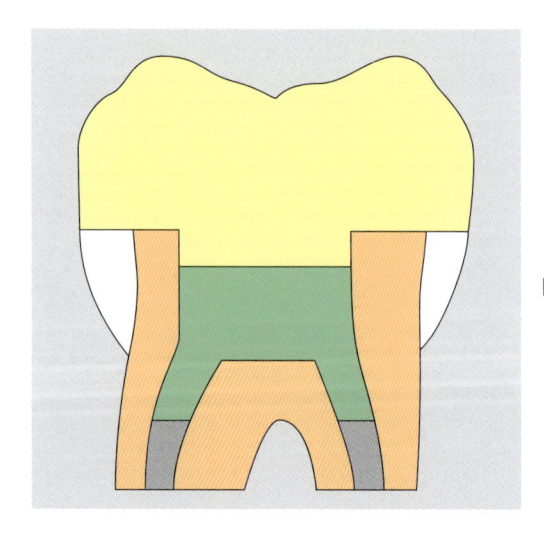

図1 臼歯部根管処置歯におけるセラミックアンレー修復デザイン
　黄色はガラスセラミック修復物．セラミック材料はIPS e.max CADまたはIPS e.max Press．緑はコンポジットレジン．根管形成は行わず，髄室にコンポジットレジンが填塞されればよい．セラミックスとレジンの接着処理を行う

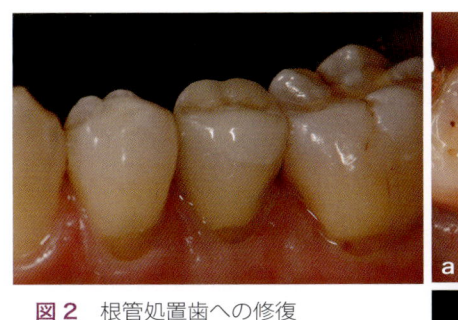

図2 根管処置歯への修復
　|5 は根管処置歯．セラミック材料は IPS e.max Press を使用

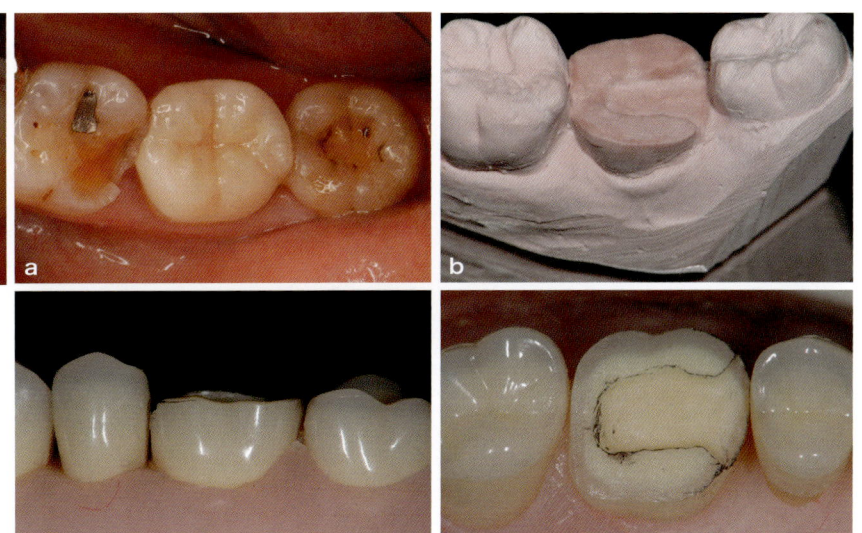

図3 根管処置歯への修復
　窩洞は維持を期待したものではなく，アンレー装着時のオリエンテーションガイドであり，深さは 1～2mm 程度のもの

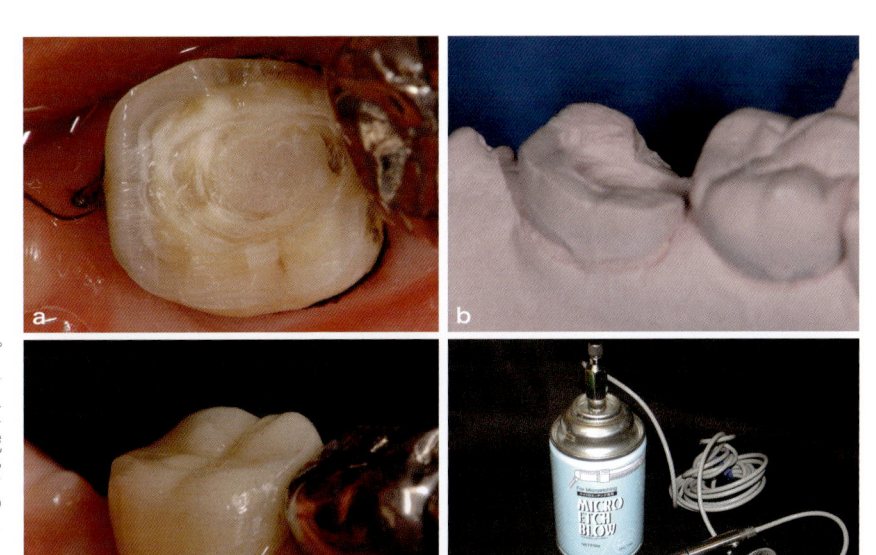

図4 根管処置歯への修復
　接着処理は，歯には 3 ステップ（エッチング，プライミング，ボンディング）を行う．特にエナメル質に対しては，エッチングによる機械的嵌合力を期待する．また，コンポジットレジン部にはチェアサイドのサンドブラスティングとセラミックプライマーによるシランカップリング処理を行う．セラミック材料は IPS e.max CAD を使用

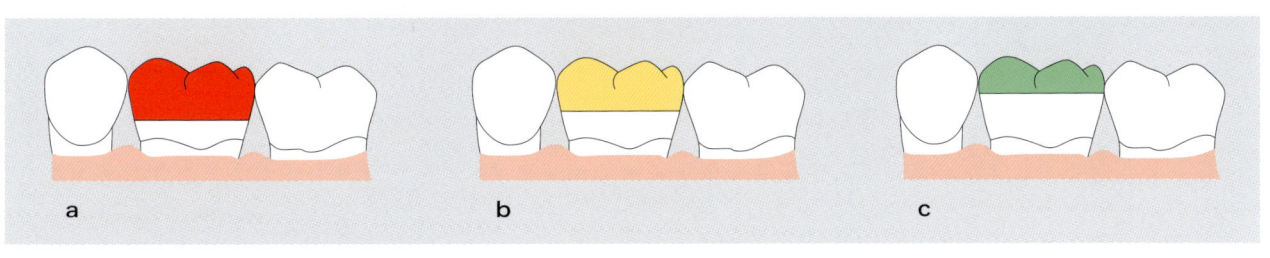

図5 臼歯部根管処置歯への修復の適応症
a：咬合面形成後は隣接面は歯質のサポートがない．セラミックスは破折を生じやすい
b：咬合面形成後は隣接面は歯質のサポートがないが，隣接面コンタクトより約 1mm 程度歯質が残っている．経過に注意を要する
c：咬合面形成後も隣接面は接触点まで，歯質のサポートがある．セラミックスの破折は生じにくく，適応症として十分

図6 臼歯単冠の破折
a：7⌋ の頬側歯頸側1/3部破折により象牙質露出
b：フルジルコニアクラウンによる再製作

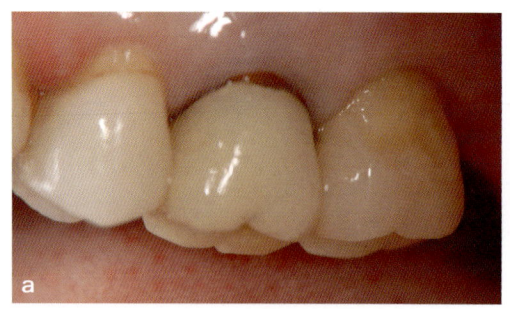

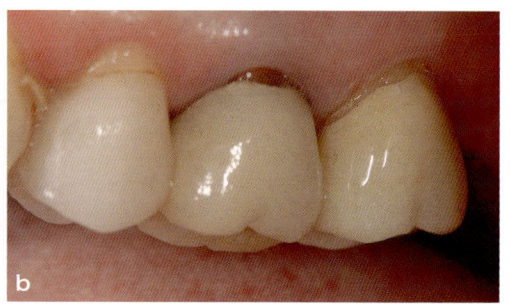

オールセラミッククラウン支台歯形成および材料選択の誤りからくる臼歯単冠の破折

　図6の症例では，咬合面のセラミックスの厚みは2mmと十分であるが，マージン部の形成において頬側面部の深さが不十分であった．歯質を最大限に保存するためには，材料選択に注意が必要であった症例である．くいしばりの悪習癖があるため，夜間はナイトガードを着用していたが，クラウン装着4年経過後に破折した．最後方歯であること，歯頸部にはストレスがかかりやすく，象牙質接着では強度が不十分であり，加えてセラミックの厚み（マージンの形成の深さ）の不足なども重なったことによる．

　本症例は生活歯であり，歯質を最大限に保存するためにフルジルコニアクラウンを再製作し，頬側面マージン部の深さはそのままとした．

セラミック材料選択の誤りからくる臼歯部ブリッジ接合部の破折

　症例選択における小臼歯部のフローチャート（91頁図13），大臼歯を含むフローチャート（95頁図22）および各修復材料の機械的強度（50頁表1）を勘案すると，④⑤⑥ブリッジにおいては，セラミック材料としては曲げ強さ600MPa以上を有するIn-Ceram Zirconiaなどが選択されるが，近年では陶材前装のジルコニアブリッジまたはフルジルコニアブリッジと選択肢は増えた．

　図7の症例では，曲げ強さ400MPaのIPS e.max Pressを使用した．最後方臼歯の6⌋はジルコニア，5 4⌋はジルコニア陶材前装で審美性の確保を得るべきであった．装着後2年経過で接合部が破折し，フルジルコニアにステイニングで再製作を行った．

　Esquivel-Upshawら[9]の報告によれば，オールセラミックブリッジにおける応力の負荷形式は，接合部に圧縮と引張りの力が働くとされる（図8）．その他，図9，10の2症例でみるように，④⑤⑥ブリッジにおいては第一大臼歯が最後方歯でないにもかかわらず，上下顎とも破折した（メーカー提示条件では小臼歯までが適応となっている）．現時点では，④⑤⑥ブリッジにおいてはジルコニア材料を選択すべきであり，その陶材前装法（築盛か加圧成形か）あるいはフレームデザインなどについては，審美性および修復部位を考慮して決定する．

第3章 失敗しないための臨床応用のポイント

高透光性のPSZ系ジルコニアカタナジルコニアML（クラレノリタケデンタル）は，審美性で従来のTZP系ジルコニアに比較して改善されている．同じPSZ系ジルコニアのZpex Smileとともに，今後陶材前装のないモノリシックなセラミックスとして選択されるものと考える．

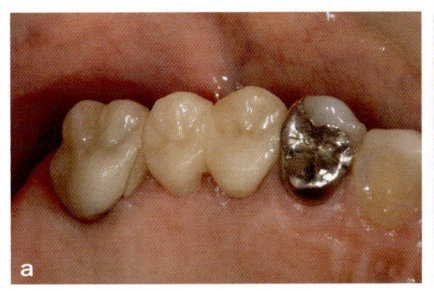

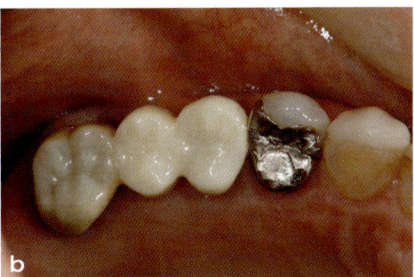

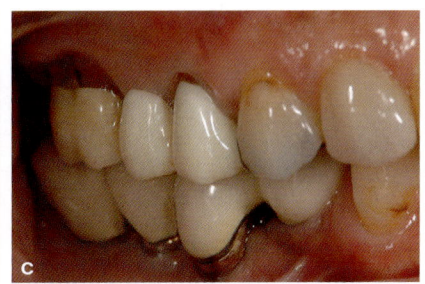

図7 臼歯部ブリッジの破折
a：装着2年経過後，ブリッジ遠心接合部舌側破折時
b,c：フルジルコニアブリッジおよびステイニングにて再製作

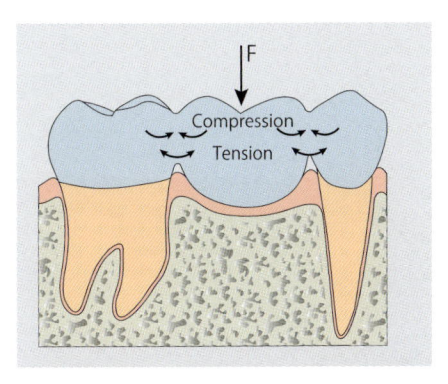

図8 オールセラミックブリッジにおける応力分布（Esquivel-Upshawほか，2004[9]）をもとに作成）

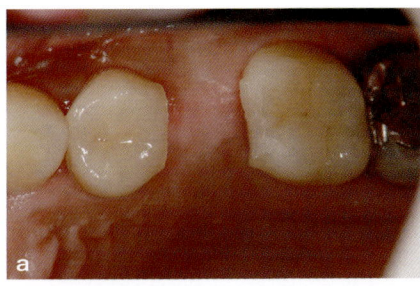

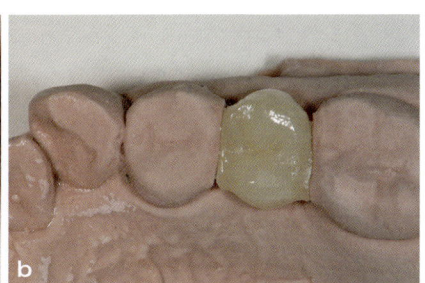

a,b：装着2年経過後，ブリッジポンティック部破折

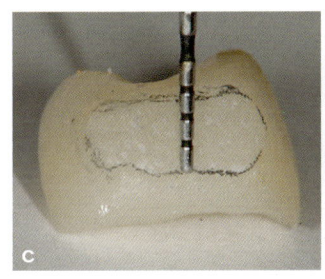

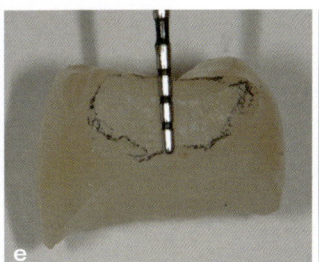

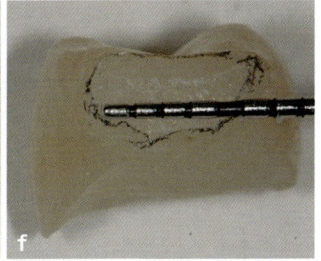

c,d：遠心接合部断面．縦2.5mm×横6mm＝15mm^2

e,f：近心接合部断面．縦3.0mm×横5mm＝15mm^2．ちなみにジルコニアブリッジで接合部6〜16mm^{2}と推奨される（96頁参照）．近心，遠心部とも最大限接合部を広げているが，強度が不足している

図9 ブリッジの破折

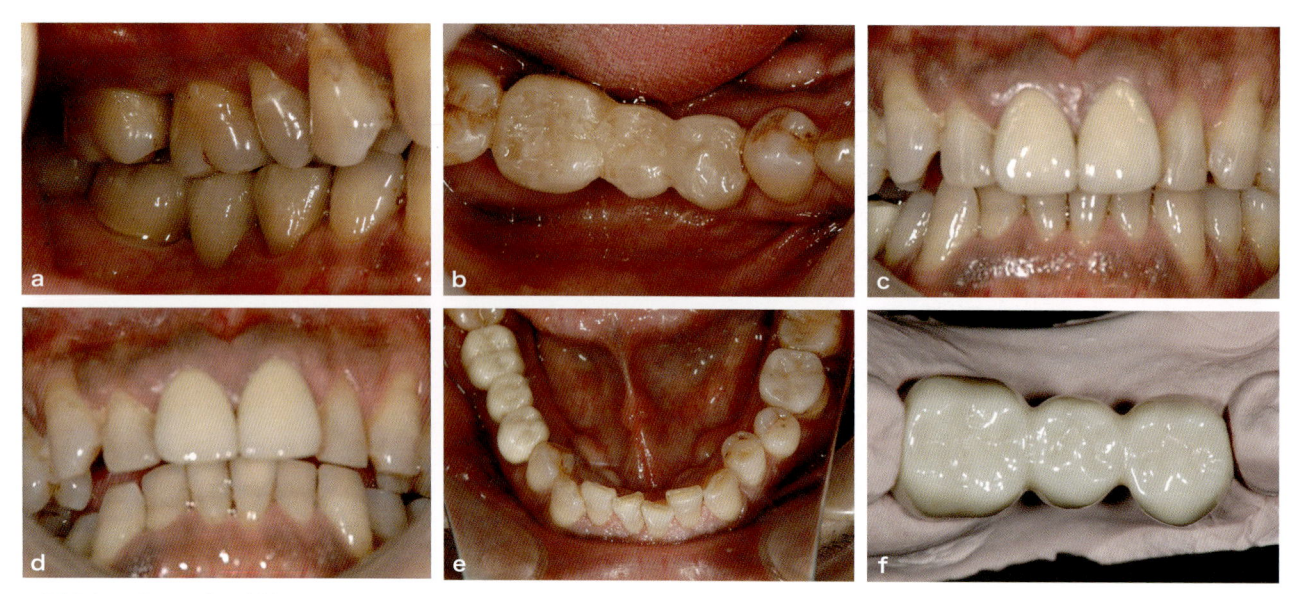

図10 ブリッジの破折

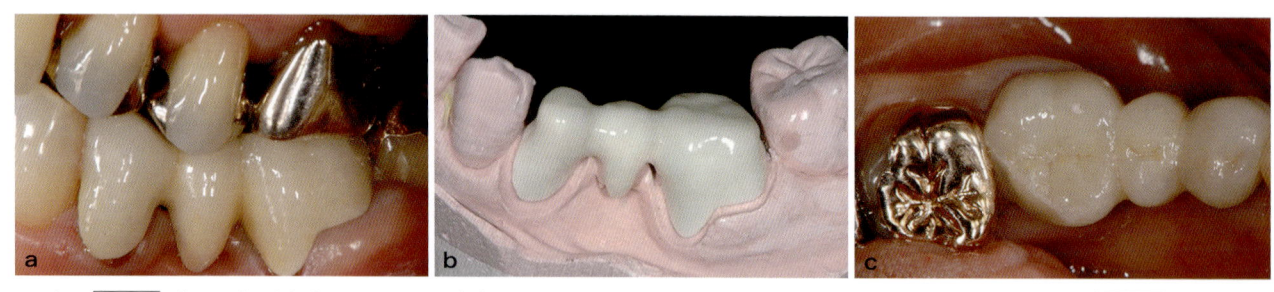

装着2年経過後．⑥5 ポンティック接合部の破折を認める．患者は前歯部オープンバイトで咬頭嵌合位は安定していない．犬歯誘導がないことによる⑥5 接合部に側方咬合圧によるねじれの力と，6 による大きな垂直咬合圧を受けていたと推測される．ブリッジの再製作は，最大強度であるフルジルコニアブリッジおよび頬側面ステイニングとし，咬合面は対合歯の天然歯の咬耗を考慮して，ステイニングやグレージングとせず鏡面研磨のみとした．6 は根管処置歯におけるセラミックアンレーで，装着後4年経過

a,b：④5⑥ ブリッジ，それまでのフレームデザイン

c：装着2カ月経過後．④5⑥ ブリッジ遠心接合部破折

d：破折部のジルコニア補強で部分被覆とし，再び加圧成形法にて陶材前装を行う

e：新フレームデザイン．解剖学的形態をとり，バットジョイントで補強．咬合点最後方はジルコニア部分被覆とする

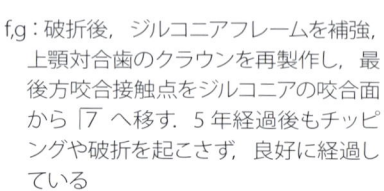

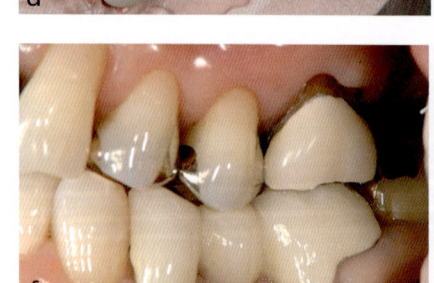

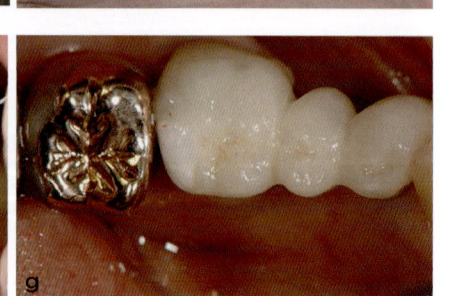

f,g：破折後，ジルコニアフレームを補強，上顎対合歯のクラウンを再製作し，最後方咬合接触点をジルコニアの咬合面から 7 へ移す．5年経過後もチッピングや破折を起こさず，良好に経過している

図11 力に対してのフレームデザイン考慮

下顎最後方歯であることと，最後方咬合接触点に対するフレームデザインへの考慮

図11 の症例では，CADソフトにあるコーピングデザインをそのまま使用した．現在では個々の症例に応じ，ワックスアップデザインから，① 前装陶材部を解剖学的形態にしてサポートを考えたり，② 咬合力による剪断加重に対してバットジョイントにしたり，あるいは ③ 一部をフルジルコニアにすること，など複雑ではあるが破折を防止できる手法を行うようになった．先人の臨床研究[10〜13]に学ぶ，"力に対してのフレーム（コーピング）デザイン考慮"である（**図11，12**）[14,15]．

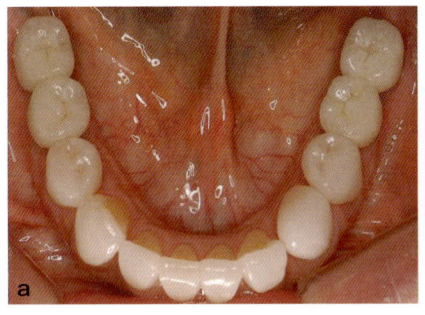

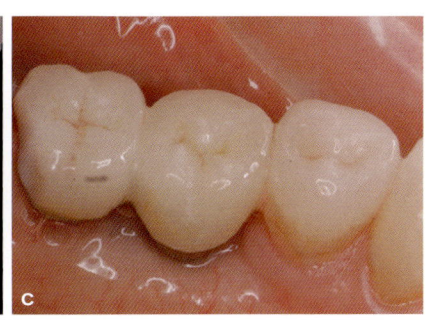

a,b：7 6│6 7 部はインプラント上部連結冠

c：7 部はインプラント上部構造陶材剥離を伴う破折で，ジルコニアフレームの露出

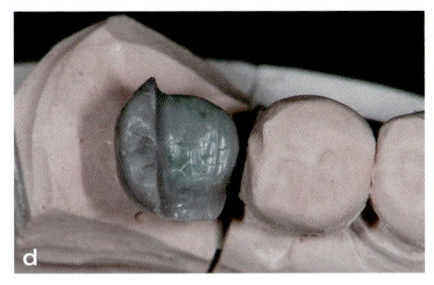

d：咬合面最後方ではフルジルコニア，舌側ではバットジョイントで陶材のサポートをはかったジルコニア部分被覆冠

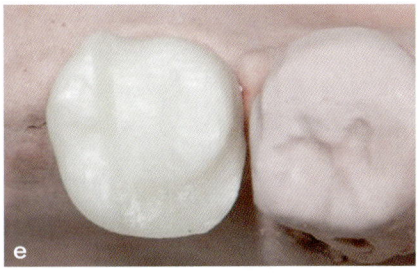

e,f：前装陶材は再び曲げ強さ120MPaのIPS e.max ZirPressとフレームはIPS e.max ZirCAD

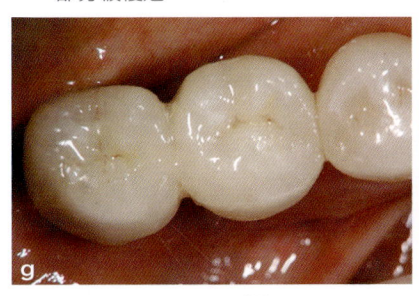

g：数カ月で，今度は7 部のインプラント上部冠の頬側面の陶材が剥離を伴う破折．ジルコニアフレームの露出

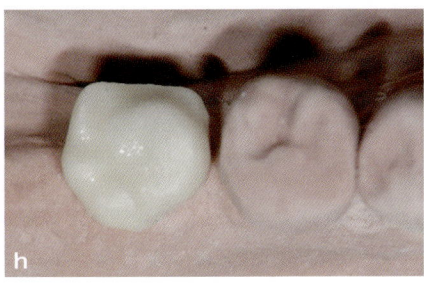

h：破折した部分をジルコニアで補強

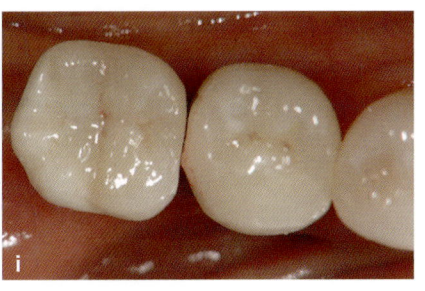

i：コーピング補強後．前装陶材はIPS e.max ZirPressとフレームはIPS e.max ZirCAD．再製作後4年経過，チッピングや破折などなく良好に経過している

図12 力に対してのフレームデザイン考慮

ジルコニア修復物のさまざまなオプション

ジルコニア修復物で期待されるものとして，カンチレバーブリッジがあげられる（図13，16）．また，部分床義歯の支台歯となるクラウンがある（図14）．

これらジルコニア修復を望むのは，金属アレルギーを有する患者，メタルフリーを望む患者，価格変動を嫌う歯科医師ならびに歯科技工士などであろう．

ジルコニアカンチレバーブリッジの良好な臨床成績については多くの報告がある．4年の経過観察で最後方歯を含むジルコニアブリッジと比較しても，その生存率に差はなく，また両者ともフレームの破折はなかったとされる[16]．これまでにあげてきた前装

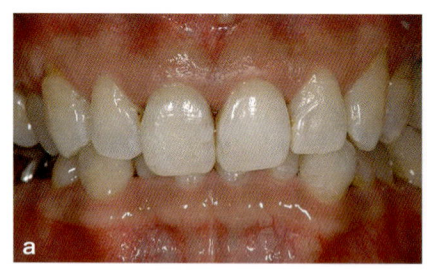

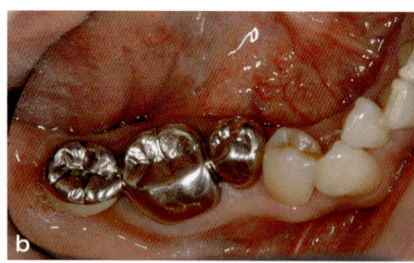

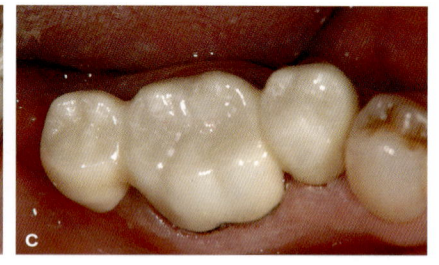

a,b：患者（40歳，男性）はメタルフリー修復物を望み，金属修復物をコンポジットレジンを含むすべてメタルフリーとした

c：製作装着後2年経過．陶材のチッピングや破折およびフレーム破折などなく，2年間良好に経過している

図13　カンチレバーブリッジ
　6 7 単冠は，IPS e.max Press による加圧成形．7 ⑥ ⑤ フルジルコニアクラウンによるカンチレバーブリッジ．頬側面はステイニング，咬合面は対合歯の摩耗に考慮してジルコニアの鏡面研磨とした

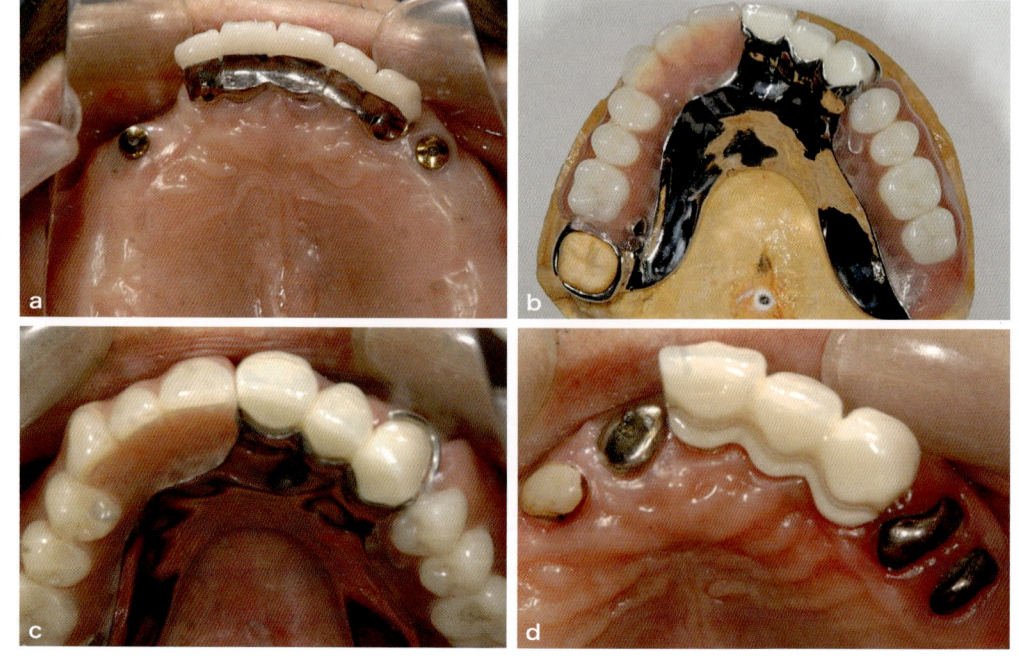

a：従来の陶材焼付冠による部分床義歯の支台歯

b～d：ジルコニア連結冠による支台歯

図14　部分床義歯の支台歯としての役割

第3章 失敗しないための臨床応用のポイント

陶材のチッピングや破折防止に対するフレームデザイン，また接合部断面積および形状などを考慮すれば，良好な結果が得られるであろう．

ジルコニア修復物における咬合調整のタイミングおよび咬合調整を少なくするために

図15は，⌞6 の口蓋根分割抜歯に伴う ⌞5〜7 のジルコニア連結冠である．作業模

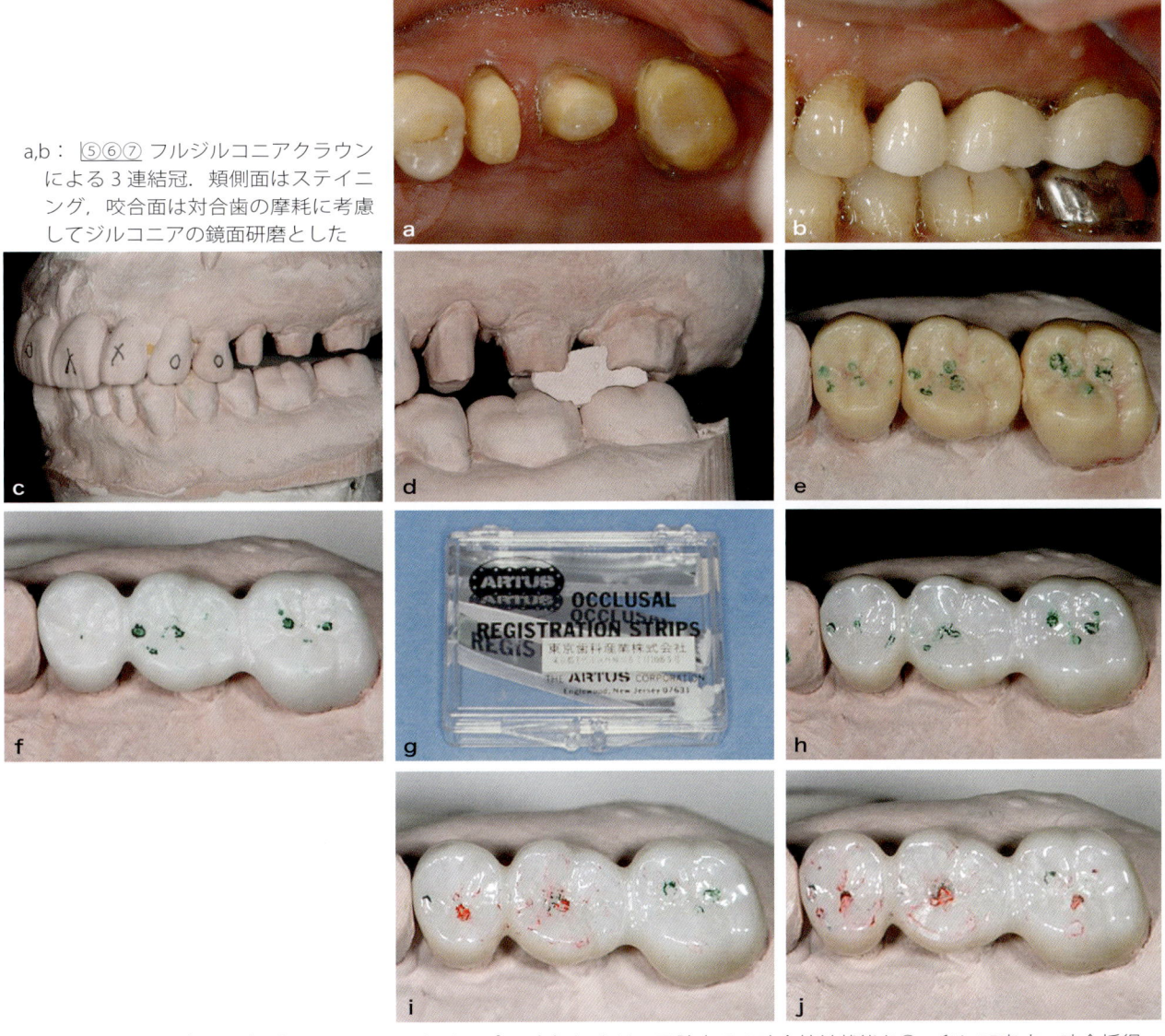

a,b：⑤⑥⑦ フルジルコニアクラウンによる3連結冠．頬側面はステイニング，咬合面は対合歯の摩耗に考慮してジルコニアの鏡面研磨とした

c〜j：オクルーザルレジストレーションストリップス（g）により，口腔内での咬合接触状態を○×印にて表す．咬合採得材はスラリーウォーターと超硬石膏を使用し，マウンティングを行った．ワックスアップ時の咬合接触点を緑色，CAD相関法でフルジルコニアクラウンを製作直後の咬合接触点も緑色で表す．インサイザルピンのの浮き上がりから，製作直後は高いことがわかる．修復物の研磨および咬合調整後，模型での咬合接触状態を模型マウンティング時の状態まで戻し，咬合接触点を再び緑色で表した．ワックスアップ時に近い状態を表わしている（h）．口腔内で試適，咬合接触点を赤で表す（i）．この時点で高さは若干高めで再度調整した．最後に模型上での咬合状態を青で口腔内での状態を赤で表す．ワックスアップ時（e）と比較したとき，⌞7 はほぼ近い状態を再現している

図15 咬合調整

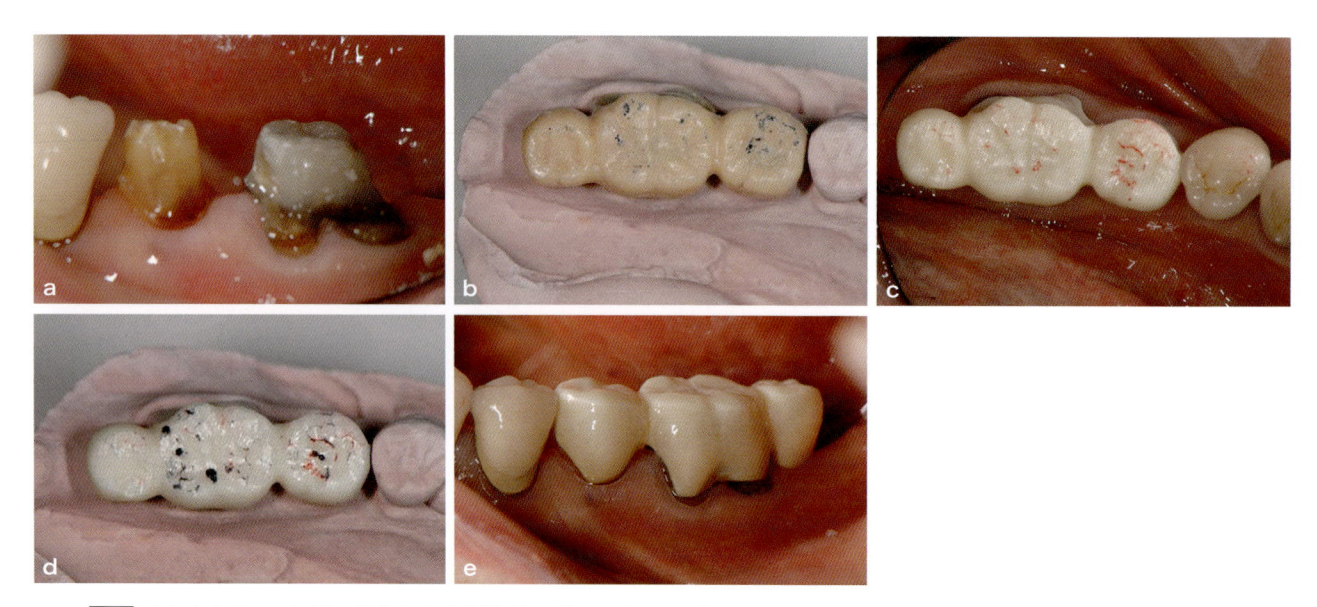

a：$\overline{5\,6}$ はもともと18年前に修復した陶材焼付冠単冠であったが，咬合面のチッピングや対合のインプラントブリッジへの再修復に伴い，カンチレバーブリッジとした．$\overline{6}$ はコンポジットレジンをメタルコアの上に築盛し，ブリッジの維持に必要な高さを確保した

b〜e：模型上で修復物の咬合調整および研磨後，口腔内で試適，咬合接触点を赤で表す（c）．ジルコニアフレームは陶材前装前の状態である．この時点で高さは若干高めで再度調整した．最後に模型上での咬合状態を青で口腔内での状態を赤で表す（d）．ワックスアップ時（b）と比較したとき，$\overline{5\,6}$ はほぼ近い状態を再現している

図16　咬合状態

型のマウンティングが正確に行われれば，咬合調整はわずかですむ．

　ジルコニアは常温でも大きな外力が加えられたとき，正方晶から単斜晶に変態し，物性の変態を生じる．過大な力で咬合調整がなされたときも，曲げ強さ，破壊靭性などの強度が小さくなると考えなければならない．咬合調整のタイミングは陶材前装を行う前のフレーム試適時か，フルジルコニアであればステイニングの前に行う．そして再度1000℃のファーネスに戻し，変態したジルコニアを正方晶にすることで，その強度を戻したい（図16）．

文　献

1) Rosenstiel SF, 佐氏英介, 藤本順平監訳. 根管処置歯の修復治療. 歯界展望. 2008；**112**(1)：55-69.
2) Tidmarsh BG. Restoration of endodontically treated posterior teeth. *J Endod*. 1976; **2**(12): 374-375.
3) Eakle WS, et al. Fractures of posterior teeth in adults. *J Am Dent Assoc*. 1986; **112**(2): 215-218.
4) Blaser PK, et al. Effect of designs of Class 2 preparations on resistance of teeth to fracture. *Oper Dent*. 1983; **8**(1): 6-10.
5) Larson TD, et al. Effect of prepared cavities on the strength of teeth. *Oper Dent*. 1981; **6**(1): 2-5.
6) 岡村光信, 築山能大. 歯内療法を行った歯に対するMIを考慮したオールセラミック部分歯冠修復（1）. 歯界展望. 2008；**111**(2)：271-279.
7) 岡村光信, 築山能大. 歯内療法を行った歯に対するMIを考慮したオールセラミック部分歯冠修復（2）. 歯界展望. 2008；**111**(3)：547-552.
8) Walton JN, et al. A survey of crown and fixed partial denture failures: length of service and reasons

9) Esquivel-Upshaw JF, et al. Clinical performance of a lithia disilicate-based core ceramic for three-unit posterior FPDs. *Int J Prosthodont.* 2004; **17**(4): 469-475.
10) Tinschert J, et al. Clinical behavior of zirconia-based fixed partial dentures made of DC-Zirkon: 3-year results. *Int J Prosthodont.* 2008; **21**(3): 217-222.
11) Heintze SD, Rousson V. Survival of zirconia- and metal-supported fixed dental prostheses: a systematic review. *Int J Prosthodont.* 2010; **23**(6): 493-502.
12) Hsueh CH, et al. Analyses of layer-thickness effects in bilayered dental ceramics subjected to thermal stresses and ring-on-ring tests. *Dent Mater.* 2008; **24**(1): 9-17.
13) Keough BE, et al. Clinical performance of scientifically designed, hot isostatic-pressed (HIP'd) zirconia cores in a bilayered all-ceramic system. *Compend Contin Educ Dent.* 2011; **32**(6): 58-68.
14) 岡村光信ほか．ジルコニアクラウン＆ブリッジレストレーションを考える　1．歯界展望．2013；**121**(5)：834-842．
15) 岡村光信ほか．ジルコニアクラウン＆ブリッジレストレーションを考える　2．歯界展望．2013；**121**(6)：1050-1062．
16) Wolfart S, et al. Four-year clinical results of fixed dental prostheses with zirconia substructures (Cercon): end abutments vs. cantilever design. *Eur J Oral Sci.* 2009; **117**(6): 741-749.
17) Oh W, et al. Influence of connector design on fracture probability of ceramic fixed-partial dentures. *J Dent Res.* 2002; **81**(9): 623-627.

(Note: item starting "for replacement." continues from previous page: *J Prosthet Dent.* 1986; **56**(4): 416-421.)

第4章　成功させるための接着

　それ自体が，審美性の高いあるいは優れた機械的強度を有する補綴装置であったとしても，支台歯への確実な接着なくしては，確実な予後を得ることはできない．ここでは，セラミック修復における接着技法について，その基礎から臨床的留意点に関して平易に解説する．

第4章　成功させるための接着

1　接着のメカニズム

宮崎真至・辻本暁正・坪田圭司

接着系の形成

　歯冠修復物の装着にあたっては，歯質とレジンセメントの接着とともに，歯冠修復物とレジンセメントの接着という2つの異なる界面について考慮する必要がある．これらの界面で接着系が形成されるためには，以下の項目が必要となる．
① 被着体表面のぬれ性
② 接着材の被着体への拡がり
③ 接着材と被着体との機械的嵌合
④ 接着材と被着体との化学的反応
⑤ 接着材自体の硬化
　歯質との接着に関しては，エナメル質および象牙質表面を酸処理し，酸の種類によって厚さは異なるものの，形成された脱灰層にレジン成分を浸透・硬化させることによって機械的および化学的接着系が形成される．歯質への接着機構に対して，セラミックスとレジンセメントの接着においては，レジンモノマーがセラミックスに浸透することは厳密には生じない．そこで，被着体表面を粗造化することによってぬれ性を向上させるとともに，被着面積を増加させることによって機械的嵌合を獲得している．さらに，無機質であるセラミックス表面を改質することで，有機質であるレジンセメントとの化学的接着を獲得する手法が必要となる．
　セラミックスを用いた修復物の支台歯への接着には，その接着界面における異なる3要素を考慮するとともに，各接着界面におけるぬれ性と機械的性質向上させる必要がある．したがって，被着体に適した前処理とともに，使用する装着材料の特性を理解することが，歯冠修復物の耐久性を保証することにつながる．

機械的嵌合

　被着体表面に形成された微細な凹凸にレジンセメントが浸透し，そこで重合硬化することによって微小機械的嵌合（micromechanical retention）が形成される．セラミックス表面への微細な凹凸を形成させる方法としては，① アルミナサンドブラスト処理，② 酸処理および ③ 回転式切削器具の使用が挙げられる．
　セラミックスへのサンドブラスト処理は，通常50μm以下の粒径を有するアルミナ

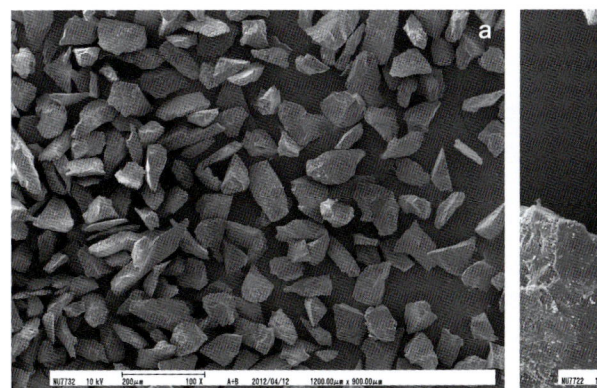

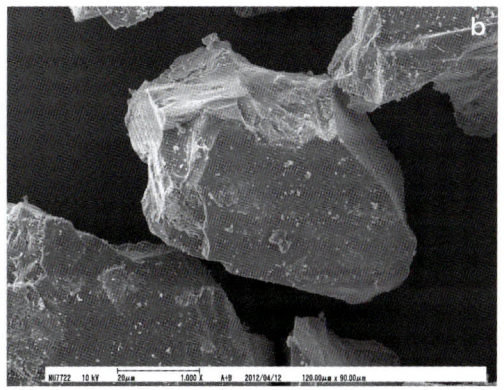

図1 平均粒径 50μm のアルミナ粒子（a）とその拡大した SEM 像（b）
アルミナサンドブラスト処理では，その粒径とともに噴射圧と作用時間の設定が重要となる

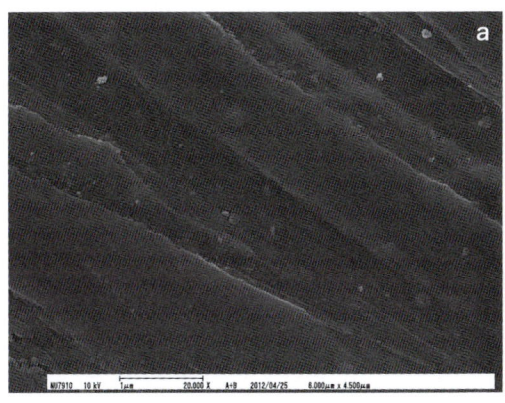

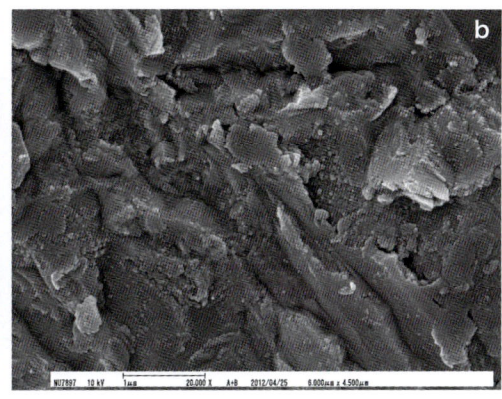

図2 ジルコニアセラミックス（IPS ZirCAD, Ivoclar Vivadent）表面の SEM 写真
シリコンカーバイドペーパー #2,000 で仕上げた表面は，削条痕は認められるものの比較的平坦面を呈している（a）．一方，アルミナサンドブラスト処理後では粗造な面性状を呈し，一部にアンダーカットも認められる（b）

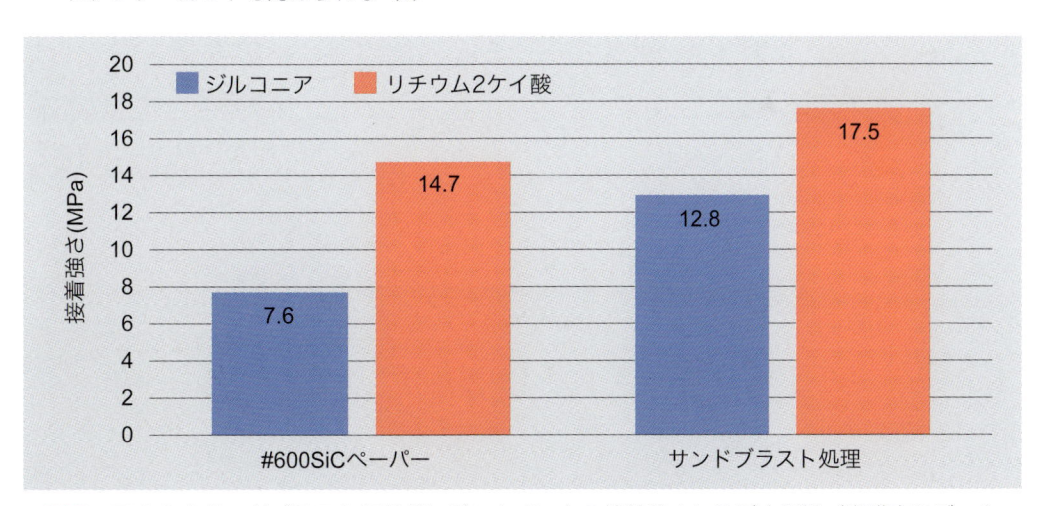

図3 アルミナサンドブラスト処理がレジンセメントの接着強さに及ぼす影響（当講座のデータによる）

を用いて行われ（図1），接着強さの向上に寄与している（図2, 3）．噴射圧は，歯冠修復物の素材によって異なっており，シリカベースのセラミックスで製作されたラミネートベニアに対しては，0.1〜0.2MPa という比較的弱圧で行うべきとされている．

弱圧によるアルミナサンドブラスト処理は，被着面の粗造化という観点から効果は少ない可能性はあるものの，強圧での処理では内面が削合されるとともに表層下に微小な亀裂を生じることで修復物の機械的性質を低下させてしまうことが指摘されている．ジルコニアで製作された修復物内面への過度のアルミナサンドブラスト処理も，前装陶材との境界面直下に劣化層を形成させるという報告もある．さらに，リチウム2ケイ酸ガラスセラミックスで製作された歯冠修復物内面については，機械的強度が低下する可能性があることからアルミナサンドブラスト処理をしないよう製造者が指示している．このように，アルミナサンドブラスト処理も，歯冠修復物の素材によって適用法が異なることに留意すべきである．

　酸を用いたエッチングは，セラミックス表面の粗造化に有効な手法であり，特にシリカを主成分とするセラミックスに対してはフッ化水素酸（HF）が広く用いられている．セラミックスにHFを塗布すると，ガラスマトリックスが選択的に溶解，除去されることで粗造面が得られる（図4，5）．しかし，HFは医薬用外毒物であり，その取り扱いにあたっては十分な換気がされた技工室で行うとともに，処理後は超音波洗浄によって

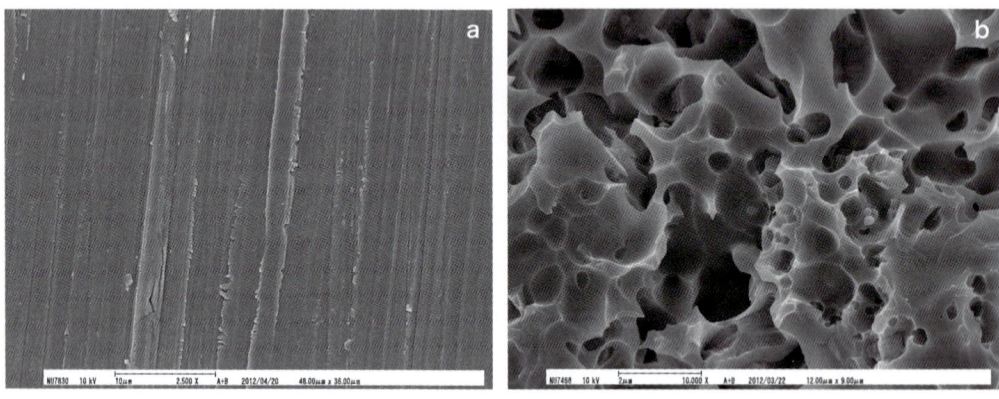

図4 リューサイトガラスセラミックス（IPS Empress, Ivoclar Vivadent）表面のSEM写真
シリコンカーバイドペーパー #2,000で仕上げた表面（a）は，フッ化水素酸処理によってガラスマトリックスが溶解した面を呈している（b）

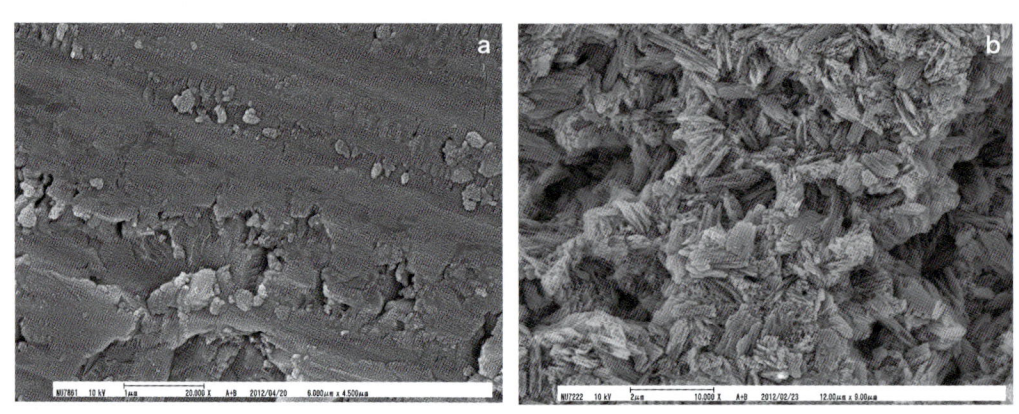

図5 リチウム2ケイ酸ガラスセラミックス（IPS e.max, Ivoclar Vivadent）表面のSEM写真
シリコンカーバイドペーパー #2,000で仕上げた表面に削条痕が認められるが（a），フッ化水素酸処理後では結晶が露出した粗造面を呈している（b）

これを確実に除去することが必須である．使用にあたっては，濃度と作用時間が修復物の素材によって変更する必要があるところから，製造者の指示を改めて確認する．

一方，シリカ含有量が少ないアルミナおよびジルコニアセラミックスにおいては，酸処理による粗造化は生じにくいので，適切な条件の下でアルミナサンドブラスト処理を行うことになる．もちろん，アルミナサンドブラスト処理に加えて，化学的接着処理を行う必要があり，これを怠ると接着耐久性が著しく低下する．

化学的接着

有機質であるレジンセメントを無機質であるセラミックスに接着させるためには，無機質表面を改質することが必要となる．シリカを主成分とするセラミックス表面を改質するために用いられるのが，一般に R-Si-X$_3$ の構造をもつシランカップリング剤である．ここで，X はメトキシ基（-OCH$_3$）などのアルコキシ基で，これが加水分解することによってシラノール基（Si-OH）となり，セラミックス表面に存在するシラノール基と水素結合あるいは脱水縮合反応を生じることで安定なシロキサン結合（Si-O-Si）を形成し，セラミックス表面に疎水性（R-）被膜を形成する（**図6**）．シランカップリング剤としては，一般にγ-メタクリロキシプロピルトリメトキシシラン（γ-MPTS）が用いられている．

シランカップリング剤は，酢酸あるいは酸性機能性モノマーなどの酸との混合によって活性化するが，保存安定性を確保するために酸性化合物とγ-MPTS を分けた2〜3液タイプの製品，あるいはシラノールの安定化を図ることによって1液タイプとした製品などがある（**表1，図7**）．

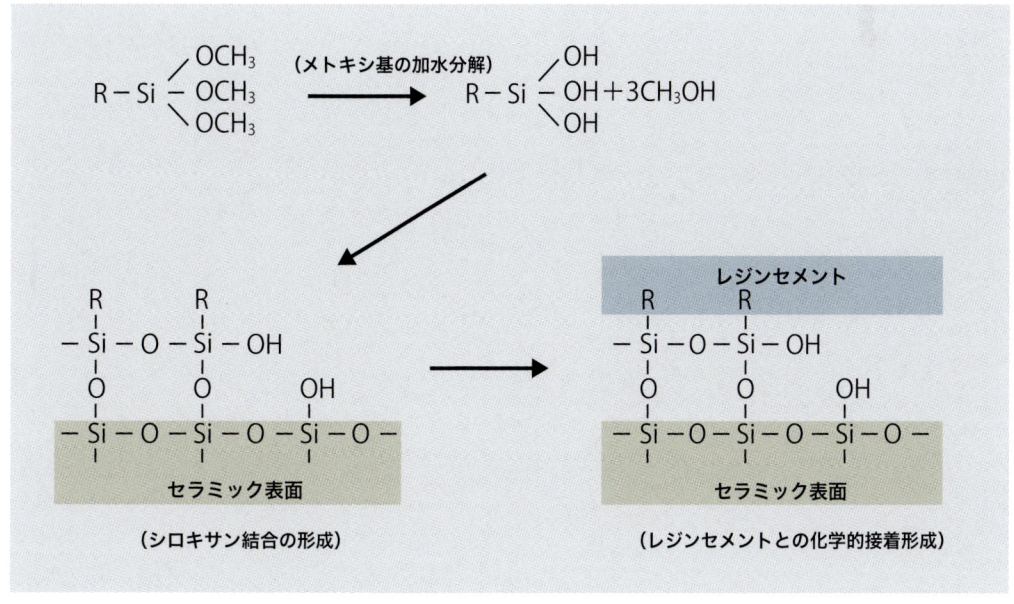

図6 シランカップリング処理とその作用

表1　セラミックプライマーの種類とその特徴

タイプ	製品名	製造者	特徴
1液	シランプライマー	Kerr	シリカ系セラミックスに対応
	リライエックスセラミックプライマー	3M ESPE	シリカ系セラミックスに対応
	ポーセレンプライマー	松風	シリカ系セラミックスに対応
	ポーセレンプライマー	Bisco	シリカ系セラミックスに対応
	クリアフィルセラミックプライマー	クラレノリタケデンタル	MDP含有，ジルコニアへも対応
	セラミックプライマーⅡ	ジーシー	リン酸モノマー含有，ジルコニアへも対応
	セラミックスボンド IK	ペントロンジャパン	4-META含有，ジルコニアへも対応
	モノボンドプラス	Ivoclar Vivadent	環状ジスルフィド系モノマー，リン酸モノマー含有．金属，アルミナ，ジルコニアへも対応
	Zプライムプラス	Bisco	BPDM，リン酸モノマー含有．金属，アルミナ，ジルコニアへも対応
	AZプライマー	松風	ホスホン酸モノマー含有．アルミナ，ジルコニアに対応
2液混合	セラミックプライマー	ジーシー	シリカ系セラミックスに対応
	トクソーセラミックプライマー	トクヤマデンタル	シリカ系セラミックスに対応
	ポーセレンライナー M	サンメディカル	シリカ系セラミックスに対応
	スーパーボンド PZプライマー	サンメディカル	リン酸モノマー含有．ジルコニアへも対応
	ユニバーサルプライマー	トクヤマデンタル	MTU-6，MAC-10，リン酸モノマー含有．金属，アルミナ，ジルコニアも対応し，異なる材質が混在しても塗り分け不要
3液混合	ポーセレンアクチベータ	クラレノリタケデンタル	メタクリル酸系モノマー含有．クリアフィルフォトボンドと混合(セルフエッチングプライマーと混合する場合には2液型)

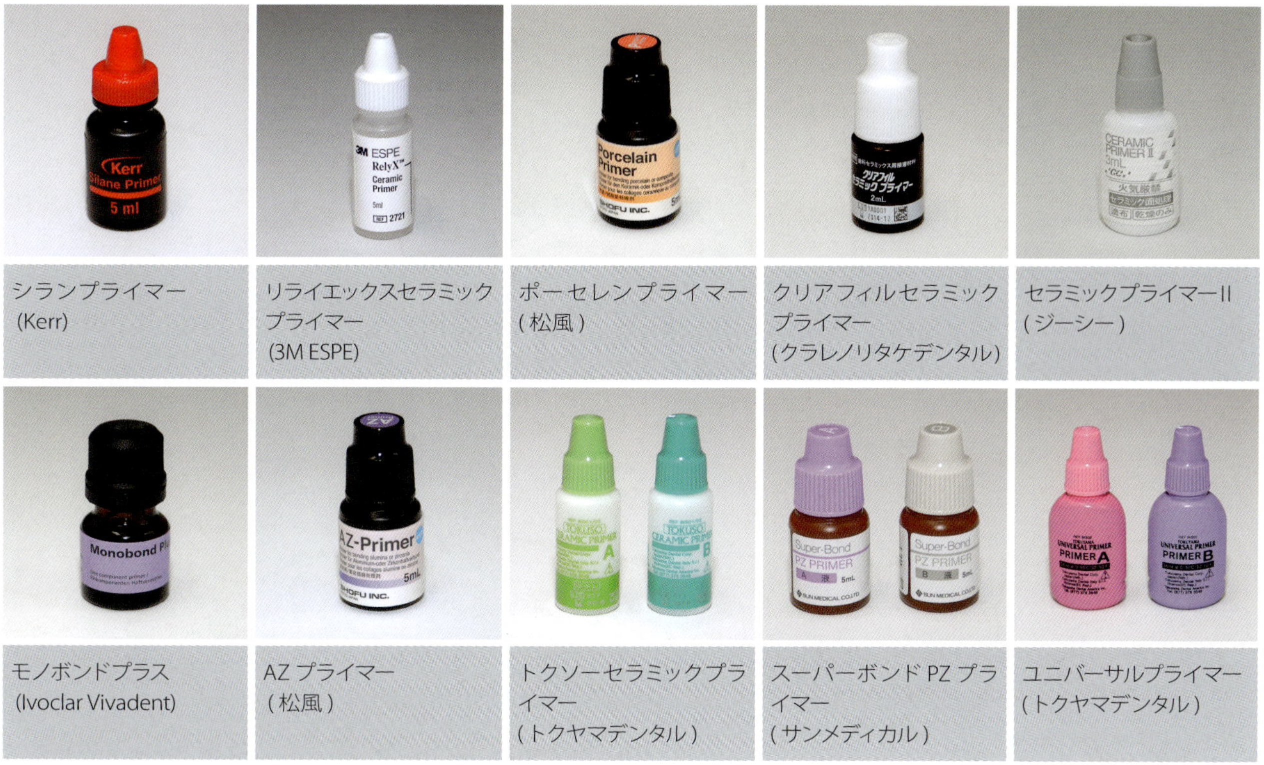

シランプライマー (Kerr)	リライエックスセラミックプライマー (3M ESPE)	ポーセレンプライマー (松風)	クリアフィルセラミックプライマー (クラレノリタケデンタル)	セラミックプライマーⅡ (ジーシー)
モノボンドプラス (Ivoclar Vivadent)	AZプライマー (松風)	トクソーセラミックプライマー (トクヤマデンタル)	スーパーボンドPZプライマー (サンメディカル)	ユニバーサルプライマー (トクヤマデンタル)

図7 市販されているセラミックス用プライマーの代表例
製品によって，それぞれの特徴を有している

　シラン処理は，シリカを主成分とするセラミックスには有効であるが，これを含有していないアルミナあるいはジルコニアに対してはレジンセメントとの接着の獲得が期待できない．そこで，シリカでコーティングしたアルミナ（コジェットサンド，3M ESPE）を噴射することで粒子を内面にめり込ませ，シランカップリングを行う方法（トライボケミカル処理）が開発され，臨床応用されている．

　アルミナおよびジルコニアセラミックスに対する化学的接着の獲得に，酸性機能性モノマーが有効であることが報告されている．そのなかでも，リン酸エステル系モノマーが接着耐久性の向上に大きく寄与することが明らかとなり，10-methacryloyloxydecyl dihydrogen phosphate（MDP）などを含有するプライマーがいくつか製品化されている（**表1**）．MDPをはじめとする接着に有効な機能性モノマーの化学構造は，レジンとの化学的結合に必要な重合性基，無機材料に化学的に作用する反応性基および重合性基と反応性基をつなぐスペーサーをからなっている．すなわち，重合性基がレジンと化学的に反応して重合硬化することができ，反応性基としてはリン酸基あるいはカルボン酸基がぬれ性の向上と化学的接着反応を示す．酸性機能性モノマーであるMDPや4-METAは，プライマー，ボンディング材あるいはレジンセメントなどに含有され，そのぬれ性の向上と化学的接着性の獲得という効果を発揮している．

第4章 成功させるための接着

2 セラミックスの種類と前処理

宮崎真至・辻本暁正・坪田圭司

シリカ含有セラミックスへの前処理

　セラミックスの組成による分類と，その特徴を**表1**に示した．シリカを主成分とするセラミックスである長石系陶材あるいはガラスセラミックスは，脆性が高いところからレジンセメントを用いることで接着性とともに歯質との一体化を獲得することが必須となる．これは，保持力の向上や辺縁漏洩を防止するとともに，接着でもたらされる歯冠修復物の構造強化作用による修復物の破折防止が望めるからである．
　シリカを主成分とするセラミックスにおいては，アルミナサンドブラスト処理およびHF処理による粗造化が有効であり，さらにシランカップリング剤を用いた化学的接着の獲得が期待できる．

シリカ未含有セラミックスへの前処理

　酸化アルミニウム（アルミナ）セラミックスあるいは酸化ジルコニウム（ジルコニア）などのシリカを主成分としないセラミックスでは，シラン処理による化学的接着が期待できないために，これとは異なる被着面処理が必要となる．これまで高強度セラミックスの合着においては，接着は不要であるという考え方もあったが，修復物の維持が得られにくいあるいは接着性ブリッジなどの症例では，接着は不可欠となることから，接着を獲得することの重要性が認識されるようになった．
　アルミナやジルコニアセラミックスは，酸に対する抵抗性が高いためにフッ化水素酸処理は有効ではなく，表面粗造化にはアルミナサンドブラスト処理が主に用いられる．また，これらセラミックスに対しては，トライボケミカル処理の有効性や，リン酸エステル系モノマーを含有したプライマーの接着性向上効果も高いことが示されている．このように，レジンセメント接着システムの選択にあたっては，修復物が有する接着面における素材の種類を把握し，適合性を含めて症例ごとに決定することが必要である．

表1 セラミックスの種類と製品例

種類	製品名	メーカー
長石質系陶材 (Feldspathic porcelain)	ラミナポーセレン	松風
	ヴィンテージハロー	松風
	VITABLOCS MarkII	VITA
	VITABLOCS Esthetic Line	VITA
	VITA TriLuxe Bloc	VITA
リューサイト強化型ガラスセラミックス (Leucite-reinforced glass-ceramics)	IPS Empress CAD	Ivoclar Vivadent
	Optimal Pressable ceramic	Jeneric Pentron
リチウム2ケイ酸含有ガラスセラミックス (Lithium-disilicate glass-ceramics)	IPS e.max CAD	Ivoclar Vivadent
	IPS e.max Press	Ivoclar Vivadent
酸化アルミニウムセラミックス (Aluminum-oxide ceramics)	In-Ceram Alumina	VITA
	In-Ceram Spinell	VITA
	Procera Alumina	Nobel Biocare
酸化ジルコニウムセラミックス (Zirconium-dioxide ceramics)	Cercon	Dentsply
	Everest	Kavo
	IPS e.max ZirCAD	Ivoclar Vivadent
	カタナ	クラレノリタケデンタル
	Lava	3M ESPE
	Procera Zirconia	Nobel Biocare

第4章 成功させるための接着

3　レジンセメントの種類と選択

宮崎真至・辻本暁正・坪田圭司

セメントの種類

補綴装置の装着に用いられる合着材あるいは接着材には，以下のものが挙げられる．
① リン酸亜鉛セメント
② カルボキシレートセメント
③ 従来型グラスアイオノマーセメント
④ レジン添加型グラスアイオノマーセメント
⑤ レジンセメント（**表1**）

これらのうちレジンセメントは，その組成からPMMA系とコンポジット系とに，また最近ではプライマーを不要とした自己接着性セルフエッチセメントとプライマーを併用するシステムが市販されている．

修復物あるいは補綴装置の適合性と保持力が十分であれば，接着材ではなくいわゆる合着材を用いて装着を行うことで臨床的な問題は生じないとされている．しかし，無機セメントは酸性環境下で唾液に溶解する性質があり，辺縁漏洩などを生じる可能性もあるところから，改善が望まれていた．

その方向性の一つとして，成分中にレジンモノマーを添加することで脆性とともに感水性を抑制したレジン添加型グラスアイオノマーセメントが開発された．開発の当初は，粉-液タイプで供給されていたものが，練和性と操作性の向上を目指してペーストタイプも市販されている．このように，無機セメントへのレジン成分の添加によって改良が進められる一方で，セラミック修復物の装着には接着耐久性，歯質の構造的強化あるいは辺縁封鎖性の向上などを考慮して，レジンセメントが選択される頻度が高くなってきた．

MMA系レジンセメント

フィラーを含有しない粉液タイプの化学重合型レジンセメントで，粉末と液あるいはこれにキャタリストを混和して用いられる．機能性モノマーとして4-METAを添加し，キャタリストとして部分酸化した有機ホウ素化合物であるTBB（トリ-*n*-ブチルボラン）を用いるシステム（スーパーボンド，サンメディカル）と，機能性モノマーとしてMac-10を配合し，BPO-アミン起媒方式で重合硬化するシステム（マックボンドⅡ，

トクヤマデンタル）とが市販されている．

　スーパーボンドで用いられているTBBは，酸素や水の存在下で触媒として反応し，分解することでラジカルを生成してMMAの重合を開始させるので，象牙質との接着界面から重合が開始することを特徴としている．一方，マックボンドIIは，歯面処理材であるセルフエッチングプライマーにボレート系重合触媒（TBBと類似したホウ素化合物を生成）を導入し，これと機能性モノマーおよびBPOとによって接着界面付近から重合が開始する製品設計である．いずれの製品も主成分がPMMAであるところから，硬化体は柔軟性とともに粘り強さを有し，咬合時の応力を分散することで接着界面付近の破壊に対して抵抗性を示し，優れた接着耐久性を発揮するとされている．

コンポジット系レジンセメント

　このタイプのレジンセメントは，その重合方式から① 化学重合型，② 光重合型および③ 光-化学重合（デュアルキュア）型に分類される．また，歯面処理法によって，① プライマー併用型および② セルフアドヒーシブ型に分けられる．

1）デュアルキュア型

　現在市販されているレジンセメントの多くは，化学重合と光重合の両者で重合硬化するデュアルキュア型で，粉液あるいはペーストタイプで供給されている．光線の到達が不十分になる窩洞深部や，光線を透過しない修復物であっても，化学重合反応によって硬化が進行する．しかし，これまでの研究では，光線照射を確実に行うことが，この種のレジンセメントの性能を十分に発揮させることにつながることが明らかとなっている．そこで，歯面処理に用いられるプライマーに重合触媒を添加することによって，これがレジンセメントと接触して重合反応を促進させる製品も市販されている．

　嫌気性硬化の特性が強い製品では，大気中の酸素による重合阻害を受けやすいので修復物装着後にセメントライン部にエアバリアー（酸素遮断材）を塗布することが必要になる．製品によっては，エアバリアー中に重合促進剤を添加しているものもある．また，光重合の特性を利用して，修復物装着時に溢出したセメントに1〜2秒照射（tack cure）して一部硬化させると，余剰セメントの除去が容易となる．

2）プライマー併用型

　このタイプのレジンセメントは，被着体の種類によって異なる前処理材を併用することで，確実な接着系を形成させるものである．すなわち，歯質にはエッチング剤あるいはセルフエッチングプライマーを，歯科用合金にはメタルプライマーを，そしてセラミックスにはそれ専用のプライマーを塗布するというものである．被着体のうちでも，歯科用合金とセラミックスに併用可能なプライマーも市販されるようになり（126頁表1，127頁図7参照），臨床操作性が飛躍的に向上している．

　これらレジンセメントは，ペーストタイプで供給されているものがほとんどであり，専用のチップをコンテナに装着して練和するオートミックスタイプが最近の主流であ

表1 レジンセメントの種類とその特徴①

歯面の前処理を必要とするレジンセメント

	クリアフィル エステティックセメント	パナビア F2.0	レジセム	バリオリンクⅡ	ビスタイトⅡ	リンクマックス
製造者	クラレノリタケデンタル	クラレノリタケデンタル	松風	Ivoclar Vivadent	トクヤマデンタル	ジーシー
製品構成	ペースト	ペースト	ペースト	ペースト	ペースト	ペースト
練和法	オートミックス	手練り	オートミックス	手練り	手練り	手練り
重合方式	デュアルキュア	デュアルキュア	デュアルキュア	デュアルキュア（または光重合）	デュアルキュア	デュアルキュア
被着歯面前処理材	EDプライマーⅡ	EDプライマーⅡ	レジセムプライマー	トータルエッチ シンタックプライマー シンタックアドヒーシブ ヘリオボンド	プライマー1(A,B), プライマー2	セルフエッチングプライマー
セラミックプライマー	クリアフィル セラミック プライマー	クリアフィル セラミック プライマー	AZプライマー, セラミックプライマー	モノボンドプラス	トクソー セラミクス プライマー	ジーシー セラミック プライマー
メタルプライマー	アロイプライマー	アロイプライマー	メタルリンク	モノボンドプラス	メタルタイト	メタルプライマーⅡ
色調数	5	4	3	6	3	3
皮膜厚さ（μm）	20	24	9	15	10	23
圧縮強度（MPa）	約290	-	-	240	348	-
曲げ強さ（MPa）	約110	約80	147（デュアルキュア）	110（デュアルキュア）	109	150
フッ素徐放性	なし	あり	あり	なし	なし	あり
X線造影性	あり	あり	あり	あり	なし	あり
保存法	冷蔵	冷蔵	冷蔵	冷蔵	冷蔵	冷蔵

第 4 章　成功させるための接着

リライエックス ベニアセメント	リライエックス アルティメット	NX3	クシーノセムプラス	ケミエース II	スーパーボンド C&B	マルチボンド II
3M ESPE	3M ESPE	Kerr	デンツプライ三金	サンメディカル	サンメディカル	トクヤマデンタル
ペースト	ペースト	ペースト	粉・液	粉・液	粉・液	粉・液
1 ペースト	オートミックス	オートミックス	手練り	手練り	混和・筆積み	混和・筆積み
光重合	デュアルキュア	デュアルキュア（または光重合）	デュアルキュア	デュアルキュア	化学重合	化学重合
リン酸エッチング, シングルボンドプラス, スコッチボンドマルチパーパスプラス	スコッチボンドユニバーサル	リン酸エッチング, オプテチボンドソロ, オプチボンドオールインワン, オプチボンド XTR	クシーノセムプラスプライマー	表面処理剤グリーン	表面処理剤グリーン, 表面処理剤レッド	リン酸エッチング, マルチボンド II プライマー
リライエックスセラミックプライマー	スコッチボンドユニバーサル	シランプライマー	セラミック用プライマー	スーパーボンド PZ プライマー	ポーセレンライナー M	トクソーセラミックプライマー, トクヤマユニバーサルプライマー
リライエックスセラミックプライマー	スコッチボンドユニバーサル	なし	なし	V プライマー	V プライマー	マルチボンド II プライマー, トクヤマユニバーサルプライマー
3	4	5	1	1	6(ノーマル) 2(ロング)	2
5-10	12	13（デュアルキュア）, 17（ライトキュア）	13	12	-	-
約 340	262	約 340	198	190	-	-
66	98	約 120	58	57	-	-
なし	なし	なし	あり	なし	なし	なし
あり	あり	あり	なし	あり	あり (ラジオペーク色)	―
室温	室温	室温	室温 (1-25℃)	室温 (1-30℃)	粉と液は室温 (特にキャタリストの冷蔵保存禁止)	冷蔵

表1 レジンセメントの種類とその特徴②

歯面の前処理を必要としない自己接着性レジンセメント

	クリアフィル SA ルーティング	クリアフィル SA セメントオートミックス	ビューティセム SA	スマートセム	マックスセムエリート
製造	クラレメディカル	クラレメディカル	松風	DENTSPLY	Kerr
製品構成	ペースト	ペースト	ペースト	ペースト	ペースト
練和法	手練り	オートミックス	手練り・オートミックス	手練り	オートミックス
重合方式	デュアルキュア	デュアルキュア	デュアルキュア	デュアルキュア	デュアルキュア
色調数	2	2	3	1	5
皮膜厚さ（μm）	19	19	11	約10	17
圧縮強度（MPa）	－	254.4	320	168	351
曲げ強さ（MPa）	－	95.5（デュアルキュア）	134.4（デュアルキュア）	－	112
フッ素徐放性	あり	あり	あり	あり	なし
X線造影性	あり	あり	あり	なし	あり
保存方法	冷蔵	冷蔵	冷蔵	室温	室温

第4章　成功させるための接着

リライエックス ユニセム 2	ジーセム	G-ルーティング	ジーセム リンクエース	エンブレイス ウェットボンド
3M ESPE	ジーシー	ジーシー	ジーシー	Pulpdent
ペースト	粉液	ペースト	ペースト	ペースト
手練り・オートミックス	手練り・機械練和	手練り	オートミックス	オートミックス
デュアルキュア	デュアルキュア	デュアルキュア	デュアルキュア	デュアルキュア
3	3	3	3	1（中粘度，低粘度）
13	16	10	3	12
291	206	264	264	307
99	45	130	130	52
あり	あり	あり	あり	あり
あり	あり	あり	あり	あり
室温	室温（4-25℃）	冷蔵	室温（4-25℃）	冷蔵

る．これによって，気泡の混入を防止するとともに確実な練和を可能とし，しかも手練りと比較すると口腔内における操作余裕時間も長くなる．このように，オートミックスタイプを用いることで，専用ミキシングチップにかかる費用以上の臨床的効果が期待できることは，良好な予後を得るという観点からも着目すべき点である．

3) セルフアドヒーシブタイプ

　歯面処理あるいは修復物の内面処理を不要とした製品で，自己接着性セメントとも呼ばれる．このタイプのレジンセメントは，ペースト中に機能性モノマーを含有することによって，歯質ならびに修復物に化学的接着性を示すことを特徴としている．機能性モノマーとしては，MDP あるいは GPDM などのリン酸エステル系モノマーや，4-MET などのカルボン酸系モノマーなどが使用されている．

　セルフアドヒーシブセメントは，操作が簡便なところから，臨床的テクニックセンシティブ因子が少ないものの，酸性機能性モノマーを含有しているところから保存安定性を確保するために高温多湿を避け，15〜25℃の室温で保管する製品が多い．

4) 製品選択

　レジンセメント製品の種類が多いなかで，臨床における選択基準をどのように考えるかについては，ある程度の交通整理が必要であろう．その際に考慮すべき事項としては，歯冠修復物あるいは補綴装置の素材，透光性および適用される部位となる．透光性がない修復物の場合では，化学重合型のレジンセメントが適しているが，臨床操作性などを考慮すると，デュアルキュアタイプの製品で化学重合の性質が高いものが選択される．透光性を有するセラミック修復物では，デュアルキュアあるいは光重合型が選択肢となる．特に，エナメル質を被着歯面としたラミネートベニアでは，歯質の粗造化による機械的嵌合による接着を期待するところから，レジンセメント自体の機械的性質を十分に保つためにも，光重合特性の高い製品が望まれる．

　ジルコニアあるいはアルミナを用いたセラミック修復においては，現状として CAD/CAM を用いて製作されることが多く，補綴装置の適合性の問題あるいは歯冠長が十分でない症例においては維持力の不足を生じる可能性があり，接着材の使用が選択される症例も少なくない．これら高強度型セラミックスによる歯冠修復物もレジン系装着材料を使用する場合，支台歯のフィニッシュラインが歯肉縁上に設定される症例が多いこともあり，耐摩耗性を考慮してデュアルキュアタイプのコンポジット系レジンセメントが選択される．

第4章　成功させるための接着

4　臨床におけるポイント

宮崎真至・辻本暁正

　審美性に富んだセラミック補綴装置を，口腔内環境において機能させるとともに長期的に良好な予後を得るためにも，セラミックス，レジンセメントおよび歯質の3要素で構成される接合界面の質を向上させることが重要となる．ここでは，セラミックスを用いた歯冠修復物の装着において，レジンセメントを使用する際の基本的留意事項について，臨床におけるステップごとに解説を加える．

補綴装置の選択

　患者のプロブレムリストに従って立案された治療計画をもとに，インフォームドコンセントを得たうえで最終補綴装置の形態が決定される．症例は，6年前に打撲によって歯冠破折し，露髄が認められたために抜髄処置を行った．その際，患者の年齢が10歳代ということもあり，将来補綴装置を用いた再処置を行うことを前提としてコンポジットレジン修復を行ったものである（図1）．

　処置を開始するにあたって，診断用ワックスアップを行うことで歯冠形態を検討する（図2）．また，この段階で補綴装置の形態とともに，使用する材料についても審美性と機能性を考慮する．本症例では，審美性を重視するとともに機械的性質の高いリチウム2ケイ酸（IPS e.max Press, Ivoclar Vivadent）を選択した．

支台歯形成から印象採得

　支台築造については，デュアルキュアタイプのコア用レジンを用いて直接法で行った（図3, 4）．築造に用いる素材の選択は，審美性とともに補綴装置装着時の被着面処理にも影響を及ぼす因子となることも考慮すべきである．その後，テンポラリークラウンを装着するが，軟組織との調和を考慮した形態に調整する（図5）．炎症のコントロールは，装着時に歯肉溝滲出液や血液などによって被着面が汚染される可能性を抑制することで，良好な接着系の形成を支援する．

　印象採得にあたっては，通法に従って歯肉圧排を行い，フィニッシュラインを正確に再現できるように細心の注意を払って行う（図6～8）．レジンセメントを用いて装着することを前提にするとしても，装着材が口腔内に露出することは極力避けるべきである．これらを含めて，補綴装置の適合性を向上させるためにも，操作ステップのすべてにこだわる必要がある（図9）．

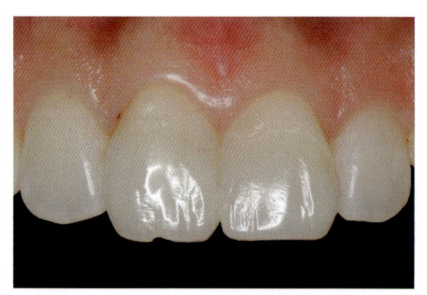

図1 外傷による歯冠破折をコンポジットレジンを用いて修復したが，ある程度の年月が経過したところから，補綴装置を用いた歯冠修復を行うこととした

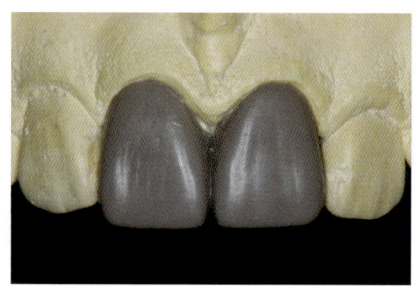

図2 診断用ワックスアップを行い，最終的な補綴装置のイメージに関して患者に説明し，インフォームドコンセントを得る

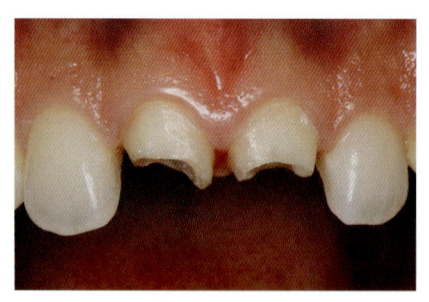

図3 失活歯であり，セラミックスを用いた修復を行うことにしたところから，これに必要な歯質削除を行う

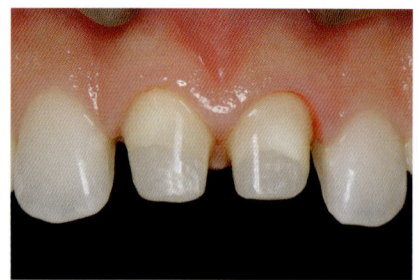

図4 デュアルキュア型コア用コンポジットレジンを用いて，直接法による支台築造を行う

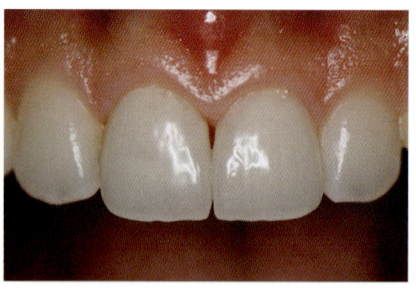

図5 軟組織の状態をみきわめ，最終的な補綴装置の形態を考慮してプロビジョナルクラウンを装着する．仮着材に関しては，除去性とともに接着阻害成分の残留などを考慮して選択する

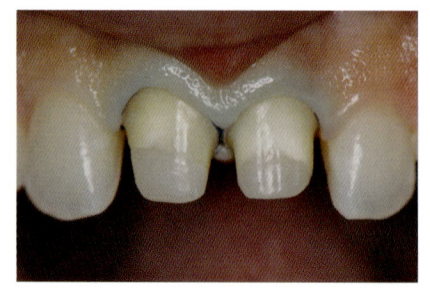

図6 精密印象採得に先立って歯肉圧排を行う．フィニッシュラインを正確に再現することは，セメントラインを理想的な位置にするためにも必須である

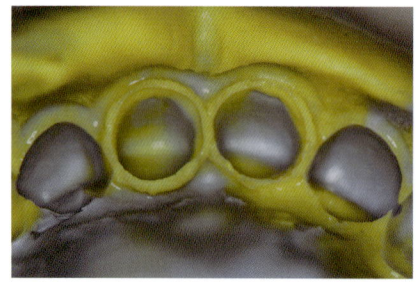

図7 印象内面の確認は，拡大視野下で行うことが望まれる

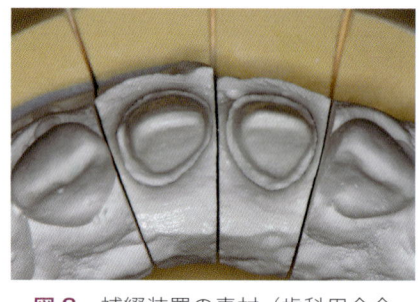

図8 補綴装置の素材（歯科用合金あるいはセラミックスなど）に則して，歯質の削除が行われるべきであるとともに，フィニッシュラインの形態もそれに則したものとする

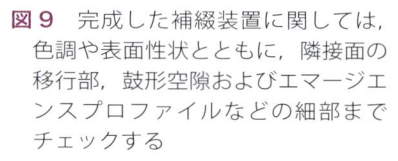

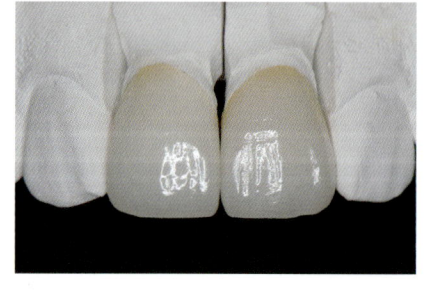

図9 完成した補綴装置に関しては，色調や表面性状とともに，隣接面の移行部，鼓形空隙およびエマージェンスプロファイルなどの細部までチェックする

第4章 成功させるための接着

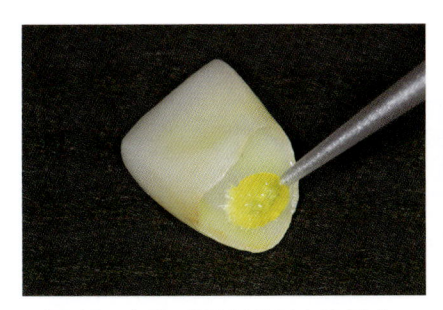

図10 内面の処理は使用する素材によって異なることに留意する．本症例では，技工サイドであらかじめフッ化水素酸を用いたエッチングを行うことで粗造化を図る

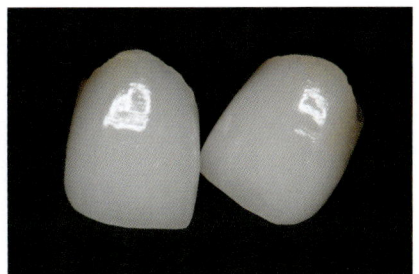

図11 完成された補綴装置であるが，試適時の適合試験材や唾液による汚染をどのようにして除去するかを十分に考慮する．もちろん，支台歯表面の仮着材の除去も必須であり，パミスなどを用いてこれを行うとよい

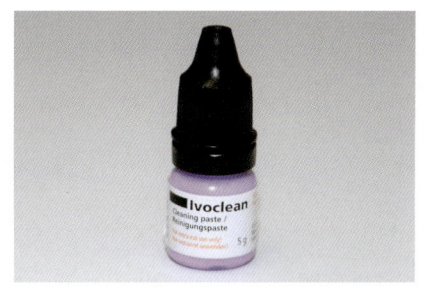

図12 補綴装置内面に付着した唾液などの有機質成分を除去する目的で使用される（イボクリーン，Ivoclar Vivadent）

完成した補綴装置は，技工室でフッ化水素酸処理が行うことで被着面を粗造化する（図10）．

試 適

完成した補綴装置は，口腔内への装着にあたって試適と適合性の確認が行われる（図11）．この際，用いられる適合試験材の多くは縮合型シリコーンを基本組成としているため，補綴装置内面にシリコーンオイルが残留することによって接着阻害因子となる．また，口腔内への試適時には内面が唾液で汚染される可能性が高く，これもまた接着性を低下させることにつながる．

これらの接着阻害因子を除去するために，リン酸エッチングあるいはアルミナサンドブラスト処理が行われる．しかし，製品によってはこれらの処理を行うことができないものもあり，唾液阻害因子の除去用処理材（イボクリーン，Ivoclar Vivadent）が用いられる症例もあるが，本製品では特に非貴金属やジルコニアで高い効果を発揮するとされている（図12）．

装 着

レジンセメントを用いて補綴装置を装着する際には，その組成がシリカ含有かそうでないかによって，それぞれに適したセラミックプライマーを塗布する必要がある（図13）．被着歯面への前処理に関しては，本症例においては象牙質とコア用レジンという異なる素材で構成されているところから，レジンコアへはセラミックプライマー（フィラーに対する処理）を，歯質にはレジンセメント付属の象牙質接着性プライマーを塗布する（図14）．製品によっては，補綴装置内面と異なる組成物からなる支台歯表面の処理を同一のアドヒーシブで処理するものも市販されているが，いずれにしても製造者の添付文書を確認することが肝要である．

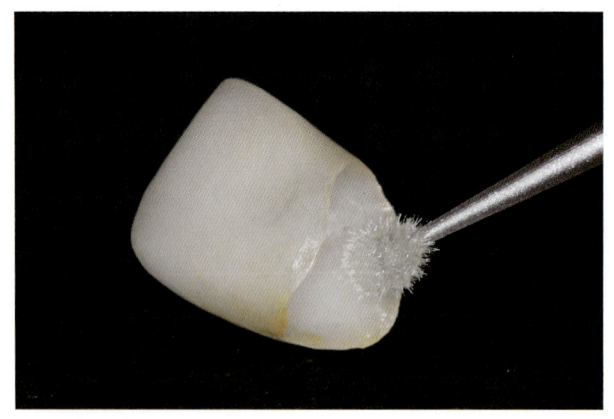

図13 無機質であるセラミックスとレジンセメントの接着を可能とするために，セラミックプライマーを塗布する

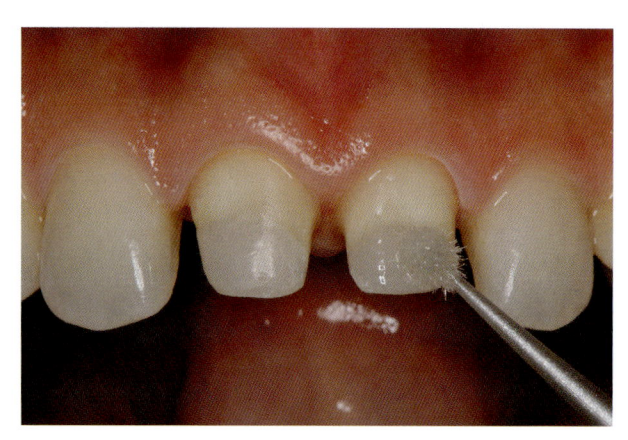

図14 本症例では，レジンコア表面にはシランカップリング剤を，歯質には専用の前処理材を別々に塗布している

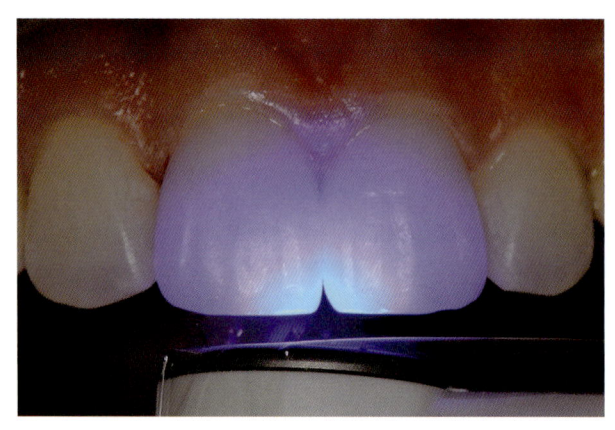

図15 デュアルキュア型のレジンセメントであっても，光線照射条件はその接着性に大きく影響する．可能なかぎり光重合することで，その機械的性質を向上させるようにすることが肝要である

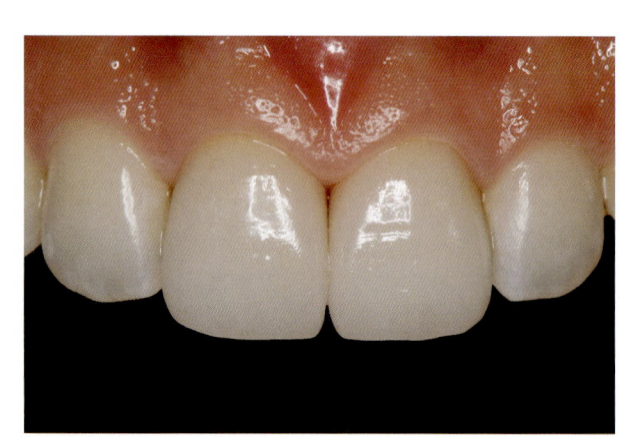

図16 補綴装置の良好な予後を確認するうえでも，視認が困難であるフィニッシュライン付近でのレジンセメントの経時的変化を把握することが必要である

　デュアルキュア型レジンセメントを用いた装着に際しては，1〜3秒程度のタックキュアを行った後に余剰セメントを除去し，透光性が可能な補綴装置に関しては追加の光線照射を行う（図15）．デュアルキュア型レジンセメントは光線照射を行わなくとも重合硬化する性質を有してはいるものの，光線照射によって重合硬化させた条件で重合性が高くなることが明らかにされているところから，照射時間を延長することによって光エネルギー量を増すことを心がけるべきである．理論的には，接合界面を形成する各成分の機械的な強さが高いほど接着強さも高くなるところから，レジンセメントの重合性を向上させることは接着耐久性の向上につながるからである（図16）

第5章 インプラント補綴（上部構造）への応用

　自費診療における欠損修復において，近年は部分床義歯とともにインプラント補綴が選択されるようになってきた．それは，義歯を用いた欠損修復に比較して，自分の歯のような快適さと審美性が得られるからである．

第5章　インプラント補綴（上部構造）への応用

1　咬合面材料への適応か？

岡村光信

インプラント上部構造材料の研究

　1983年，Brånemark[1]はアクリルレジン歯を咬合面材料に使用することで，弾力があるもの（resiliency）を付加することができると推奨した．しかし，インプラントに負荷される力に対して，咬合面材料がBrånemark言うところの"dampening effect"あるいは"cushioning effect"などの緩和として働くかどうどうかという議論は続いている．

　1980年代には，インプラント上部構造の留意点として，咬合力からの衝撃力（Impact load）が補綴装置あるいはインプラント体に直接伝わることによって，インプラント周囲辺縁骨の急激な減少を引き起こすことが報告されている[2〜4]．その衝撃力を和らげることを目的とした"intra-mobile element"，すなわちインプラントコンポーネントの中にショックアブソーバーの要素を取り入れたIMZインプラントシステムの開発や[5]，補綴装置やアバットメントスクリューシステムそのものが衝撃力を緩和するというRangertらの見解など[6]，以降も衝撃力の緩和に対する議論がなされてきた．

インプラント上部構造特有の咬合力からくる衝撃力

　咀嚼による力を衝撃力，くいしばりを静的荷重と考えた場合，前者にはアクリルレジンが，後者には築盛陶材が緩和に有効であったという報告がある[7]．また，アクリルレジン，プレシャスメタルおよび築盛陶材を比較した報告では，アクリルレジンが緩徐な荷重に対して変形量が最大になることから，"cushioning effect"をもたらした[8]．

　上部構造材料が堅固なほど，インプラントに負荷される衝撃力は短時間のうちに最大に達する．逆に弾性材料の衝撃力伝達は築盛陶材や金合金と比較して約50％ほどであり，コンポジットレジンのほうがアクリルレジンより衝撃力の緩和に有効である[9]．一方で，材料による違いはないという報告もされている[10,11]．

　近年，コンポジットレジン材料あるいはコンポジットレジン材料とセラミック材料とのハイブリッド材料が紹介された．これら最新のコンポジットレジン，ハイブリッド材料は弾性係数が低いことから，対合歯との咬合の際，接触面積が大きくなり応力の吸収と分散が可能となり，衝撃力が吸収される．

　Magneら[12]は，インプラントにおいてコンポジットレジンはショックアブソーバー

の役割を果たすとしている．最新のハイブリッド材料としては，Lava Ultimate（3M ESPE），VITA ENAMICR（VITA）は，いずれも CAD/CAM 材料（単冠のみ）で象牙質に近い弾性係数となる．耐摩耗性，破折抵抗があり，対合歯にもやさしい咬合面材料の新素材として期待されるが，これからの多くの実験や臨床研究の報告が待たれる．

インプラント上部構造におけるセラミック咬合面の破折

現在のところ，インプラントの咬合面材料としてセラミックスが適切でないという確たる科学的根拠は見当たらない．ただ，咬合からくるストレスが大きい下顎大臼歯部では，歯根膜のないインプラントは天然歯に比較して衝撃力が大きく，セラミックスのチッピングや破折が起こりやすくなる．

Kinsel [13] らは，対合歯がインプラント上部構造のメタルセラミッククラウンであった場合，天然歯に比較し 7 倍以上破折しやすいこと，13 倍以上修理や補綴装置の再製作が必要な大きな破折が起こるとしている．また，ブラキシズムのある患者は，ブラキシズムのない患者に比較して 7 倍以上破折しやすく，5 倍以上の修理や再製作を必要とする大きな破折が起こった．ナイトガードの装着はセラミック破折に対して有効だった．

また Kinsel らは，Goodacre [14] らのシステマティックレビューにおける天然歯列でのメタルセラミッククラウンの破折の平均が 2％（0.6〜4.0％の分布）であることと比較すると，対合歯が天然歯であっても，天然歯におけるメタルセラミッククラウンであっても，インプラント上部構造であっても，インプラント上部構造のメタルセラミッククラウンの破折は 9.4％であり，破折の頻度はおよそ 5 倍以上であったと述べている．これは歯根膜の欠如による過大咬合圧および咬頭干渉を気づきにくいことなどによるとしている [15]．

Al-Omari ら [16] は，インプラント上部構造における陶材焼付冠咬合面の破折抵抗の実験調査では，セメント合着のアクセスホールがない咬合面が，破折に対して一番抵抗があったと報告している．これは，アクセスホールが陶材焼成後に収縮していく過程で，陶材の構造を不均一にすることによるとしている [17]．

以上の報告からも，オールセラミックスによる上部構造を選択するにあたっては，チッピングや破折に対しての十分な考慮が必要である．

文　献

1) Brånemark PI. Osseointegration and its experimental background. *J Prosthet Dent*. 1983; **50**(3): 399-410.
2) Adell R, et al. A 15-year study of osseointegrated implants in the treatment of the edentulous jaw. *Int J Oral Surg*. 1981; **10**(6): 387-416.
3) Skalak R. Biomechanical considerations in osseointegrated prostheses. *J Prosthet Dent*. 1983; **49**(6): 843-848.
4) Jemt T, et al. Osseointegrated implants in the treatment of partially edentulous patients: a preliminary study on 876 consecutively placed fixtures. *Int J Oral Maxillofac Implants*. 1989; **4**(3): 211-217.

5) Babbush CA, et al. Intramobile cylinder (IMZ) two-stage osteointegrated implant system with the intramobile element (IME): part I. Its ratinale and procedure for use. *Int J Oral Maxillofac Implants.* 1987; **2**(4): 203-216.
6) Rangert B, et al. Mechanical aspects of a Brånemark implant connected to a natural tooth: an *In vitro* study. *Int J Oral Maxillofac Implants.* 1991; **6**(2): 177-186.
7) Davis DM, et al. Studies on frameworks for osseointegrated prostheses: Part 2. The effect of adding acrylic resin or porcelain to form the occlusal superstructure. *Int J Oral Maxillofac Implants.* 1988; **3**(4): 275-280.
8) Lill W, et al. The ability of currently available stress-breaking elements for osseointegrated implants to imitate natural tooth mobility. *Int J Oral Maxillofac Implants.* 1988; **3**(4): 281-286.
9) Gracis SE, et al. Shock-absorbing behavior of five restorative materials used on implants. *Int J Prosthodont.* 1991; **4**(3): 282-291.
10) Ismail Y, et al. Comparable study of various occulusal materials for implant prosthodontics. *J Dent Res.* 1989: **68**: Abstract 765.
11) Cibirka RM, et al. Determining the force absorption quotient for restorative materials used in implant occlusal surfaces. *J Prosthet Dent.* 1992; **67**(3): 361-364.
12) Magne P, et al. Damping behavior of implant-supported restorations. *Clin Oral Implants Res.* 2013; **24**(2): 143-148.
13) Kinsel RP, Lin D. Retrospective analysis of porcelain failures of metal ceramic crowns and fixed partial dentures supported by 729 implants in 152 patients: patient-specific and implant-specific predictors of ceramic failure. *J Prosthet Dent.* 2009; **101**(6): 388-394.
14) Goodacre CJ, et al. Clinical complications in fixed prosthodontics. *J Prosthet Dent.* 2003; **90**(1): 31-41.
15) El-Sheikh AM, et al. Passive tactile sensibility in edentulous subjects treated with dental implants: a pilot study. *J Prosthet Dent.* 2004; **91**(1): 26-32.
16) Al-Omari WM, et al. Porcelain fracture resistance of screw-retained, cement-retained, and screw-cement-retained implant-supported metal ceramic posterior crowns. *J Prosthodont.* 2010; **19**(4): 263-273.
17) Zarone F, et al. Fracture resistance of implant-supported screw- versus cement-retained porcelain fused to metal single crowns: SEM fractographic analysis. *Dent Mater.* 2007; **23**(3): 296-301.

第5章 インプラント補綴（上部構造）への応用

2 症例にみるオールセラミックスの応用法

岡村光信

CAD/CAM 加工によるセラミックアバットメント

1) アルミナアバットメントからジルコニアアバットメントの時代へ

　CAD/CAM 技術の発展により，セラミック材料を用いてカスタムアバットメントの機械加工が可能になったため，審美性を要求される前歯，小臼歯部ではセラミックアバットメント - オールセラミッククラウンシステムが主流となった．1990年代初頭にはアルミナアバットメントシステムおよびそれ自体に陶材築盛する方法などが紹介されていたが[1,2]，今日では強度がより大きいジルコニアアバットメントが第一選択となった[3〜5]（図1〜4）．

　3種類のジルコニアアバットメントを比較した Kim ら[5]の実験報告では，同じジルコニアアバットメントでもインプラントとの連結部がジルコニアかチタンベースかで，検討を行った．3種類のジルコニアアバットメントはインプラントにインターナルコネクションにて接合するもので，以下の通りであった．

① インプラント接合部を含めフルジルコニアアバットメント（Aadva，ジーシー）
② ジルコニアアバットメント基底部にチタンベースが機械的に嵌合されたもの（Nobel Procera，Nobel Biocare）
③ ジルコニアアバットメント基底部にチタンベースがレジンセメントにて接着されたもの（Lava，3M ESPE）

　結果は，Lava アバットメントが最大の許容荷重で 729.2N で，Aadva が 503.9N，Nobel Procera が 484.6N で，後者2つには統計上の差はなかった．破折様相は，マイクロスコープおよび SEM 像の調査において，Aadva アバットメントはインターナル

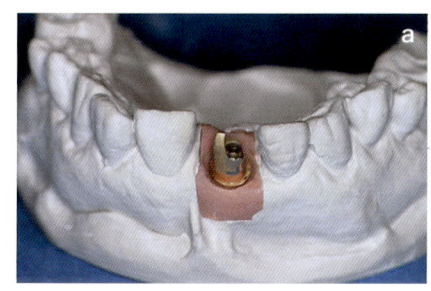

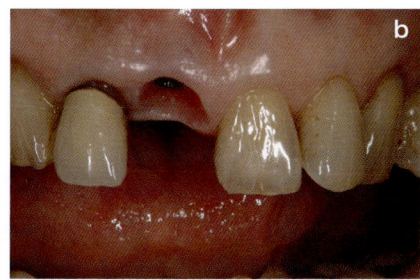

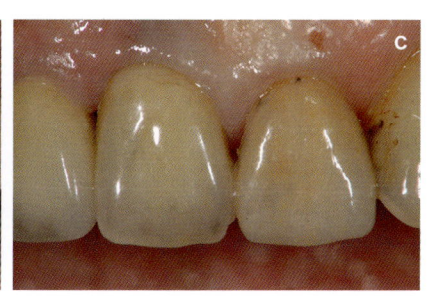

図1 鋳造ゴールドアバットメントと陶材焼付冠
歯肉辺縁部が金属色の透過で暗い

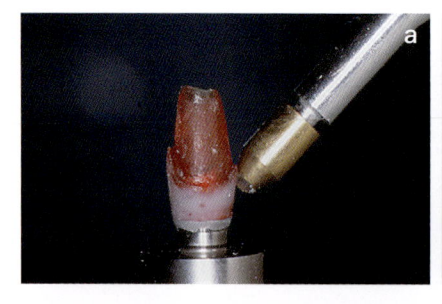

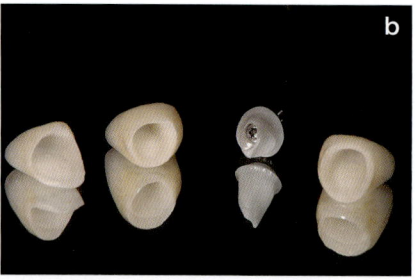

図2 Procera Alumina アバットメント，インプラント連結部チタンベース（Nobel Procera），Procera Alumina コーピングに陶材築盛のオールセラミッククラウン

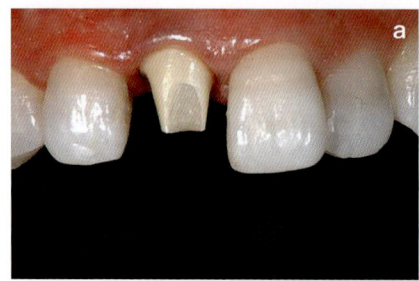

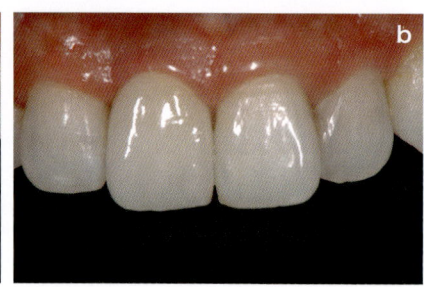

図3 ジルコニアアバットメント，インプラント連結部チタンベース（Nobel Procera），Procera Alumina コーピングに陶材築盛のオールセラミッククラウン

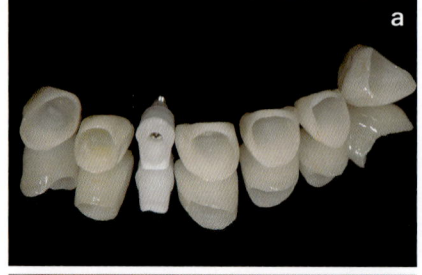

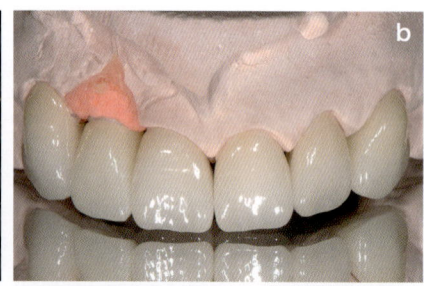

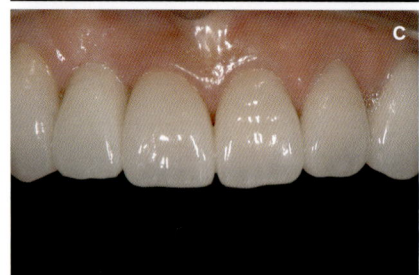

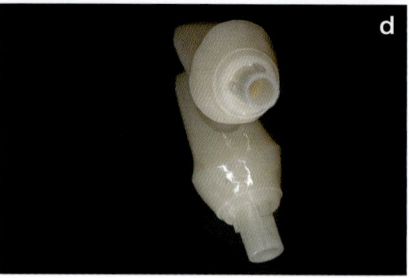

図4 フルジルコニアアバットメント，インプラント連結部ジルコニア（Aadva），CAD/CAM 加工のオールセラミッククラウン
歯頸部から切端部まで色と透明度がグラデーションとなっている（曲げ強さ約 120MPa，リューサイト強化型，IPS Empress CAD）．2|はインプラント連結部ジルコニアで，歯肉の色に金属色特有の暗さがない

コネクションの3つの溝の部分が破折していた．

インプラントのアバットメントにおけるダメージであるが，Nobel Procera アバットメントではインプラントの接合部分であるプラットフォームの大きなダメージがみられた．これはジルコニアアバットメントとチタン接合部が機械的嵌合であるため，ジルコニアアバットメントがチタン接合部より離れるとき，インプラントにダメージをくわえたものである．Aadva アバットメントでは，チタン部分の変形よりも前にジルコニアアバットメント部分の破折が起こっており，イシプラントのプラットフォームのダメージはみられなかった．Lava アバットメントではアバットメント部分の破折などはみられず，インプラント本体の大きな変形がみられた．これらのことから，スポーツによる外傷で前歯部などに大きな力が加わることが予想される場合，最大許容荷重が小さいものが再製作となりやすいのだろう．

また，アバットメント軸壁の厚みが薄いことも破折の原因であるので，軸壁の厚みが0.5～0.7mmになるような場合はジルコニアアングルアバットメントかチタンアバットメントの選択を薦めている[6].

ブラキシズムやくいしばりのような悪習癖がある患者に審美性を優先してジルコニアアバットメント-オールセラミッククラウンシステムを選択するときは，下顎の前方誘導の際にインプラント上部構造一歯でガイドするような負担がかからないような形にすべきである．

2) ガラスセラミックスのインプラントアバットメントへの応用

50頁表1に示すように，セラミック材料の強さの指標である曲げ強さと破壊靭性値からいえば，従来の長石系の陶材に比較し，プレスセラミック材料IPS e.max Press (Ivoclar Vivadent) やCAD/CAMセラミック材料IPS e.max CAD (Ivoclar Vivadent) などは，曲げ強さでおよそ3倍，破壊靭性値でおよそ1.6倍である．これらIPS e.max Press, IPS e.max CADを応用したクラウンは，陶材焼付冠と比較して破折が少ないと報告されている[7～9].

また，2013年に臨床応用になったIPS e.maxアバットメントは，CEREC (Sirona) にてCAD/CAM加工されたあと，フィクスチャーとの接合部であるチタンベースにレジンセメント固定後，2通りの使いかたで使用される．一つの方法はセメント固定でIPS e.maxアバットメントにIPS e.maxクラウンをレジンセメントにて固定する方法で，もう一つの方法はスクリュー固定でアクセスホールがありアバットメントと歯冠を一体にするもので，歯冠高径が小さい症例へのモノリシックな修復物のインプラント上部構造への応用方法である（図5）．この方法はチタンベースにIPS e.max Pressでも製作可能である（図6，7）．

いずれの方法でもガラスセラミック材料自体に審美性があるので，大臼歯部の単独植立の症例では審美性，強度とも十分期待できる．

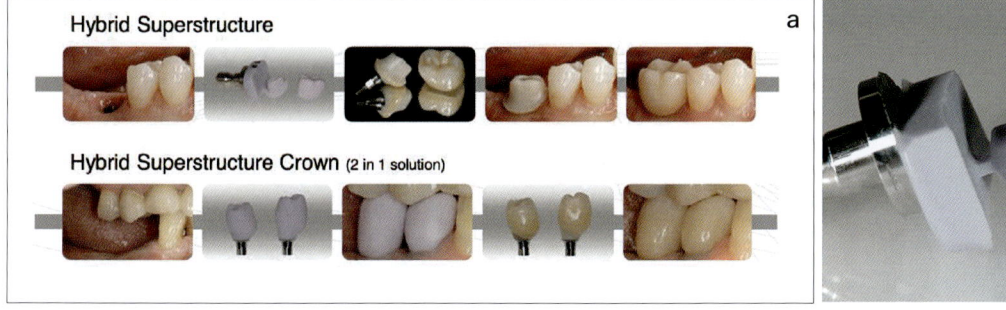

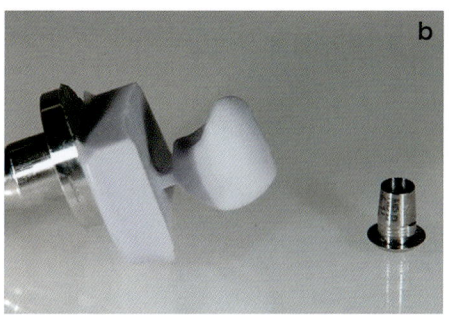

図5 IPS e.max CADを使用した1ピース型，2ピース型のインプラント上部構造
a：IPS e.max CAD Superstructure Solutions. 歯冠高径がないものは1ピース型とする
b：アバットメント用のIPS e.max CADが使えるインプラントは，国内ではカムログインプラントに限定される．写真はNobel Biocareのインプラント用アバットメントのメゾストラクチャーで，国内未発売

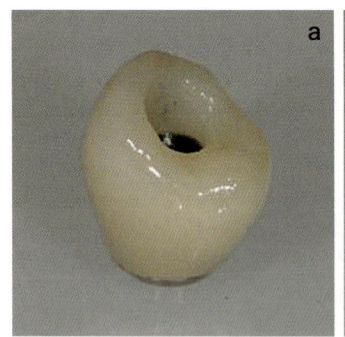

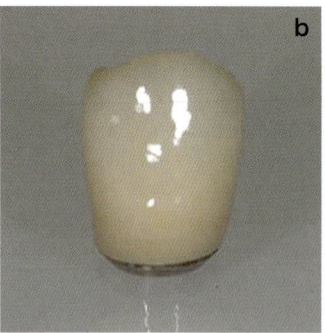

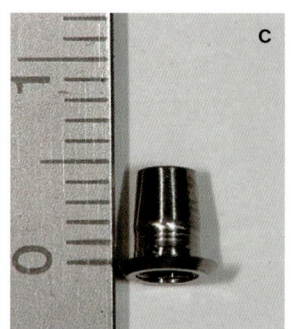

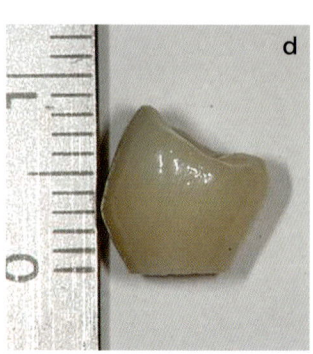

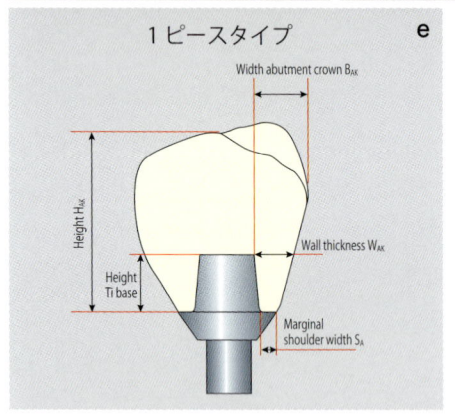

図6 カムログ以外のインプラントでは歯冠高径がない場合において，IPS e.max Press LT とチタンアバットメントメゾストラクチャーを用いてアバットメントとオールセラミッククラウンが一体となったものを製作することができる．製作ガイドでは，オールセラミッククラウンのショルダーマージンの幅は 0.6mm 以上，クラウンの厚み 1.5mm 以上，1 ピースタイプの厚みは，最大豊隆部からアクセスホールまで 6.0mm 以下，高さは Ti ベースの高さの 2 倍から 2mm をこえない，と製作の際のガイドが記されてある（e：Ivoclar Vivadent 資料より）

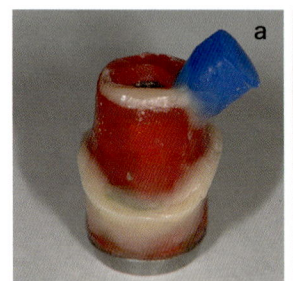

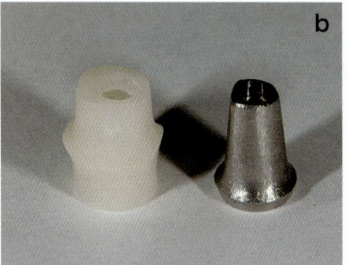

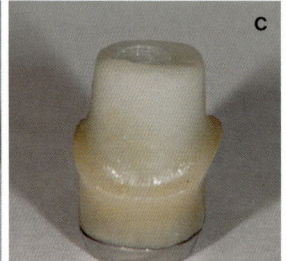

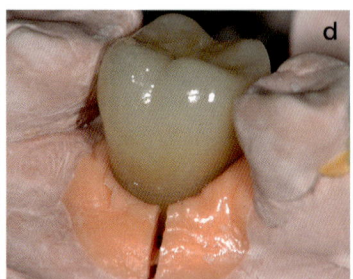

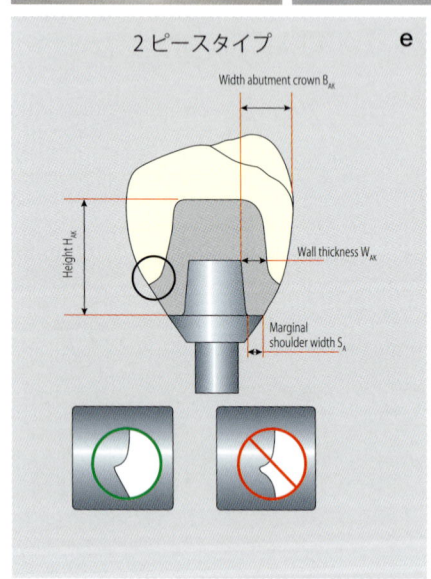

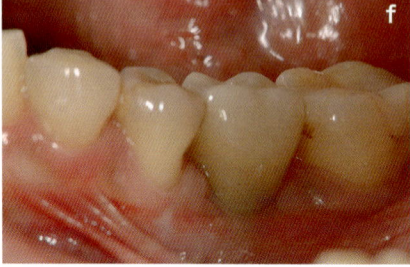

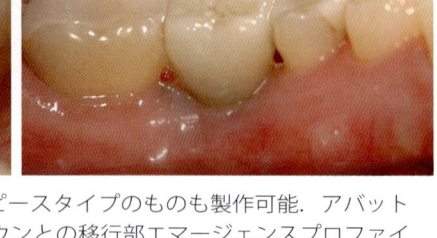

図7 歯冠高径が許される場合は，2 ピースタイプのものも製作可能．アバットメントと上部オールセラミッククラウンとの移行部エマージェンスプロファイルは直角になるよう，サブストラクチャーの厚みは 0.6mm 以上，高さは Ti ベースの高さの 2 倍をこえない，2 ピースタイプの幅は，最大豊隆部からアクセスホールまで 6.0mm 以下（e：Ivoclar Vivadent 資料より）

a～c：アバットメントは 2 ピースタイプで，金属アバットメントとガラスセラミックスをレジンセメントで接着．境界面は歯肉縁下になるので，接着後研磨．金属アバットメントカラーの高さは歯肉の厚みにもよるが，検討の余地がある

d：オールセラミッククラウンの縁は，頬側面舌側面は縁上とした

f,g：6̄ は，2 ピースタイプのインプラント上部構造，IPS e.max Press のオールセラミッククラウンはセラミックアバットメントにレジンセメントにて接着．大臼歯部はセラミックスの厚みが十分にとれ，金属色をマスキング可能

クラウンおよび咬合面材料へのオールセラミックスの応用

1）ガラスセラミックスのインプラント上部構造への応用

　陶材焼付冠あるいはハイブリッドレジン築盛の金属冠では，インプラント臼歯部咬合面におけるチッピングや破折は再製作となり，審美性と機能性のはざまで頭を悩ませる問題であった．下顎の最後方歯はすべて金属咬合面とするかまたは最低でも半分を金属咬合面にするなどということも，日常臨床では遭遇したかと思う（図8，98頁図29）．

　曲げ強さや破壊靱性の大きいリチウム2ケイ酸含有のガラスセラミックスであるIPS e.max CADやIPS e.max Pressを使用したオールセラミッククラウンは，陶材焼付冠よりも高い透光性をもち審美性も高く，チッピングの多かった最後方歯においてさえも咬合面材料として十分臨床応用が可能であるとされている．インプラント上部構造においても臨床応用されはじめた（図9，10）．

2）ジルコニアセラミックスのインプラント上部構造への応用

　一方，ジルコニアを応用したインプラント上部構造フレームワークおよび金属製ア

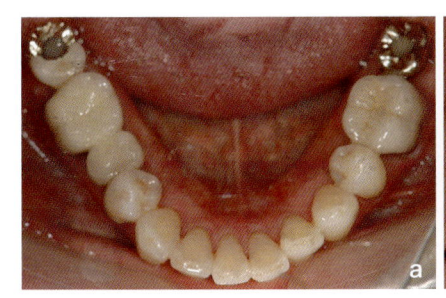

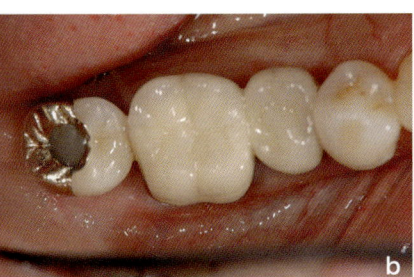

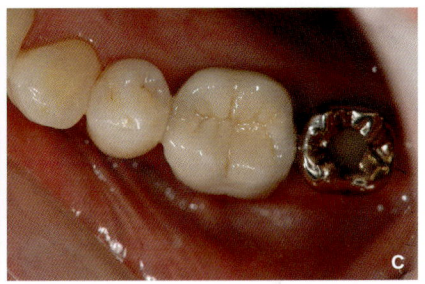

図8　下顎最後方のインプラント上部構造は，すべて金属咬合面か半分の遠心部のみ金属咬合面

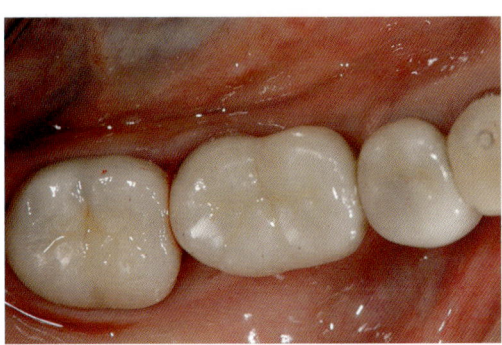

図9　6̅はIPS e.max Pressによる上部構造で連結し1つのクラウンとした．7̅はフルジルコニアクラウン

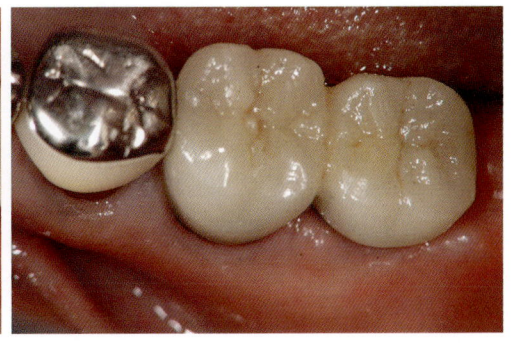

図10　6̅7̅はIPS e.max Pressによる上部構造で連結冠とした．アバットメントは金合金による鋳造で表面はアルミナサンドブラスト，エッチングおよびメタルプライマーで接着処理後，オールセラミッククラウンはレジンセメントで接着

バットメントにおけるセメント合着のジルコニアクラウンあるいはジルコニアブリッジなども，最近のインプラント上部構造としての素材選択の一つになりつつある．しかしながら，ジルコニアコーピングやジルコニアフレームにおける陶材前装におけるチッピングや破折，ジルコニア面が露出するほどの前装陶材の剥離（delamination）などが陶材焼付冠と比較しても多いという報告がある[10,11]（図11）．Christensenら[11]の3年間の調査では，ジルコニアにおける前装陶材の破折は陶材焼付冠に比較し3倍強の頻度であったという報告からも，ジルコニアと前装陶材の接着強さが問題点としてとりあげられている．これら境界面接着強さは積層構造の最も弱い部分といわれており[12]，前装陶材のチッピング，破折，剥離等の問題を回避するために，モノリシックな修復物としてフルジルコニアクラウンおよびブリッジとして用いられるようになった．

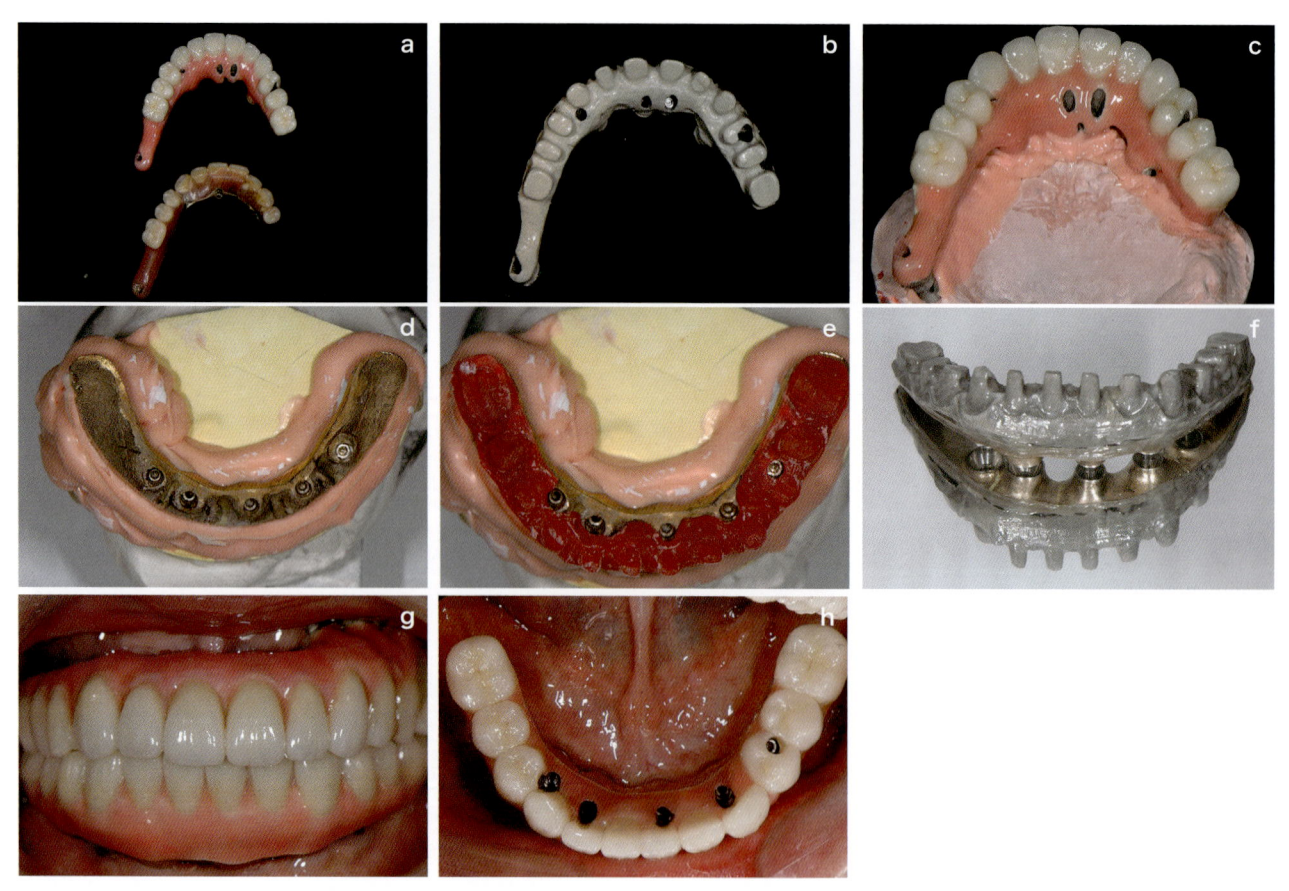

図11 咬耗著しい義歯用レジン歯を用いた上下顎のインプラント上部構造から，ガラスセラミッククラウンを用いたものへの再製作

a〜c：15年前に製作した義歯用レジン歯のインプラント上部構造をレジンの摩耗が著しいため，フレームワークを再製作し，オペーク塗布後にオールセラミッククラウンをレジンセメントにて接着．咬合面材料はIPS e.max Pressによるガラスセラミックスとした

d,e：下顎は従来の金合金鋳造およびろう着によるフレームワークに金合金を鋳接，オペーク塗布後にオールセラミッククラウンをレジンセメントにて接着

f：上下顎とも，インプラント治療の長期的管理から，術者可撤式のまま修理とリカバリーの容易さを確保．もしオールセラミッククラウン破折のときは，その部分だけ再製作も可能

g,h：インプラント補綴におけるガラスセラミックスの応用は，審美性と機能性を満足させる

第 5 章　インプラント補綴（上部構造）への応用

　また，インプラント上部構造におけるセラミック咬合面破折の頻度は，天然歯と比較しおよそ 5 倍以上であったことからも[13]，フルジルコニアとしての咬合面材料はその強度を期待されるものである．ただ，フルジルコニアクラウンとしての審美性については，今日ではジルコニアブロック自体にカラーリングしたもの，透光性の高いものなどもあるが，陶材焼付冠あるいはガラスセラミッククラウンの審美性と比較すれば劣る（**図 12, 13**）．PSZ 系の高透光性ジルコニアのカタナジルコニア（クラレノリタケデンタル）や Zpex Smile（東ソー）のジルコニア粉末材料を応用した半焼結体の CAD/CAM ブロックの今後の利用が期待される（**図 14**，57 〜 59 頁参照）．

図 12　陶材前装は加圧成形法で IPS e.max Press を使用
　115 頁**図 12** で示したように，ジルコニアクラウンにおける陶材前装部の破折は多く報告されており，その対策としてのブリッジフレームワークデザインは重要である．1 年後に，7|部はインプラントを追加し，IPS e.max Press による上部構造とした

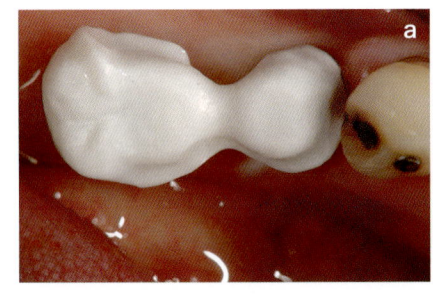

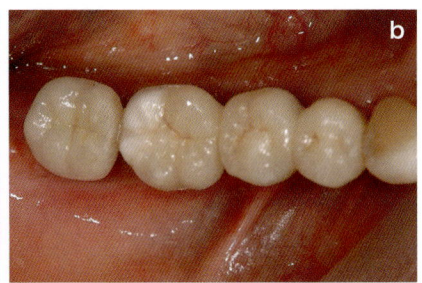

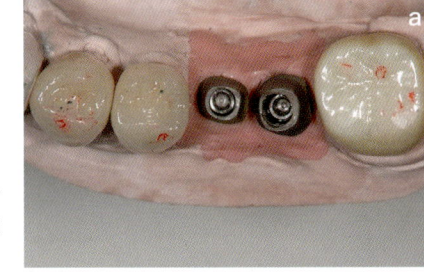

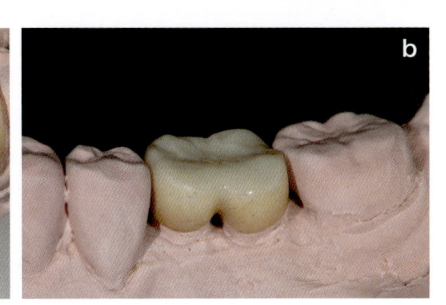

図 13　|6 部インプラント上部構造，|7 とも，フルジルコニアクラウンにステイニングを施した．|4 5 は IPS e.max Press にて製作

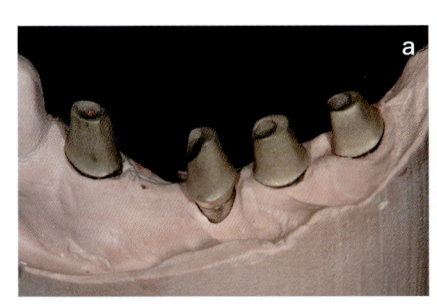

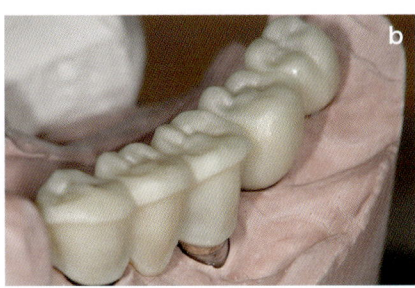

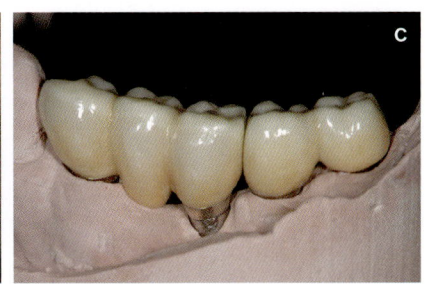

図 14　|4 〜 6 部は，Marchack ら[14] のデザインにある，頬側面のみカットバックし咬合面舌側面はフルジルコニアフレーム．|7 部連結冠は，フルジルコニアクラウンにステイニングを施した

局部欠損および無歯顎におけるインプラントブリッジフレームワーク

インプラントのフレーム（substructure）の製作方法については，鋳造による方法がとられてきたが，近年ではCAD/CAMによる製作はろう着や溶接がないため，より正確であると報告されている[15,16]．Passive fitにつながり，上部構造のネジの緩みの防止となるだけでなく，金合金フレームに比較して材料コストが低く，異種金属によるインプラントの腐食などのリスクが回避できることから，今日広く選択されている．

また，ジルコニアセラミックスの経年的劣化として，曲げ強さの低下が懸念されるが[17,18]，再製作を伴うようなジルコニアフレームの大きな破折は，ほとんど報告されてない．

1）CAD/CAM加工法と従来の鋳造法との比較

1980年代後半から1990年代における初期のチタンフレームはレーザー溶接によって製作されたが[19]，レーザー溶接が熟練さが要求されるため[20,21]，チタンブロックをワンピースとして機械加工する方法がJemtら[22]によって紹介された．これはパターンレジンで作られたフレームをレーザースキャンニングし機械加工するもので，Procera implant bridge（Nobel Biocare）という製品であった．

また，下顎無歯顎5本のインプラントの鋳造ゴールドフレームとCAD/CAMによるチタンフレームを比較した実験報告によれば[15]，チタンフレームは0〜20μmの適合範囲である一方，鋳造ゴールドフレームは20〜97μmの適合範囲であり，またチタンフレームは陶材前装後も前装前に比較し変形はみられず，鋳造法に比較して良好な適合性が得られた（図15，16）．

従来の鋳造法について陶材前装前と陶材前装後の比較を行った筆者らの研究では[21]，ワンピース鋳造において鋳造後のアズキャストではスプルー側を中心にとする弧状変形しており，中央のゴールドスクリューを締めた場合，両端にギャップを認めた．適合性は改善されるが，ろう着の収縮に伴う近遠心的なスパンの縮小が認められた．レーザー溶接ではレーザー照射側への湾曲が認められた．これを補正するため，反対側からのレーザー照射を行わなければならず，非常に熟練を要するものである．ろう着による連結冠は，陶材焼成後のほうがギャップが増加し，"Sag"（重みでたわむ，さがること）による変形[23]の関与も考えられる．レーザー溶接の場合も，陶材焼成後はギャップが大きくなる傾向があった．

2）CAD/CAM加工法における留意点

CAD/CAM加工法によって単体ブロック材料から加工されたインプラント上部構造フレームは，均一な構造であるがゆえに高い機械的性質をもっている[16]．また，ワックス作業，埋没，鋳造といった過程がないため，誤差を最小限にできること，製作日程の短縮，ゴールドシリンダーの鋳接によるダメージ，ひいては適合精度への関与など

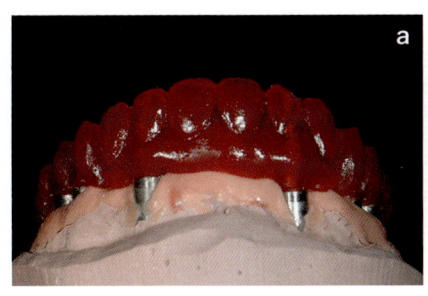

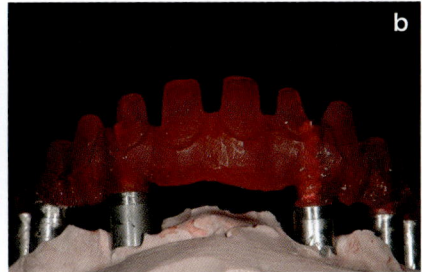

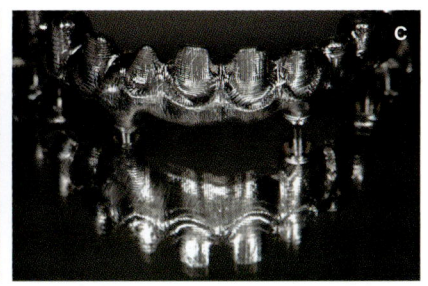

第5章　インプラント補綴（上部構造）への応用

図15　チタンブロックをワンピースでCAD/CAM加工したProceraインプラントブリッジ．仕上がりも非常にきれいである

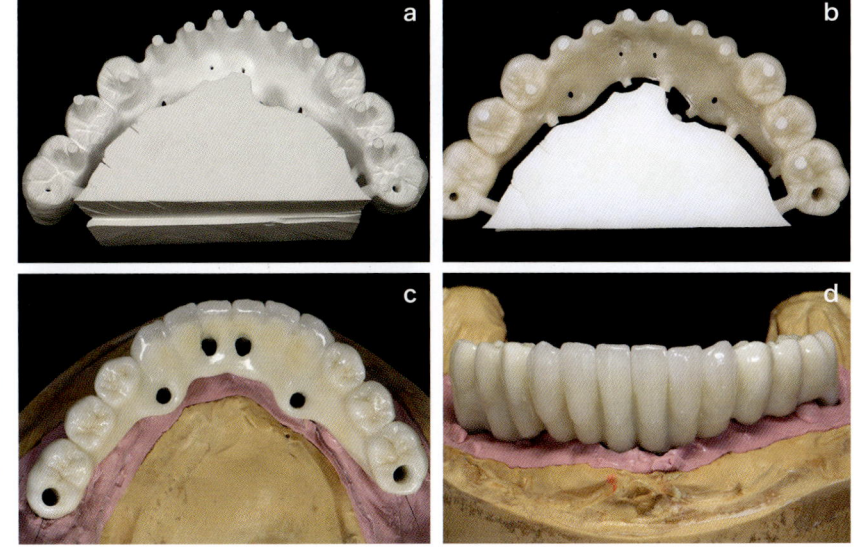

図16　ジルコニアインプラントブリッジにカラーリングを施し，臼歯部はフルジルコニアクラウンとし前装部チッピングや破折の回避．前歯部は築盛陶材の前装（千葉県・協和デンタルラボラトリー　木村健二氏のご厚意による）

が，CAD/CAM加工によるフレームが選択される理由である．

しかしながら，そのためにはオールセラミックブリッジ製作時と同様，"完全なる模型の製作"が必要となり，口腔内でいかに正確な印象採得を行い[24〜28]，正確に模型で再現するかにかかっている．

文　献

1) Prestipino V, Ingber A. Esthetic high-strength implant abutments. Part I. *J Esthet Dent.* 1993; **5**(1): 29-36.
2) Prestipino V, Ingber A. Esthetic high-strength implant abutments. Part II. *J Esthet Dent.* 1993; **5**(2): 63-68.
3) Yildirim M, et al. *In vivo* fracture resistance of implant-supported all-ceramic restorations. *J Prosthet Dent.* 2003; **90**(4): 325-331.
4) Tan PL, Dunne JT Jr. An esthetic comparison of a metal ceramic crown and cast metal abutment with an all-ceramic crown and zirconia abutment: a clinical report. *J Prosthet Dent.* 2004; **91**(3): 215-218.
5) Kim JS, et al. *In vitro* assessment of three types of zirconia implant abutments under static load. *J Prosthet Dent.* 2013; **109**(4): 255-263.
6) Aboushelib MN, Salameh Z. Zirconia implant abutment fracture: clinical case reports and precautions for use. *Int J Prosthodont.* 2009; **22**(6): 616-619.
7) Gehrt MA, et al. Outcome of lithium-disilicate crowns after 8 years. IADR 2010 General session Abstracts #656.

8) Reich S, et al. A preliminary study on the short-term efficacy of chairside computer-aided design/computer-assisted manufacturing- generated posterior lithium disilicate crowns. *Int J Prosthodont.* 2010; **23**(3): 214-216.

9) Pjetursson BE, et al. A systematic review of the survival and complication rates of all-ceramic and metal-ceramic reconstructions after an observation period of at least 3 years. Part I: Single crowns. *Clin Oral Implants Res.* 2007; **18** Suppl 3: 73-85.

10) Sailer I, et al. Prospective clinical study of zirconia posterior fixed partial dentures: 3-year follow-up. *Quintessence Int.* 2006; **37**(9): 685-693.

11) Christensen RP, Ploeger BJ. A clinical comparison of zirconia, metal and alumina fixed-prosthesis frameworks veneered with layered or pressed ceramic: a three-year report. *J Am Dent Assoc.* 2010; **141**(11): 1317-1329.

12) Aboushelib MN, et al. Microtensile bond strength of different components of core veneered all-ceramic restorations. *Dent Mater.* 2005; **21**(10): 984-991.

13) Kinsel RP, Lin D. Retrospective analysis of porcelain failures of metal ceramic crowns and fixed partial dentures supported by 729 implants in 152 patients: patient-specific and implant-specific predictors of ceramic failure. *J Prosthet Dent.* 2009; **101**(6): 388-394.

14) Marchack BW, et al. Complete and partial contour zirconia designs for crowns and fixed dental prostheses: a clinical report. *J Prosthet Dent.* 2011; **106**(3): 145-152.

15) Ortorp A, et al. Comparisons of precision of fit between cast and CNC-milled titanium implant frameworks for the edentulous mandible. *Int J Prosthodont.* 2003; **16**(2): 194-200.

16) Kapos T, et al. Computer-aided design and computer-assisted manufacturing in prosthetic implant dentistry. *Int J Oral Maxillofac Implants.* 2009; **24** Suppl: 110-117.

17) Flinn BD, et al. Accelerated aging characteristics of three yttria-stabilized tetragonal zirconia polycrystalline dental materials. *J Prosthet Dent.* 2012; **108**(4): 223-230.

18) Kvam K, Karlsson S. Solubility and strength of zirconia-based dental materials after artificial aging. *J Prosthet Dent.* 2013; **110**(4): 281-287.

19) Ortorp A, et al. Clinical experiences with laser-welded titanium frameworks supported by implants in the edentulous mandible: a 5-year follow-up study. *Int J Prosthodont.* 1999; **12**(1): 65-72.

20) Jemt T. Three-dimensional distortion of gold alloy castings and welded titanium frameworks. Measurements of the precision of fit between completed implant prostheses and the master casts in routine edentulous situations. *J Oral Rehabil.* 1995; **22**(8): 557-564.

21) 岡村光信ほか．インプラント上部構造製作方法と適合精度．九州歯会誌．1999；**53**：332-342．

22) Jemt T, et al. Precision of CNC-milled titanium frameworks for implant treatment in the edentulous jaw. *Int J Prosthodont.* 1999; **12**(3): 209-215.

23) Moffa JP, et al. An evaluation of nonprecious alloys for use with porcelain veneers. Part I. Physical properties. *J Prosthet Dent.* 1973; **30**(4 Pt 1): 424-431.

24) Spector MR, et al. An evaluation of impression techniques for osseointegrated implants. *J Prosthet Dent.* 1990; **63**(4): 444-447.

25) Barrett MG, et al. The accuracy of six impression techniques for osseointegrated implants. *J Prosthodont.* 1993; **2**(2): 75-82.

26) Keith M, et al. The accuracy of three implant impression techniques: A three-dimensional analysis. *Int J Oral Maxillofac implants.* 1994; **9**: 533-540.

27) Del'Acqua MA, et al. Accuracy of impression and pouring techniques for an implant-supported prosthesis. *Int J Oral Maxillofac Implants.* 2008; **23**(2): 226-236.

28) Papaspyridakos P, et al. Effect of splinted and nonsplinted impression techniques on the accuracy of fit of fixed implant prostheses in edentulous patients: a comparative study. *Int J Oral Maxillofac Implants.* 2011; **26**(6): 1267-1272.

索引

【あ】
圧排コード	82
アルミナ	43,53,55,63,65,127,128,136
アルミナアバットメント	145
アルミナサンドブラスト処理	122,124,125,128,139
アルミナスポーセレンジャケットクラウン	12,14
アルミナ用陶材	49

【い】
印象採得	82
インプラント上部構造	142,149,150

【う】
ヴィンテージ MP	108
ヴィンテージ ZR	106

【お】
オールセラミッククラウン	12,24,33,79,112,143,145,149
オールセラミックブリッジ	24,112,153

【か】
加圧成形法	16,28
回転式切削器具	122
カタナ	30
カタナジルコニア	99,113,151
カットバック陶材前装	93
ガラス含浸系	41,49,53
ガラスセラミックス	63,85,128
ガラスセラミックス系	49
カルボン酸系モノマー	136
カンチレバーブリッジ	116

【き】
鏡面研磨	101,107,108

【く】
クラシックセラミックス	40

【け】
ケイ酸塩ガラス	41
研磨	101
研磨材	103

【こ】
コア用レジン	137,139
高靭化ジルコニア	45
高透光性ジルコニア	57
高透光性 TZP 系	57
高密度焼結系	41,49,54
コジェットサンド	127
個歯トレー	82
コピーミリング法	20
コンポジット系レジンセメント	130,131,136

【さ】
酸化アルミニウム	43,128
酸化ジルコニウム	128
酸処理	122

【し】
歯科用 CAD/CAM システム	49
自己接着性セルフエッチセメント	130
支台歯形成	76
支台築造	68
シランカップリング剤	125,128
シリカ	42,128
シリカ含有セラミックス	128
シリカ系	77
ジルコニア	45,53,55,62,63,65,128,136
ジルコニアアバットメント	33,145
ジルコニアコーピング	92
ジルコニアフレーム	90,96,98
ジルコン	46,54
シロキサン結合	125

【す】
髄腔保持型	70
スピネル	53
スリップテクニック	53

【せ】
生体不活性セラミックス	65
接着阻害因子	139
セラミックス	40
セラミックスの硬さ	64
セラミックプライマー	139
セルフアドヒーシブタイプ	136
セルフエッチングシステム	74
前歯ブリッジ	88

155

【た】

ダイヤモンド砥粒	103
ダイレクトダイペースト	106
タックキュア	140

【ち】

鋳造支台築造	68,72
長石	44
長石系	49
長石系陶材	128
長石系マシナブルセラミックス	49

【て】

デュアルキュア	73,131,136,137,140

【と】

トライボケミカル（処理）	127,128

【に】

二酸化ケイ素	42
ニューセラミックス	40

【の】

ノンシリカ系	77

【は】

破壊靱性値	64

【ひ】

微少機械的嵌合	122

【ふ】

ファイバーコア	75
ファイバーポスト	71,75,76
ファイバーポストコア	85
ファイバーポスト併用レジン支台築造	75
ファインセラミックス	40
フィニッシュライン	137
フッ化水素酸	124,128,139
部分安定化ジルコニア	45,55
プライマー併用型	131
フルオロアパタイト	47
フルオロアパタイト系	52
フルジルコニア	93,95,96,98,118
フルジルコニアクラウン	36,96,112,151
フルジルコニアブリッジ	36,89,90,96,150

【ほ】

プロビジョナルレストレーション	68,80
分散強化系	41

【ほ】

ポスト保持型	70

【め】

メタルポストコア	110

【も】

モノリシック	25,36,113,150

【ら】

ラウンディットラインアングル	93
ラボコミュニケーション	68
ラミネートベニア	87,123,136

【り】

リチウム-ケイ酸塩化合物	46
リチウム1ケイ酸	46
リチウム1ケイ酸系	52
リチウム2ケイ酸	17,46,51,137,149
リチウム2ケイ酸塩	90
リチウム2ケイ酸ガラス	124
リチウム2ケイ酸含有	94,98
リチウム2ケイ酸粒子	104
リューサイト	44
リューサイト系	49,63
リューサイト結晶	44
リューサイト粒子	17
リン酸エステル系モノマー	65,127,128,139
リン酸エッチング	139

【れ】

冷間静水圧成形	55
レジン支台築造	68,72
レジンセメント	122,125,130

【ろ】

ロストワックス法	16

【A】

Aadva	30

【C】

CAD/CAM	13,152

CAD/CAM 加工	28,30,145,152
CAD/CAM 材料	143
CAD/CAM セラミック	147
CAD/CAM 用ブロック	104
CAD/CAM 法	53
Celay	20
Celtra Duo	59
Cercon	25,105
CEREC	19
CEREC inLab	32
CEREC 2	20
C-Pro ナノジルコニア	57

[D]

Denzir M	59
Dicor	16

[E]

Everest HPC	46,54

[G]

Genion II	23
GM-1000	24
GN-1	24
GPDM	136

[H]

Hi-Ceram	14

[I]

In-Ceram	14,18,20,85
In-Ceram Alumina	34,53
In-Ceram classic Zirconia	34
In-Ceram Spinel	53
In-Ceram Zirconia	20,53
inCoris AL	34
inCoris Alumina	85
inEos X5	32
Infire HTC	32
IPS e.max	28,36
IPS e.max CAD	17,33,51,59,85,87,88,90,94,98,107,108,147,149
IPS e.max CAD-on テクニック	98
IPS e.max Press	17,51,59,85,94,137,147,149
IPS e.max Zirpress	47,52
IPS Empress	28,85
IPS Empress I	28
IPS Empress II	17,28
IPS Empress CAD	28,49,51,106,107
IPS Empress Esthetic	28,51

[K]

KZR-CAD ジルコニア SHT	60

[L]

Lava	25

[M]

MDP	127,136
MMA 系レジンセメント	130

[O]

OMNICAM	30

[P]

PMMA 系	130
Porcelain	44
Procera	21,22,85,87
Procera AllCeram	14
Procera Alumina	55
Procera フォルテ	23
PSZ 系	58,65

[T]

TBB	130
TriLuxe	49

[V]

VITA HPC	54
VITABLOCS Mark II	49
VITABLOCS TriLuxe	51

[Z]

Zpex Smile	36,59,60,65,151

[γ]

γ-MPTS	125

【数字】

4-MET	136
4-META	130

オールセラミック修復　成功するためのストラテジー
基礎と臨床応用　　　ISBN978-4-263-46118-1

2014年11月5日　第1版第1刷発行

編者代表　岡　村　光　信
発行者　大　畑　秀　穂
発行所　医歯薬出版株式会社

〒113-8612　東京都文京区本駒込1-7-10
TEL.（03）5395-7634（編集）・7630（販売）
FAX.（03）5395-7639（編集）・7633（販売）
http://www.ishiyaku.co.jp/
郵便振替番号　00190-5-13816

乱丁，落丁の際はお取り替えいたします　　　印刷・第一印刷所／製本・榎本製本
Ⓒ Ishiyaku Publishers, Inc., 2014. Printed in Japan

本書の複製権・翻訳権・翻案権・上映権・譲渡権・貸与権・公衆送信権（送信可能化権を含む）・口述権は，医歯薬出版㈱が保有します．

本書を無断で複製する行為（コピー，スキャン，デジタルデータ化など）は，「私的使用のための複製」などの著作権法上の限られた例外を除き禁じられています．また私的使用に該当する場合であっても，請負業者等の第三者に依頼し上記の行為を行うことは違法となります．

JCOPY ＜㈳出版者著作権管理機構　委託出版物＞

本書を複写される場合は，そのつど事前に㈳出版者著作権管理機構（電話 03-3513-6969，FAX 03-3513-6979，e-mail : info@jcopy.or.jp）の許諾を得てください．